患者を診る 地域を診る まるごと診る

Gノート
総合診療の
General Practice
contents

2018年 Vol.5 No.5 **8**

特集

今すぐ使える！
エビデンスに基づいた
COPD診療

編集／南郷栄秀，岡田 悟（東京北医療センター 総合診療科）

- 特集にあたって ······ 南郷栄秀 650

COPDの診断・予後
- COPDは誰をスクリーニングして，どのように診断する？
  ······ 横田 遊，岡田 悟，南郷栄秀 653
- COPDの病期分類と予後の予測 ······ 川堀奈央，岡田 悟，南郷栄秀 665

COPDの治療
- 実効的な禁煙を上手に行う ······ 野村英樹 673
- COPD患者にどのワクチンを打つ？ ······ 中山久仁子 679
- COPDの栄養療法
  〜QOL改善の次の一手に組込むセンスを身につける ······ 小坂鎮太郎，若林秀隆 685
- 安定期COPDの治療① 吸入薬の使い方 ······ 齋藤浩史，岡田 悟，南郷栄秀 694
- 安定期COPDの治療② 吸入薬以外の薬剤の使い方 ······ 羽角勇紀，岡田 悟，南郷栄秀 709
- 安定期COPDの治療③ 在宅酸素療法・非侵襲的陽圧換気療法
  ······ 田所みどり，岡田 悟，南郷栄秀 721
- COPD増悪時のスマートな対応と治療 ······ 立川聖哉，岡田 悟，南郷栄秀 731
- 呼吸器内科医からみたCOPD診療
  〜特に難治性COPDの治療法 ······ 嶋田雅俊，片岡裕貴 741
- 理学療法士が教える呼吸リハビリテーション ······ 宮崎慎二郎 748
- 薬剤師からみた吸入薬使用のコツ ······ 佐藤（西別府）弘子，五十嵐 俊 757

医師・医学生アンケート実施中
回答者の中から抽選で豪華賞品をプレゼント
⇒詳しくはp.766をご覧ください

連載の目次は
次ページをご覧ください

連載

赤ふん坊やの「拝啓　首長さんに会ってきました☆」
～地域志向アプローチのヒントを探すぶらり旅～
第3回　新潟県　粟島浦村　本保建男 村長
　　　　　　　　　　　　　　　　　　　　　　　　　井階友貴　643

Common disease 診療のための ガイドライン早わかり
第27回　尋常性ざ瘡
　　　　　　　　　　　　　　　　　　　　　　　　　谷口　恭　770

誌上EBM 抄読会 診療に活かせる論文の読み方が身につきます！
第24回　ラメルテオンの予防的投与はせん妄発症率を下げるか？
"指導医ノグチの頭のなか"では「治療・効果の強さとNNT」について考えます
　　　　　　　　　　　　　　　　　　　　　　　宮川　慶, 野口善令　782

「伝える力」で変化を起こす！ ヘルスコミュニケーション
医師×医療ジャーナリストが考える臨床でのコツ
第6回　医療のリスクや"悪い知らせ"をどう伝えるか？
　　　　　　　　　　　　　　　　　　　　　　　市川　衛, 柴田綾子　793

なるほど！使える！在宅医療のお役立ちワザ
第21回　尿道カテーテル管理　①導入期（カテーテル留置開始期）
　　　　　　　　　　　　　　　　　　　　　　　　　影山慎二　798

優れた臨床研究は，あなたの診療現場から生まれる
総合診療医のための臨床研究実践講座
第8回　サーベイ研究の解説　～測定を科学する
　　　　　　　　　　　　　　　　　　　　　　　　　青木拓也　804

みんなでシェア！ 総合診療 Tips
第5回　島医者は島が育てる　～離島診療所で学ぶ家庭医療
　　　　　　　　　　　　　　　　　　　　　　　平良　亘, 本村和久　810
〔沖縄県立中部病院総合診療プログラム（島医者養成プログラム）〕
本連載はWebでも読めます

思い出のポートフォリオを紹介します
第25回　リハビリテーション　～家庭医としてのリハビリテーションへの関わり方～
　　　　　　　　　　　　　　　　　　　　　　　佐川　拓, 佐藤健太　814
〔北海道勤医協・総合診療・家庭医療・医学教育センター（GPMEC）家庭医・総合医　後期研修プログラム〕

● 広げよう，学びの輪 勉強会へようこそ：
　東海家庭医療ネットワーク　　　　　　　　　　819
バックナンバー　　　824
次号予告　　　827
奥付　　　828

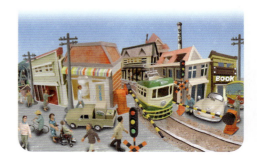

表紙立体イラストレーション／野崎一人

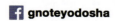 gnoteyodosha　　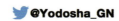 @Yodosha_GN

赤ふん坊やの「拝啓 首長さんに会ってきました☆」
~地域志向アプローチのヒントを探すぶらり旅~

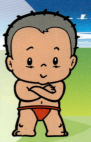

赤ふん坊や
福井県高浜町のマスコットキャラクター．昭和63年生まれの元祖ゆるキャラにして，永遠の6歳．住民―行政―医療の協働の象徴として地域医療たかはまモデルを支える，陰の立役者．

第3回 《新潟県 粟島浦村》 本保建男 村長

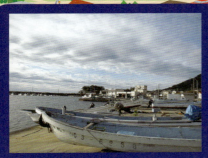

《地域の概要》新潟県・粟島浦村
人　口：360人（高齢化率46％）
面　積：9.8 km^2（人口密度36.7人/km^2）
地域の特性：新潟県北部の日本海に浮かぶ「粟島」を形成する唯一の自治体．観光シーズンには釣りや海水浴の客が島外から多く訪れる．本土からは村上市発着の粟島汽船で結ばれている．2つの集落から成り，島全体が家族のような雰囲気で包まれる．

写真は漁船ひしめく粟島の玄関・粟島港

新潟県粟島浦村の本保建男村長は，人口360人の離島の医療や健康を，遠隔診療や独自の介護支援者の養成，そして看護師の幅広い活躍をもとに，上手に支えていらっしゃる村長さんです！離島だからこそ，遠隔診療だからこそその条件をうまく転換しているんだって！！そんな村長さんの思いはどこから出てきているのか？ お話を聞いてきました！

住んで安心・幸福を感じられる村

赤ふん坊や　本保村長，こんにちは！粟島って，日本海の中にポツンと浮かぶ，自然豊かな島だね！う～ん，やっぱり，赤ふんどしは日本海に映えるんだよね～☆ 村長はやっぱり，この赤ふんどしの似合う島で赤ふんどしを広めたくて，村長選に出馬したんでしょ？

本保　そんなわけないでしょ（笑）．私は地元・粟島浦村で役場職員をしていたんですが，そのときちょうど平成の市町村合併の話が全国で噴出していて，当時の村長が本土の自治体との合併を推進していました．しかし，他の離島自治体でも，本土自治体との合併をして一部離島化すると，若者が本土に吸い上げられてしまったり，離島から議員を立てられなくなったりと，地域が衰退する例を見聞きしていたので，粟島が不幸にならないために，明治22（1889）年の町村制施行以来合併なしの粟島はずっと残った方がよいと考え，本土からの独立を維持すべく，村長選への出馬を決意したんです．

坊や　へ～，独立かあ！！ ボクもそろそろ，ふんどし連盟から独立して，ぎゃふんと言わそうかな～☆

本保　だ，誰を……？（汗）

坊や　じゃあ，村長はこの島をどんな島にしたいと思ってるの？

本保　この島は，昔は漁業と竹産業で発展してきましたが，昭和45（1970）年頃から観光振興に乗り出しました．そのため，今でもまちを歩くと，漁

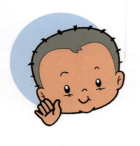

船や民宿によく遭遇します．ただ，いずれも高齢化や人口減少の問題を抱えており，新しい取り組みが必要だということで，最近では本土からの小中学生の留学を受け入れる取り組み（しおかぜ留学）を展開しています．自治体は社会貢献すべきと考えておりまして，人材をとり合うのではなく，互いの自治体や国のために連携していくことが大事です．そのなかで，おのおのの自治体の特色を生かし，高め合わなくてはなりません．しおかぜ留学では，粟島での自然豊かで個性的な教育体験をもとに，留学生と島の子どもたちが社会に貢献する人材となることを目的にしています．このような取り組みなどを通して，「住んで安心・幸福を感じられる村」をめざしているところです．

坊や あ，ボクも，「穿いて安心・幸福を感じられる赤ふん」をめざしているところだよ！

本保 が，頑張ってね（汗）．

看護師がマルチに活躍

坊や 粟島浦村では今，医療や健康に関して，どんなことに取り組んでるの？

本保 本島にはもともと60〜70年前から常駐の医師はいません．なのに，県下でも平均寿命が中位であるというのが自慢です．高齢者が忙しく働いているのが健康の秘訣かと感じています．自殺はほぼ皆無で，最後の自殺は60年以上も前になります．

診療は平成13（2001）年から本土の新潟県厚生農業協同組合連合会 村上総合病院と村の診療所をインターネットでつなぎ，遠隔診療で行っています．回線を通じて診断を受け，処方を受けます．必要時は，災害ヘリ，自衛隊ヘリ，フェリー，高速船や漁師の船を使って患者を搬送しています．

医師の代わりに看護師を3名体制で雇用しており，常に連絡のとれる携帯電話をもって，夜間や休日でも対応してくれています．村としては通信手段や健診の強化，本土の病院受診時の交通費補助を行っていますが，医師がいないうえに保健師もいないので，看護師の役割は多岐にわたります．医師の指示のもとで行う処置や，訪問看護，保健師的な健康増進業務と，看護師がマルチに活躍しているのです．

坊や マルチなら赤ふんどしも負けないよ！下着，風呂敷，腹巻にターバン……すごいでしょ！！

本保 そんなとこ巻いちゃダメでしょ（^_^;）

介護支援者を島で独自に養成

坊や では，粟島浦村はこれからどんな課題に取り組んでいきますか？

本保 そうですね，これまで頑張ってきてくださった高齢者の皆さんに，住み慣れた空気・土地・海のもとでゆっくり過ごしていただきたい，島で長く住み続けていただきたいと思っていまして，地域包括ケアシステムを拡充する必要があります．

現状はというと，介護する世代からは，医師もいないのに面倒をみられない，行政主導で介護サービスを拡充すべき，との意見が聞かれます．しかし，サービス提供者が現れるのを待っているだけでは，何も状況は変えることができません．そこで村では，介護支援者を島で独自に養成する取り組み（介護職員初任者研修の内容の一部や家族介護向けの内容で講座を開催し，家族介護サポーターとして育成する）を実施しています．

坊や へ〜，講座で勉強するんだね．

ではここで問題です！！ボクのふんどしは，どれ？

① 越中ふんどし ② もっこふんどし ③ 割ふんどし

本保 ……え？（汗）

坊や ざんねーん！答えは④ 六尺ふんどしでした〜☆

本保 坊や，取材は？（涙）

医学生のときから地域に入り込む

坊や では，村長が総合診療医にしてほしい，こうあってほしいと思うことを教えてください！！

本保 そうですね，当村の遠隔診療でお世話になっている村上総合病院の小出章先生は，ご専門は脳神経外科ですが，まさに総合診療医だと感じています．出張診療で実際に来島していただくこともあるんですが，島民が話をしに診療所に立ち寄り，触れ合います．しっかりと診療してくださり，ちゃんと必要時に適切に紹介してくださいます．どんな方でも診てくれるんです．このような総合診療医のお医者さんが全国に増えれば，心強いこと間違いないですね．

坊や ぼ，ボクも，どんなふんどしでも穿くようにするよぅ！六尺ふんどしだけと言わず！！総合ふんどし士になるよぅ！！！

本保 み，みんな喜ぶね（汗）．

坊や では最後に，全国の読者の皆さんへ，メッセージをお願いします！

本保 当村では，新潟県より初期研修医の短期派遣をお世話になっていますが，ぜひ医学生のときから地域に入り込んでほしいと願っています．というのも，病院だとどうしても専門化・分業化が進んでいると思うんですが，地域医療の現場では専門業務だけでなく，地域の人と一緒にいろんなことをやらなくてはなりません．まさにウチの看護師たちがやっているような，地域全体を診ることです．それをおもしろいと思うかどうかですが，長い医師人生のなかで，少しだけでも，途中からでも，地域に出向く道があってもいいのではない

コラム 赤ふんウォッチ！

実際に，遠隔診療の現場にお邪魔しました！診察室には診察台やカルテ机の代わりに，テレビとカメラが備わっていたよ．お邪魔したときは診療時間外だったんだけど，急変された患者さんの対応に，看護師さんが本土のお医者さんと連絡しながらあたられていました．幸いその後回復され，ヘリなどでの搬送は不要だったようだけど，役場からいつでも搬送要請ができるように，役場とも情報を連携しながら対応されていたよ．Uターンで昨年島に戻ってきた看護師の神丸惣さん曰く，「小さい頃にお世話になった島民の皆さんに囲まれて，家族のように生活をともにしながら，そのなかでヘルスエキスパートとしての役割をもっている印象です．医師がいなくて不安になることもありますが，地元のために貢献したいと思っていたので，帰って来られて嬉しいです．その分求められているもの，期待されているものが大きいので，非常にや

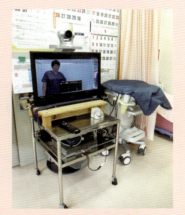

遠隔診療の機械だって！これで，ふんどしを販売できないかなあ～☆

りがいがあります」とのこと．行ってみると，本当に家族のような一体感に包まれた島だったよ☆ボクも，ふんどし職人がいなくて不安になることもあるけど，求められているもの，期待されているものが大きいので，ふんどしエキスパートとして頑張ります！

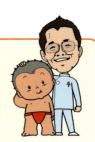

赤ふん坊やマネージャーの地域志向アプローチのタネ

「ナース・プラクティショナー」

　日本にはない制度ですが，アメリカ合衆国をはじめとする海外では，一定レベルの診断・治療を行うことが認められた上級看護職「ナース・プラクティショナー（nurse practitioner：NP）」が活躍しています．診療行為だけでなく，医療過疎地域などではプライマリ・ケアの中心になっていることもあるそうです．

　今回取材で訪れた粟島浦村の看護師さん方は，NPではありませんが，遠隔診療の現場においては，医師の指示のもとで処置や治療にかかわる，看護師とNPの間の役割を担っているような印象を受けました．また，診療の場面以外でも，住民からの信頼は厚く距離感も近しく，住民さん方は専門職が身近にいてくれる安心を感じていらっしゃる印象を受けました．

　機会がありタイ王国の医療事情を拝見したことがありますが，同じようにプライマリ・ケアを担う看護師が地域ごとにいらっしゃり，住民の信頼を集めていました．住民に理想の医療について尋ねると，病院の医療ではなく，身近な医療者＝看護師に何でも相談でき，健康を指導してもらえることだと言います．

　このようなNPや看護師の活躍から，われわれプライマリ・ケア医が学ぶべき地域志向アプローチのポイントは複数あります．1つは，住民の求める理想の医療は，医療機関への物理的なaccessibilityもある程度重要でしょうが，何より医療者への心理的なaccessibilityが重要であるということです．このことは私の実施した理想の医療に関する研究[1]からもうかがえる内容で（表），地域にとって理想の医療を構築する際に根底におく必要があります．次に，地域における多職種連携やタスクシフティングについてです．医師よりも心理的な壁をつくられにくい看護師等の他職種との連携およびタスクシフティングは，地域の抱える問題解決に大きな力をもたらすでしょう．最後に，医療過疎地域の医療システムにおける役割の幅の広さにも注目したいところです．人材が不足しているなら，専門職の対応する職務の幅を広げる，住民の力を活用するなどの対応が求められます．日本では制度的にNPに期待はできませんが，ソフト面では以上のような解釈で多くを参考にできそうです．

表　各地での理想の医療の要素

テーマ	都心	地方都市	山村・漁村	離島
レベルの高い医療	○	○		
不要な医療の削除	○	○		
少ない経済的・時間的負担	○	○	○	
診てもらえる安心	○	○	○	○
医療関係者への信頼	○	○		
地域での生活の支援		○	○	○
地域にあるべき医療			○	○
医療からの自立			○	○

（文献1より引用）

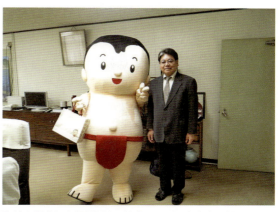

でしょうか．そのようなお医者さんが増えることを，心から期待しています．

坊や その通りですね！！ ブリーフ・トランクス派の皆さん！！ 長い人生，今からでもふんどしへの転向，アリですよ♡（^_-）-☆

本保 あ，アリ，かもね（汗）．

坊や 本保村長，今日は忙しいなかありがとう！ 次回は，千葉県・市原市の小出譲治市長にお話を聞いてきます！ お楽しみに〜☆☆☆

取材の記念に本保村長と．総合ふんどし士育成を誓って！！

文　献

1) Ikai T, et al：What sort of medical care is ideal? Differences in thoughts on medical care among residents of urban and rural/remote Japanese communities. Health Soc Care Community, 25：1552-1562, 2017
https://doi.org/10.1111/hsc.12271

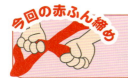

地域に溶け込むナースに心理的近接性を学び，
地域に理想的な医療システムを現実に．

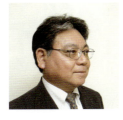

Profile

本保建男（Tateo Honbo）

新潟県粟島浦村長
1953年誕生．島生まれの島育ち．Uターンして，役場職員を経て，「粟島のような孤立小型離島は本土の自治体と合併すべきではない」と主張し，村長選へ立候補する．2006年に村長に就任．現在三期目．
ふるさとにいつまでも安心して人が住み続けられるようにと考え，日々村長の仕事をやっている．絶滅した［粟島馬］の原風景を取り戻すため，粟島牧場を開設．2014年に粟島しおかぜ留学（他地域から小中学生の受け入れを行う）事業を開始し，粟島牧場と連携して「命の大切さを学ぶ」取り組みを行っている．
趣味は野菜づくり．老若男女問わず，交流が大好き．

井階友貴（Tomoki Ikai）

福井大学医学部地域プライマリケア講座 教授（高浜町国民健康保険和田診療所／JCHO若狭高浜病院）
福井県高浜町マスコットキャラクター「赤ふん坊や」健康部門マネージャー．着ぐ○み片手に地域主体の健康まちづくりに奮闘する．マスコミも認める(!?)"まちづくり系医師"．ikai@u-fukui.ac.jp

Book Information

いびき!? 眠気!?
睡眠時無呼吸症を疑ったら

周辺疾患も含めた、
検査、診断から治療法までの診療の実践

編集／宮崎泰成，秀島雅之

☐ 定価(本体 4,200円+税) ☐ A5判 ☐ 269頁 ☐ ISBN978-4-7581-1834-7

- 知名度が高い疾患のため，患者からの相談も増加中！
- しかし検査・治療は独特で，治療法により紹介先も異なります．
- 適切な診断，治療のため診療の全体像を具体的，簡潔に解説しました．

何よりプライマリでの診断が，適切な治療のために肝心

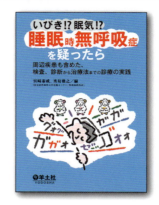

本当にわかる
精神科の薬はじめの一歩 改訂版

具体的な処方例で経過に応じた
薬物療法の考え方が身につく！

編集／稲田 健

☐ 定価(本体 3,300円+税) ☐ A5判 ☐ 285頁 ☐ ISBN978-4-7581-1827-9

- プライマリケアで役立つ向精神薬の使い方を，キホンに絞ってやさしく解説！
- 具体的な処方例で，薬の使い分け，効果や副作用に応じた用量調整，やめ時，減らし方，処方変更など処方のコツやポイントがわかる

好評書の改訂版！新薬追加，適応拡大を反映しアップデート

改訂第3版
ステロイドの選び方・使い方
ハンドブック

編集／山本一彦

☐ 定価(本体 4,300円+税) ☐ B6判 ☐ 375頁 ☐ ISBN978-4-7581-1822-4

- 具体的な処方例・幅広い疾患の解説などいいところはそのままに，内容のアップデートを行い，新規項目を追加．
- 対応疾患は48！ さらに充実の1冊となりました．

「ステロイドの実用書といえばこの1冊」の大好評書が改訂！

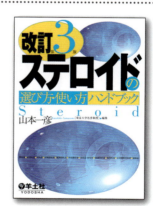

発行 羊土社 YODOSHA 〒101-0052 東京都千代田区神田小川町2-5-1 TEL 03(5282)1211 FAX 03(5282)1212
E-mail：eigyo@yodosha.co.jp
URL：www.yodosha.co.jp/

ご注文は最寄りの書店，または小社営業部まで

患者を診る 地域を診る まるごと診る

総合診療のGノート
General Practice

特集

今すぐ使える！エビデンスに基づいたCOPD診療

編集／南郷栄秀，岡田 悟

- 特集にあたって ……………………………………………………………… 650

COPDの診断・予後
- COPDは誰をスクリーニングして，どのように診断する？ ……… 653
- COPDの病期分類と予後の予測 ………………………………………… 665

COPDの治療
- 実効的な禁煙を上手に行う ……………………………………………… 673
- COPD患者にどのワクチンを打つ？ …………………………………… 679
- COPDの栄養療法 〜QOL改善の次の一手に組込むセンスを身につける … 685
- 安定期COPDの治療① 吸入薬の使い方 ……………………………… 694
- 安定期COPDの治療② 吸入薬以外の薬剤の使い方 ………………… 709
- 安定期COPDの治療③ 在宅酸素療法・非侵襲的陽圧換気療法 …… 721
- COPD増悪時のスマートな対応と治療 ………………………………… 731
- 呼吸器内科医からみたCOPD診療 〜特に難治性COPDの治療法 … 741
- 理学療法士が教える呼吸リハビリテーション ………………………… 748
- 薬剤師からみた吸入薬使用のコツ ……………………………………… 757

特集 今すぐ使える！エビデンスに基づいたCOPD診療

特集にあたって

南郷栄秀

歌丸師匠

　2018年7月2日，TV番組「笑点」でお馴染みの落語家・桂歌丸師匠が81歳でお亡くなりになりました．2009年頃から肺炎と慢性閉塞性肺疾患（chronic obstructive pulmonary disease：COPD）でたびたび入院していたとのことでした．50年以上にわたってピースを1日1缶吸っていたという重喫煙者でしたが，COPDを発症し，その原因がタバコであることが分かると，あんな辛い思いをするならば吸わないほうがいいと，きっぱりタバコをやめたそうです．わが国のCOPDの診断率向上を目的とした「ディスカバリーCOPD研究会」が設立されると，その「COPD啓発大使」に就任し，厚生労働省の「慢性閉塞性肺疾患（COPD）の予防・早期発見に関する検討会」にも，患者代表の有識者として参加なさいました．以降は，タバコによるCOPDの理解と予防，また早期発見の啓発に尽力なさいました．
　生前の歌丸師匠は下記のようなことも仰っていたと聞きます．

　"独演会があって会場に行ったんですが，困ったもんです．楽屋にいるときからほとんど喋れない．「大丈夫ですか」なんて聞いてくれるんだけど，息を切らしながら「大丈夫じゃねえよ，喋れねえよ」っていうのが精いっぱいでしたね"
　"どうしても喋れないもんですから，なんとかお客さんの前に出てお詫びしましてね「ちょっと具合が悪いんで，トリは代わりの人がとってくれますから」って．噺家にとって，高座の途中で帰るなんて恥ずかしいことでねぇ．そりゃあ辛かったですよ"
　"禁煙後は，たんが絡まず，高座でも息が続く．しゃべる商売としてはいいことづくめ"

　患者さんの病いの語りは重く，深いものです．われわれが病気を診断して治療することに目を向けている間，患者さんのこうした声は通り過ぎていってしまうかもしれません．しかし，患者さんが診察室を出た後の生活や人生におけるその病気の意味に思いを馳せることは，単に検査や薬を出すこと以上に大事なことだと思います．そして，それはわれわれ総合診療医や家庭医の得意とするところです．「タバコを吸っているとCOPDになってしまうよ．禁煙できないのなら私には責任がもてません」などとこれ見よがしに突き放すのではなく，患者さんとともにどのように予防し，どのように病気とつき合っていくかを考えられればいいと思います．たとえ患者さんがタバコはどうしてもやめられないといったとしても，ダメと決めつけるようなことは止めて，根気強くつき合うことが大事なのです．

受動喫煙防止法案

　安倍晋三首相は昨年1月の施政方針演説で「受動喫煙対策の徹底」を明言し，塩崎恭久前厚生労働大臣が在任中，受動喫煙対策は法案提出まであと一歩のところまで来たものの，自民党との調整に難航し頓挫しました．その結果，残念ながら日本の受動喫煙対策はまたもや足踏みとなりました．

　その後，今年3月に，「受動喫煙対策を強化する健康増進法改正案（受動喫煙防止法案）」が閣議決定され，6月に衆議院で可決しました．改正案は，多くの人が利用する施設の屋内を原則禁煙にし，喫煙専用の室内でのみ喫煙できるといった内容です．違反した場合には罰則も適用されることになりました．しかし，飲食店については，客席面積が100平方メートル以下などの条件を満たす既存の小規模店は「喫煙可能」などと掲示すれば喫煙を認めることになっています．これでは，6～9割の飲食店が対象外になるともいわれ，ほとんど実効性が期待できないとされています．

　これに対してたとえば東京都は，面積にかかわらず，従業員がいる飲食店を原則全面禁煙にするという，都独自の受動喫煙防止条例案を可決させました．都内の飲食店の8割超に当たる約13万軒が従業員を雇っており，効果が期待できます．また，学校や病院，行政機関が敷地内禁煙であることは当然として，子どもが出入りする幼稚園や保育所，小中高校においては，政府の健康増進法改正案より踏み込んで，屋外の喫煙場所設置も認めないとしました．ただ，このように厳しい都条例でも，飲食店には喫煙室の設置が認められています．喫煙室が設置されれば分煙ということになりますが，分煙による受動喫煙の防止効果は懐疑的[1]とされています．また，屋内の喫煙規制が厳しくなれば，路上喫煙が増える懸念があります．街中の喫煙所も，駅前の人通りの多いところや，車椅子やベビーカーを利用する人が使うエレベーターの近くに設置されていることがあり，適切な場所に移設することも考えていかなければなりません．われわれ医師も，診察室や病室で診療するだけではなく，街づくりにかかわっていく必要が出てくるでしょう．

世界的な動きと診療ガイドライン

　GOLD（Global Initiative for Chronic Obstructive Lung Disease）[2]は，WHO（世界保健機構）とNHLBI（米国心臓・肺・血液研究所）の共同プロジェクトに，世界中の医療専門家が協力する形で行われている世界的な活動です．COPDが健康上の，また社会経済的問題として世界に多大な影響を及ぼし，それがますます増大していくことを懸念してスタートしました．GOLDは，医療従事者および社会一般を対象に，「COPDについての認識・理解を高めること」，「COPDの診断・管理・予防について，その方法を向上させること」，「COPDに関する研究を促進させること」の3つを目的として活動しています．そして，毎年国際ガイドライン[3]を作成し，治療の標準化を図っています．

　日本呼吸器学会の作成したわが国の診療ガイドライン[4]も，GOLDをベースにつくられており，今年4月に，2013年から5年ぶりに改訂されました．いくつか変更点がありますが，大きな流れは変わっていません．巻頭の「ガイドラインサマリー」がよくまとまっていて読みやすいですが，いかんせん学会員以外はwebでは閲覧できず，書籍の購入を余儀なくされます．診療ガイドラインの普及のためには，ぜひとも完全無料公開にしていただきたいものです．

また，定番の英国NICE[5]の診療ガイドラインと，米国・欧州の合同グループ（米国内科学会ACP，米国胸部医学会ACCP，米国胸部学会ATS，欧州呼吸器学会ERS）の診療ガイドライン[6]も，それぞれ2010年と2011年のものが最新ですが，いずれも国際標準の診療ガイドライン作成方法であるGRADE approachが用いられています．

おわりに

　今回の特集では，COPDの診断，病期分類と予後予測，禁煙，ワクチン，栄養療法，薬物治療，在宅酸素療法，増悪時の対処について，これまでの他の特集と同様にエビデンスに基づいた，現場で使いやすい形での記述を心がけました．さらに，筆者の特集では毎回恒例となっていますが，呼吸器内科医，リハビリ技師，薬剤師の先生方にも，総合診療医に求めるものとして熱いメッセージをご執筆いただきました．この場を借りて，御礼申し上げます．

　毎年11月中旬の水曜日は，GOLDが主唱し，世界COPD患者団体連合会が協力するイベントである「世界COPDデー」です．各国の医療従事者や呼吸器専門医とのパートナーシップのもとに，COPDへの注意を喚起するためのさまざまな活動が実施されます．今年は11月21日と定められていて，その標語は，「Never too early, never too late – It's always the right time to address airways disease」です．COPD対策に早すぎることもないし，遅すぎることもない，まさにそのとおりと思います．患者さんに強要するのではなく，ともに健康増進していく，そんな日常診療ができるといいですね．ぜひ，本特集がその一助となることを願っています．

　それではCOPD特集，存分にお楽しみください．

文　献

1) 厚生労働省：分煙効果判定基準策定検討会報告書概要．2002
2) Global Initiative for Chronic Obstructive Lung Disease　https://goldcopd.org/
3) Global Initiative for Chronic Obstructive Lung Disease（GOLD）：Global Strategy for the Diagnosis, Management, and Prevention of COPD. 2018
4) 「COPD（慢性閉塞性肺疾患）診断と治療のためのガイドライン2018［第5版］」（日本呼吸器学会COPDガイドライン第5版作成委員会/編），メディカルレビュー社，2018
5) National Institute for Health and Care Excellence（NICE）：Chronic obstructive pulmonary disease in over 16s：diagnosis and management. 2010
6) Qaseem A, et al：Diagnosis and management of stable chronic obstructive pulmonary disease: a clinical practice guideline update from the American College of Physicians, American College of Chest Physicians, American Thoracic Society, and European Respiratory Society. Ann Intern Med, 155：179-191, 2011

プロフィール

南郷栄秀　*Eishu Nango*

東京北医療センター　総合診療科
いよいよ新たな専門医制度が始まりました．当院でも5人の新入専攻医の先生を迎え，総合診療医としてのトレーニングを始めています．制度が変わっても，教える内容は何も変わりません．これまでと同じように，EBMに強い総合診療医・家庭医の育成に力を入れていきます．制度に翻弄されて，専攻医の先生たちが不利益を被らないようにすることが，われわれ指導医に課された重大な使命と考えています．

〈共同編集〉

岡田　悟　*Satoru Okada*

東京北医療センター　総合診療科
私はEBMの一番の醍醐味は医療情報をどうやって患者さんに合わせて使っていくかという部分にあると思っています．データだけに頼るのではなく，目の前の患者さんから目をそらさず，その患者さんがどうやったら幸せに近づけるかを熟考していく姿勢をもち続けたいと思っています．

特集　今すぐ使える！エビデンスに基づいたCOPD診療

COPDの診断・予後

COPDは誰をスクリーニングして，どのように診断する？

横田　遊，岡田　悟，南郷栄秀

Point

- 無症状の患者さんへのスクリーニングはアウトカムを改善させないので行わない
- 慢性の気道症状と 30 pack-years（B.I. 600）以上の喫煙歴があれば COPD diagnostic questionnaire（CDQ）を行う
- CDQ が 17 点以上なら診断のためのスパイロメトリーを行う

Keyword ▶　スクリーニング　CDQ　GOLD　USPSTF　スパイロメトリー

はじめに

　COPD は不可逆性の気流閉塞をきたす疾患であり，悪化しないようにコントロールすることが重要です．2018年に発行された日本のCOPD診療ガイドライン「COPD（慢性閉塞性肺疾患）診断と治療のためのガイドライン2018 ［第5版］」[1]（以下JRS-COPD 2018）には，無作為に抽出された一般住民調査による大規模なCOPD疫学調査である NICE study の結果で，日本人のCOPD有病率は8.6％と推定されると示されています．しかし，気流閉塞が認められたうちすでにCOPDと診断されていたのは9.4％にすぎず，多くのCOPD患者が見逃されている現状が明らかになりました[2]．実際に，呼吸困難，低酸素血症で入院した患者さんが未診断・未治療のCOPDの増悪だったということは頻繁に経験します．もっと早くから介入できていれば増悪や入院を避けられたのに，と思うこともあるのではないでしょうか．しかし，どんな患者さんを対象にCOPDを疑い精査をしていけばよいかを迷う方も多いと思います．本稿ではCOPDについて誰に対してスクリーニングしてどのように診断を行えばいいのかを説明していきます．

> **今回の患者さん**
>
> 医療機関受診歴のない50歳代男性．1年前から痰がらみが多くなり最近は労作時に呼吸困難があるため心配になり受診した．喫煙歴は20歳から1日20本を吸い続けている．来院時のSpO$_2$は94％（RA）とやや低値だったが，身体所見に異常は認められなかった．

1 誰をスクリーニングするか

1）各国の診療ガイドラインの記載

まず，各国のCOPDの診療ガイドラインにおけるスクリーニングについての記載を見ていきます（表1）．どの診療ガイドラインでも無症状の患者さんに対してのスクリーニングは推奨していません．

JRS-COPD 2018にはプライマリ・ケア医がどのようにスクリーニングを行うべきかの記載[1]があり，喫煙歴のある40歳以上の成人で，労作時の呼吸困難（息切れ）や慢性の咳・痰がある場合，COPDを疑う，となっています．また，生活習慣病，特に心・血管疾患を有する人はCOPDをスクリーニングの対象とする，とあります．また2018年の国際的なGOLD（Global Initiative for Chronic Obstructive Lung Disease）の診療ガイドライン（GOLD 2018）[3]でも，症状があり20 pack-years（ブリンクマン指数400に相当）以上の喫煙歴，または呼吸器感染をくり返している患者さんでは，早期発見のためにスパイロメトリーを行うことを考慮すべきとしています．

このように，各国で診療ガイドラインの推奨内容としては無症状患者に対してはスクリーニングを勧めないことは一貫していますが，どんな患者さんを対象とするかは細かい点で違いがみられます．

表1 ◆ スクリーニングにおける各国のガイドラインの記載

JRS-COPD 2018[1]	喫煙歴のある40歳以上の成人で，労作時の呼吸困難（息切れ）や慢性の咳・痰がある場合，また，生活習慣病，特に心・血管疾患を有する人はCOPDをスクリーニングの対象とする．IPAGやCOPD-PS，COPD-Qなどの質問票はCOPDのスクリーニングに利用できる．
GOLD 2018[3]	症状があり，20 pack-years以上の喫煙歴，または呼吸器感染を繰り返している患者では，早期発見のためにスパイロメトリーを行うことを考慮すべき
USPSTF 2016[4]	無症状の成人に対してCOPDのスクリーニングをすることで，QOL，死亡率を改善するメリットはなく，スクリーニングを行わないことを推奨する（Grade D）
ACP/ACCP/ATS/ERS 2011[5]	リスク因子の有無にかかわらず，症状がない成人にCOPDのスクリーニングとしてスパイロメトリーはするべきではない
NICE 2010[6]	喫煙などのリスク因子をもち，慢性気道症状がある35歳以上の成人ではCOPDを考慮

表2 ◆ COPDスクリーニングのための質問紙の診断特性

検査法	説明	有病割合	ROCのAUC	カットオフ	感度	特異度	陽性尤度比	陰性尤度比
JAMA rational clinical examination	喫煙＜30年，喘鳴自覚なし，聴診喘鳴なし	7.10%	—	—	—	—	—	0.02
IPAG COPD質問票 (CDQ)[7]	0〜38点	33/169 = 19.5%	0.791	≧17点	93.9%	40.4%	1.6	0.15
				≧20点	85%	65%	2.4	0.23
IPAG鑑別診断質問票[7]	0〜44点	112/168 = 66.7%	0.765	≧19点	95%	39%	1.6	0.14
				≧25点	74%	61%	1.9	0.61
COPD-PS[8]	0〜10点	153/2,357 = 6.5%	0.748 (0.706〜0.789)	≧4点	67.1%	72.9%	2.5	0.45
COPD-Q[9]	0〜10点	100/2,066 = 4.8%	0.796 (0.707〜0.788)	≧4点	71.0%	70.1%	2.4	0.41

2) エビデンス

a) 無症状患者へのスクリーニング

スクリーニングに関する最新のシステマティックレビュー（以下SR）は2016年の米国予防医療タスクフォース（以下USPSTF）[4]のものです．この研究では無症状の成人に対してCOPDのスクリーニングをすることでのQOL, 死亡率などへの影響を検討しましたが，それを改善する直接的なエビデンスは存在せず，そのメリットはないと結論づけています．このため，USPSTFの推奨では，無症状の成人に対するCOPDのスクリーニングは行わないようにすることを勧めるGrade Dとされています．

b) スクリーニング方法の有用性（表2）

2011年の米国，欧州の共同診療ガイドラインであるACP/ACCP/ATS/ERS 2011[5]では病歴の気流閉塞に対する検査特性についてのSR[10]が引用されています．それによると，個別の病歴や身体診察では，優れた陰性尤度比を示すものはありませんでした．40 pack-years（ブリンクマン指数800に相当）以上の喫煙歴は1秒率0.7未満の気流閉塞に対して陽性尤度比12（95% CI 2.7〜50）との結果でした．また① 55年以上の喫煙歴，② 聴診上の喘鳴，③ 本人の喘鳴の自覚，の3項目がすべて揃っていれば，気流閉塞に対して尤度比156でした．一方，① 30年未満の喫煙歴，② 聴診上の喘鳴なし，③ 本人の喘鳴の自覚なし，の3項目がすべて揃っていれば，気流閉塞に対して尤度比0.02でした．ただしACPでは，発行から5年以上経過した診療ガイドラインは「inactive」とし，内容が古くなっているので注意が必要としています[11]．

● 質問票

JRS-COPD 2018では前述の有症状の喫煙患者に対して，IPAG (International Primary Care Airways Group), COPD-PS (COPD Population Screener), COPD-Qなどの質問票を用いることを推奨しています．IPAGは，GOLD[3], GINA[12], ARIA[13]の診療ガイドラインをもとにプライマリケア施設で実践できる実用的診断法と治療法を選択し，COPDへの最良なケ

表3 ◆ IPAGのCOPD diagnostic questionnaire (CDQ)

質問	選択肢	ポイント
1. あなたの年齢はいくつですか？	40～49歳	0
	50～59歳	4
	60～69歳	8
	70歳以上	10
2. 1日に何本くらい，タバコを吸いますか？（もし，今は禁煙しているならば，以前は何本くらい吸っていましたか？）今まで，合計で何年間くらい，タバコを吸っていましたか？ [1日の喫煙箱数＝1日のタバコ数/20本（1箱入数） pack-years＝1日の喫煙箱数×喫煙年数]	0～14 pack-years	0
	15～24 pack-years	2
	25～49 pack-years	3
	50 pack-years 以上	7
3. あなたの体重は何キログラムですか？ あなたの身長は何センチメートルですか？ [BMI＝体重(kg)/身長(m)^2]	BMI＜25.4未満	5
	BMI 25.4～29.7	1
	BMI＞29.7	0
4. 天候により，咳がひどくなることはありますか？	はい，天候によりひどくなることがあります	3
	いいえ，天候は関係ありません	0
	せきは出ません	0
5. 風邪をひいていないのに痰がからむことはありますか？	はい	3
	いいえ	0
6. 朝起きてすぐに痰がからむことはありますか？	はい	0
	いいえ	3
7. 喘鳴（ゼイゼイ，ヒューヒュー）がよくありますか？	いいえ，ありません	0
	時々，もしくはよくあります	4
8. 今現在（もしくは今まで）アレルギーの症状はありますか？	はい	0
	いいえ	3

17ポイント以上をカットオフとするとCOPDに対して感度93.9％，特異度40.4％，陽性尤度比1.6，陰性尤度比0.15．
（文献13より引用）

アの提供を助ける「IPAG診断・治療ハンドブック」[14]を作成しました．これは喫煙者でこれまで呼吸器疾患の既往がない場合にはCOPD質問票でCOPDらしさを確認し，非喫煙者で呼吸器疾患の既往がある患者さんでは気管支喘息との鑑別のために鑑別診断質問票を用いるというものです．このIPAGのCOPD質問票，鑑別診断質問票のCOPDへの日本人に対する検査性能が検討されています[6]．

● IPAGのCOPD diagnostic questionnaire

IPAGのCOPD質問表はCOPD diagnostic questionnaire（以下CDQ，表3）と呼ばれるもので，8つの質問からなる0～38ポイントのスコアです[14]．点数が高いほどCOPDの可能性が上がり，17ポイント以上をカットオフとすると感度93.9％，特異度40.4％，陽性尤度比1.6，陰性尤度比0.15，20ポイント以上をカットオフとすると感度85％，特異度65％，陽性尤度比2.4，陰性尤度比0.23でした．

● IPAGの鑑別診断質問票

IPAGの鑑別診断質問票（表4）は9つの質問からなる0～44ポイントのスコアで喘息とCOPD

表4 ◆ IPAGの喘息COPD鑑別診断質問票

質問	選択肢	ポイント
1. あなたの年齢はいくつですか？	40〜49歳	0
	50〜59歳	5
	60〜69歳	9
	70歳以上	11
2. 1日に何本くらい，タバコを吸いますか？（もし，今は禁煙しているならば，以前は何本くらい吸っていましたか？）今まで，合計で何年間くらい，タバコを吸っていましたか？ [1日の喫煙箱数＝1日のタバコ数/20本（1箱入数） pack-years＝1日の喫煙箱数×喫煙年数]	0〜14 pack-years	0
	15〜24 pack-years	3
	25〜49 pack-years	7
	50 pack-years以上	9
3. ここ数年で咳の回数が増えましたか？	はい	0
	いいえ	1
4. 過去3年の間に，呼吸器症状（息切れ，咳，痰）で仕事や日常生活で困ったことはありますか？	ある	0
	ない	3
5. 今までに，呼吸器の症状（息切れ，咳，痰）で入院したことがありますか？	ある	6
	ない	0
6. ここ数年で息切れの回数が増えましたか？	はい	1
	いいえ	0
7. 平均して，1日にどのくらいの量の痰が出ますか？	いいえ，痰は出ません．または出ても1日に15 mL（約大さじ1杯）以下です	0
	1日に15 mL（約大さじ1杯）以上痰が出ます	4
8. 風邪をひいたときに，たいてい呼吸器の症状（息切れ，咳，痰）を感じますか？	はい	4
	いいえ	0
9. 呼吸器の症状（息切れ，咳，痰）のためになにか治療を受けていますか？	はい	5
	いいえ	0

19ポイント以上をカットオフとするとCOPDに対して感度95％，特異度39％，陽性尤度比1.6，陰性尤度比0.14．ただし，喘息とCOPDが併存する患者では19ポイント以上になると思われる．
（文献13より引用）

を鑑別します[14]．点数が高いほど喘息よりもCOPDの可能性が上がり，19ポイント以上をカットオフとするとCOPDに対して感度95％，特異度39％，陽性尤度比1.6，陰性尤度比0.14，25ポイント以上をカットオフとすると感度74％，特異度61％，陽性尤度比1.9，陰性尤度比0.61でした．しかし，この研究では対象患者があいまいで，JRS-COPD 2018での使用が推奨される患者層とどこまで合致しているかは不明です．

● COPD-PS

COPD-PSはCOPD患者をスクリーニングするための5つの質問からなる0〜10点のスコアでより簡便です．しかし，久山町研究でROC曲線のAUCが0.748（95％ CI 0.706〜0.789）で，4点をカットオフとすると感度67.1％，特異度72.9％，陽性尤度比2.5，陰性尤度比0.45です[8]．

● COPD-Q

一方，COPD-QもCOPD患者をスクリーニングするための5つの質問からなる0～10点のスコアで，同様に久山町研究でROC曲線のAUCが0.796（95％ CI 0.707～0.788）で，4点をカットオフとすると感度71.0％，特異度70.1％，陽性尤度比2.4，陰性尤度比0.41です[9]．

COPD-PSとCOPD-Qは陰性尤度比が優れているとはいえず，スクリーニングには不向きです．

❷ どのように診断するか

前述のように呼吸困難，慢性咳嗽，喀痰の症状や喫煙・粉塵などの危険因子への曝露歴があり，COPDのスクリーニング項目に該当した患者さんでは，確定診断のためにスパイロメトリーでの呼吸機能の確認が必要です．スパイロメトリーで気管支拡張薬投与後の1秒率（1秒量/努力性肺活量100）が70％未満であるときにCOPDと診断されます．診断の際に手がかりとなる身体所見での特徴や各種検査について述べていきます．

1）身体所見

COPDの早期では身体所見は正常であることもありますが，呼気延長，強制呼気時の喘鳴を認めることもあります．気流閉塞の重篤さが増すにつれ，身体所見で異常所見を認める傾向があります．打診では鼓音増強，聴診では呼吸音の減弱，喘鳴，肺底部での雑音，心音の減弱がみられます．進行すると胸郭前後径の拡大（樽状胸）をきたすこともあります．COPDの末期の患者さんでは，腕を伸ばして前傾したり，手のひらや肘で体重を支えたりするなど，呼吸困難を緩和する姿勢をとることがあります．気管短縮，頸部と肩の呼吸筋の使用，口すぼめ呼吸，フーバー徴候，チアノーゼ，頸静脈の怒張がみられることもあります．フーバー徴候とは**吸気時に下位肋骨が内側に動くことによる奇異性呼吸**です．過膨張した肺により両横隔膜が下に押し下げられて平坦になっており，吸気時に内側に動くため，胸郭も正常人と逆に動きます．

COPDに対する身体所見の検査性能を**表5**にしましたが，COPDの診断に有用なのは，喘鳴，樽状胸，打診での心濁音低下，マッチテスト，剣状突起付近での心尖拍動，9秒以上の呼気延長，などです．マッチテストとは10～15 cm離れたマッチの火を呼気で消すことができるかどうか判断するもので，6回行い消すことができなければ陽性とします．**表5**から陰性尤度比の優れたものがないため，**COPDを否定できる身体所見はない**ことがわかります．ただし，2009年の身体所見の検査性能を検討したSR[16]ではCOPDに特異的な身体所見についてはエビデンスが十分ではないと結論づけられており，GOLD 2018でも同様に，身体所見のみでCOPDを確定診断・除外することはできないとしているため[3]，一貫性をもった決定的なエビデンスは欠けているのが実情です．

2）胸部単純X線写真

COPDを示唆する所見は，教科書的には肺血管影の急速な先細り，肺の透過性亢進，横隔膜平坦化，滴状心，横隔膜平坦化などがあります．重症の肺気腫患者でも半分以下しかそれを示

表5 ◆ COPDに対する身体所見の検査性能

所見	感度	特異度	陽性尤度比	陰性尤度比
喘鳴	15	99.6	36	0.85
樽状胸	10	99	10	0.9
打診での心濁音低下	13	99	10	0.88
マッチテスト	61	91	7.1	0.43
いびき音	8	99	5.9	0.95
音声振盪	32	94	4.8	0.73
9秒以上の呼気延長	—	—	4.8	—
剣状突起付近での心尖拍動	8	98	4.6	0.94
呼吸音の減弱	37	90	3.7	0.7
呼吸補助筋の発達	24	100	—	0.7
鎖骨上窩の顕在化	31	100	—	0.69

(文献14を参考に作成)

唆する画像所見を認めません[17].したがって,**胸部単純X線写真は,COPDの診断には有用ではありません.胸部単純写真を撮影する理由は他の疾患を除外し併存疾患を確認するためです.**併存疾患とは肺がん,肺線維症,気管支拡張症,胸膜疾患などの肺疾患,脊柱後弯症など骨格系の疾患,心疾患のことです.

3) 胸部単純CT

胸部単純CTも胸部単純写真と同様,併存疾患の鑑別を行う際には有用ですが,**COPDの診断には必須ではありません.**CTでの肺の低吸収領域(low attenuation area:LAA)は肺気腫を示しますが,肺気腫=COPDではなく,それによってCOPDの診断基準を満たすかは別の問題です.COPDは,気腫型と非気腫型があり,末梢気道病変が優位となる非気腫型はCTで気腫性変化がみられません.ただ,**肺気腫像があれば視覚的にたばこによって肺が壊れている様子がわかるため,画像を見てもらうことによって禁煙の動機づけに役立つことがあります.**肺容積減少術,肺移植などの外科的処置が考慮される場合は,肺気腫の分布が外科治療の最も重要な決定要因の1つであるため,胸部単純CTは必要となります[18,19].なお,肺気腫の評価には造影は不要です.

また,肺気腫の原因となる喫煙は,肺がんの危険因子でもあります.USPSTFでは2013年に肺がんスクリーニングの推奨[20]を発表しており(2018年7月現在改訂作業中),4件のRCTの結果から低線量CTを用いたスクリーニングは肺がん死を20%,総死亡を6.7%減らすことがわかっています.そのため,30 pack-years(ブリンクマン指数600に相当)以上の喫煙歴があり,現在も喫煙中か禁煙後15年未満の55〜80歳成人への年1回の低線量CT(low-dose computed tomography:LDCT)をGrade Bで勧めています.日本でも,任意型検診としてCTによる肺がん検診が行われており,2013年に日本CT検診学会から「日本における低線量CTによる肺がん検診の考え方」[21]が発表されました.ここには55〜74歳の高危険群を対象にLDCT

によるスクリーニングが進められていますが，その根拠になっているのは，USPSTFで採用した4件のRCTのうち唯一肺がん死をリスク比（RR）0.80（0.73〜0.93）に，総死亡をRR 0.93（0.86〜0.99）に減らした2011年のNLST[21]だけでした．いずれにしても，USPSTFで採用された4件のRCTはどれも肺がんのハイリスク患者が対象となっており，全員に推奨するものではありません．COPDのスクリーニングの際に，ハイリスク患者には併せて胸部単純CTを撮影するといいでしょう．

4）スパイロメトリー

スパイロメトリーは非侵襲的かつ容易に客観的な評価ができる検査です．前述したように**気管支拡張薬投与後の1秒率（1秒量/努力肺活量）が70％未満であるときにCOPDと診断され**ます．気管支拡張薬を使用するのは気道可逆性を確認するためです．具体的には短時間作用性β_2刺激薬400μg〔サルブタモール硫酸塩（サルタノール®），プロカテロール塩酸塩水和物（メプチンエアー®）〕か抗コリン薬160μg〔イプラトロピウム臭化物水和物（アトロベント®エアゾル），チオトロピウム臭化物水和物（スピリーバ®レスピマット，スピリーバ®吸入用カプセル18 mg），グリコピロニウム臭化物（シーブリ®）〕を吸入します．短時間作用性β_2刺激薬を使用した場合は10〜15分後に，抗コリン薬を使用した場合は30〜45分後にスパイロメトリーを行います．気管支喘息では気流閉塞は可逆性であり，気管支拡張薬投与によって気流閉塞が解除されますが，COPDではその反応が部分的，あるいは消失しています．COPDの診断目的以外にも対標準1秒量（％FEV_1＝1秒量実測値/1秒量予測値×100）を測定することで，気流閉塞の程度から予後予測をすることができます（別稿「COPDの病期分類と予後の予測」参照）．

1秒率は絶対値であり，高齢になるにつれて低くなります．そのため，若年（45歳以下）で特に軽度のCOPDを見落とす可能性が指摘されています．しかしLLNを用いた縦断研究はなされておらず，臨床的なアウトカムが評価されていないこと，また治療方針には気流閉塞よりも症状と増悪頻度が優先されることから，現時点では通常の1秒率で気流閉塞を評価していきます．

❸ 併存疾患の評価

COPDと診断したら，併存疾患がないかも確認しましょう．近年喘息に関する国際組織であるGINAとGOLDの合同委員会が，喘息とCOPDのオーバーラップという概念（asthma and COPD overlap：ACO）を提唱して[3]おり，わが国においても「喘息とCOPDのオーバーラップ診断と治療の手引き2018」[22]が刊行され，ACOを「慢性の気道閉塞を示し，喘息とCOPDのそれぞれの特徴を有する疾患」と定義しています．ACOの診断基準は世界的にコンセンサスの得られたものがなく，同手引きで示されているACOの診断基準はやや複雑ですが，COPDと診断した時点で，以下の喘息の特徴がある場合はACOと診断します．

【喘息の特徴】

以下の①，②，③の2項目，あるいは①，②，③のいずれか1項目と④の2項目以上が当てはまる．
① 変動性（日内，日々，季節）あるいは発作性の呼吸器症状（咳，痰，呼吸困難）
② 40歳以前の喘息の既往
③ 呼気中一酸化窒素濃度（FeNO）＞35 ppb
④ a）通年性アレルギー性鼻炎の合併
　b）気道可逆性（FEV_1＞12%かつ＞2 mLの変化）
　c）末梢好酸球＞5%あるいは＞200/μL
　d）IgE高値（総IgEあるいは通年性吸入抗原に対する特異的IgE）
※通年性抗原はハウスダストと，ダニ，カビ，動物の鱗屑，羽毛など，季節性吸入抗原は樹木花粉，植物花粉，雑草花粉などである．

なお，ACOにおけるCOPDの特徴は以下のようになっており，同時に満たしてはじめてACOの診断となります．

【COPDの特徴】

以下の①，②，③の1項目が当てはまる．
① 喫煙歴（10 pack-years以上）あるいは同程度の大気汚染の曝露
② 胸部CTにおける気腫性変化を示す低吸収領域の存在
③ 肺拡散能障害（%DLco＜80%あるいは%DLco/VA＜80%）

ただ，現在ACOに特異的な治療法があるわけではなく，喘息とCOPDのそれぞれの治療を行います．

また喫煙と関連の深い動脈硬化性疾患は症状がないことが多いので，血圧，血糖値，脂質を測定します．治療適応については，Gノート増刊Vol.5 No.2「動脈硬化御三家　高血圧・糖尿病・脂質異常症をまるっと制覇！」をぜひご覧ください．肺がん以外の悪性腫瘍の検索も検討します．また，COPDの35%に骨粗鬆症が合併している[1]とされていますので，FRAX®での評価を併せて行いましょう（詳しくはGノート2017年2月号特集「骨粗鬆症マネジメント」をご覧ください）．

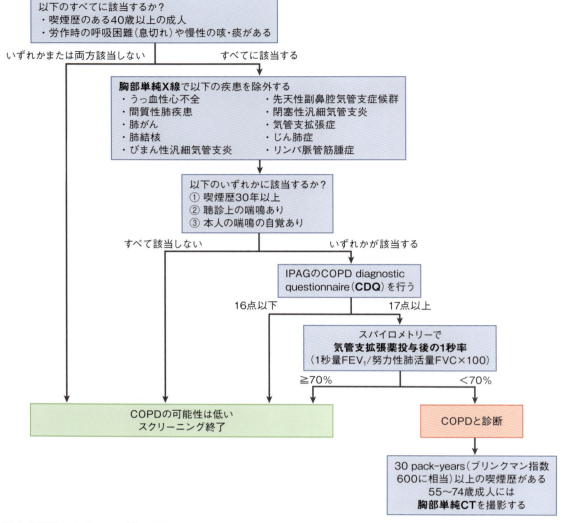

図 ◆ COPDスクリーニングの手順
COPD質問紙は煩雑なので，余裕がない場合はスクリーニング3項目のいずれかが該当すれば，CDQをスキップしてスパイロメトリーを行ってもよい．

❹ 実際の診療のしかた

　　　　以上をまとめて，実際の診療では図のように進めます．無症状の成人に対してはスクリーニングしません．喫煙歴と症状でスクリーニング対象を決め，スクリーニング3項目のいずれかが該当する場合はCDQを行い，17点以上でスパイロメトリーを行って，COPDの診断基準である気管支拡張薬投与後の1秒率（1秒量 FEV$_1$／努力性肺活量FCV×100）が70％未満でCOPDと診断します．COPDと診断した場合には，肺がんのスクリーニングのために，胸部単純CTを撮影します．また，その他の併存疾患の評価を行います．

患者さんの経過・その後

　病歴からは否定のための3項目に該当せず，COPDの可能性が否定できなかった．CDQでは50歳代（4点），25～49 pack-years（3点），BMI 26（1点），天候に関係なく咳嗽がある（0点），風邪をひいていないのに痰がからむことはある（3点），早朝に痰がからむことはない（3点），喘鳴は時々あり（4点），アレルギーなし（3点）に該当し21点となった．
　スパイロメトリーを行ったところ，1秒率は65％でありCOPDと診断した．禁煙指導を行い，定期的に外来でフォローアップするようにした．

おわりに

　本稿ではCOPDのスクリーニング，診断方法についてまとめました．喫煙しているというだけではスクリーニングの対象にはなりませんが，リスク，症状を含めた病歴聴取が重要であり，可能性がある患者さんを見逃さないことが大切です．

文献

1) 「COPD（慢性閉塞性肺疾患）診断と治療のためのガイドライン2018［第5版］」（日本呼吸器学会COPDガイドライン第5版作成委員会/編），メディカルレビュー社，2018
2) Rycroft CE, et al：Epidemiology of chronic obstructive pulmonary disease: a literature review. Int J Chron Obstruct Pulmon Dis, 7：457-494, 2012
3) Global Initiative for Chronic Obstructive Lung Disease (GOLD)：Global strategy for the diagnosis, management, and prevention of chronic obstructive pulmonary disease 2018 report. http://goldcopd.org
4) Siu AL, et al：Screening for Chronic Obstructive Pulmonary Disease: US Preventive Services Task Force Recommendation Statement. JAMA, 315：1372-1377, 2016
5) Qaseem A, et al：Diagnosis and management of stable chronic obstructive pulmonary disease: a clinical practice guideline update from the American College of Physicians, American College of Chest Physicians, American Thoracic Society, and European Respiratory Society. Ann Intern Med, 155：179-191, 2011
6) National Institute for Health and Clinical Excellence (NICE)：Chronic obstructive pulmonary disease: management of COPD in adults in primary and secondary care. CG1010, 2010.
7) Kawayama T, et al：Validation of symptom-based COPD questionnaires in Japanese subjects. Respirology, 13：420-426, 2008
8) Tsukuya G, et al：Validation of a COPD screening questionnaire and establishment of diagnostic cut-points in a Japanese general population: the Hisayama study. Allergol Int, 64：49-53, 2015
9) Samukawa T, et al：Development of a self-scored persistent airflow obstruction screening questionnaire in a general Japanese population: the Hisayama study. Int J Chron Obstruct Pulmon Dis, 12：1469-1481, 2017
10) Update: Chronic Obstructive Airways Disease.「The Rational Clinical Examination: Evidence-Based Clinical Diagnosis」（Simel DL, et al/eds），pp159-162, McGraw Hill, 2008
11) American College of Physicians：Inactive ACP Guidelines.
　　https://www.acponline.org/clinical-information/guidelines/inactive-acp-guidelines
12) Global Initiative for Asthma：Global Strategy for Asthma Management and Prevention. 2017 GINA Report. 2017. http://ginasthma.org/2017-gina-report-global-strategy-for-asthma-management-and-prevention/
13) ARIA　http://www.whiar.org
14) 「IPAG 診断・治療ハンドブック日本語版 慢性気道疾患プライマリケア医用ガイド2005」（Internmational Primary Care Airways Group），2005
15) 「The Rational Clinical Examination: Evidence-Based Clinical Diagnosis」（Simel DL, et al/eds），McGraw Hill, 2008

16) Broekhuizen BD, et al：The diagnostic value of history and physical examination for COPD in suspected or known cases: a systematic review. Fam Pract, 26：260-268, 2009
17) Shaker SB, et al：Imaging in chronic obstructive pulmonary disease. COPD, 4：143-161, 2007
18) Flenley DC：Sleep in chronic obstructive lung disease. Clin Chest Med, 6：651-661, 1985
19) Chaouat A, et al：Association of chronic obstructive pulmonary disease and sleep apnea syndrome. Am J Respir Crit Care Med, 151：82-86, 1995
20) Humphrey LL, et al：Screening for lung cancer with low-dose computed tomography: a systematic review to update the US Preventive services task force recommendation. Ann Intern Med, 159：411-420, 2013
21) 日本CT健診学会：日本における低線量CTによる肺がん検診の考え方
http://www.jscts.org/pdf/guideline/ct130726.pdf
22) Aberle DR, et al：Reduced lung-cancer mortality with low-dose computed tomographic screening. N Engl J Med, 365：395-409, 2011
23) 「喘息とCOPDのオーバーラップ（Asthma and COPD Overlap：ACO）診断と治療の手引き2018」（日本呼吸器学会 喘息とCOPDのオーバーラップ（Asthma and COPD Overlap：ACO）診断と治療の手引き2018作成委員会／編），メディカルレビュー社，2018.

プロフィール

横田　遊　*Yu Yokota*

東京北医療センター 総合診療科
東京北医療センター専攻医3年目．初期研修から東京北医療センターに所属しています．患者さんへの適用を重視しながらエビデンスに基づいた治療を行うように努めています．

岡田　悟　*Satoru Okada*

東京北医療センター 総合診療科
プロフィールはp.652参照．

南郷栄秀　*Eishu Nango*

東京北医療センター 総合診療科
地域における医師不足・医師偏在を解消するための鍵になるのが総合診療医です．私たちは現場のニーズに応じて，自分たちの姿かたちを変え，その「場」に合った仕事をする，いわばカメレオンみたいな存在です．「何がやりたいか」よりも「何を求められているか」に重点を置きます．

特集　今すぐ使える！エビデンスに基づいたCOPD診療

COPDの診断・予後
COPDの病期分類と予後の予測

川堀奈央, 岡田　悟, 南郷栄秀

Point

- 適切なマネジメントのためにCOPDの重症度を評価し，予後を予測することは重要である
- 病期分類と重症度分類は別である
- 病期分類は性別，年齢，身長の影響を除いた％FEV_1で気流閉塞の程度を測定してGOLD 1〜4で評価する
- 重症度分類は症状（mMRCまたはCATで評価）と1年間の増悪頻度の2つを組合わせて，ABCDに分類する
- 予後予測はBODE indexで行うが，呼吸機能検査と6分間歩行を必要とする

Keyword ▶ 1秒量（FEV_1）　対標準1秒量（％FEV_1）　GOLD分類　CAT　mMRC　BODE

はじめに

　COPDの患者さんは高齢者やさまざまな合併症を有する人が多く，人によってさまざまな臨床経過をたどります．患者さんの状況に合わせた治療法を決め，患者さんと今後の方針を共有するためにも，患者さんの現在の状態を評価し予後を推測することはとても重要です．前稿（「COPDは誰をスクリーニングして，どのように診断する？」）で示したスクリーニング方法で診断した後は，以下に示す病期分類（表1）やスケール（表2）で病状を評価し，予後予測を立てます．

今回の患者さん

　1日60本，52年間という重喫煙歴のある72歳男性．2〜3年前から趣味のゴルフをしていると息切れがするようになった．最近は緩やかな坂道でも息苦しくなり，ほとんど外出をしなくなった．咳は出るが，痰はない．夜は眠れている．心配した妻に連れられて内科外来を受診した．スパイロメトリーで1秒率が51％だったため，COPDと診断された．

表1 ◆ JRS-COPD 2018の病期分類

病期		定義
I期	軽度の気流閉塞	%FEV$_1$ ≧ 80%
II期	中等度の気流閉塞	50% ≦ %FEV$_1$ < 80%
III期	高度の気流閉塞	30% ≦ %FEV$_1$ < 50%
IV期	きわめて高度の気流閉塞	%FEV$_1$ < 30%

(文献1より転載)
FEV$_1$/FVC < 70%の患者において，気管支拡張薬吸入後の%FEV$_1$で判定．気流閉塞の程度を示す．

表2 ◆ mMRC（modified Medical Research Council dyspnea scale）

グレード分類	あてはまるものにチェックしてください（1つだけ）	
0	激しい運動をしたときだけ息切れがある．	☐
1	平坦な道を早足で歩く，あるいは緩やかな上り坂を歩く時に息切れがある．	☐
2	息切れがあるので，同年代の人よりも平坦な道を歩くのが遅い，あるいは平坦な道を自分のペースで歩いているとき，息切れのために立ち止まることがある．	☐
3	平坦な道を約100 m，あるいは数分歩くと息切れのために立ち止まる．	☐
4	息切れがひどく家から出られない，あるいは衣服の着替えをするときにも息切れがある．	☐

(文献1より転載)

1 病期分類

1）各国の診療ガイドラインでの推奨

　日本呼吸器学会が2018年に発行された「COPD診断と治療のためのガイドライン第5版」[1]（以下JRS-COPD 2018）では，対標準1秒量（%FEV$_1$ ＝ 1秒量実測値／1秒量予測値 × 100）をもとに**表1**のように病期分類を行うことを推奨しています．**診断の際には1秒率（FEV$_1$/FVC）< 70％が基準にされますが，病期分類は%FEV$_1$が用いられます．**その理由は，COPDの進行とともに1秒量（FEV$_1$），努力肺活量（FVC）はともに低下するため，1秒率の比では病期の進行が正確に反映されなくなってしまうからです．また，FEV$_1$の絶対量のみでは年齢・性別・体格の影響を受けるため，予測1秒量に対する比率の%FEV$_1$が気流閉塞の程度をある程度正確に示すと考えられています．2013年に出された前版の第4版（JRS-COPD 2013）[2]では，%FEV$_1$を用いた病期分類はあくまで肺の気流閉塞の程度を示したもので，**病期分類＝重症度分類ではないこと**，そのためCOPDの重症度，つまり死亡や増悪，QOLなどには部分的にしか寄与しないこと，**重症度判定には%FEV$_1$だけではなく，労作時呼吸困難などの症状や運動耐容能，併存症の有無，増悪頻度などから総合的に判断すべき**と明記されていましたが，JRS-COPD 2018では削除されています．

　一方，2010年に発表された英国の診療ガイドラインであるNICE 2010[3]でも**表1**と同様の分類を推奨しています．また2018年の国際的な診療ガイドラインであるGOLD 2018[4]では**図1**のように%FEV$_1$を用いた気流閉塞の分類とは別に，症状の程度，増悪頻度による臨床的な

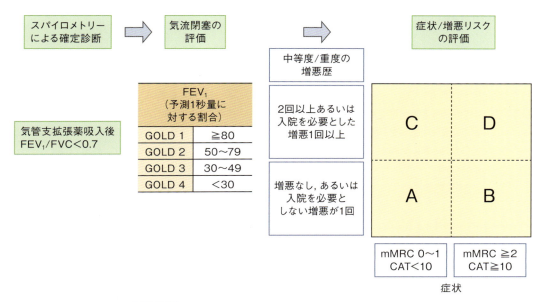

図1 ◆ GOLD 2018 での病期分類
(文献4より引用)

症状の分類が推奨されています．この方法はJRS-COPD 2013で推奨している臨床的な総合評価の1つの方法といえるでしょう．GOLD 2018の分類については，この後詳述します．

2) GOLD分類

GOLDの診療ガイドラインは2011年から％FEV_1による気流閉塞の評価とともに臨床症状・増悪頻度を重症度分類に組み入れています．これまではそれらを合わせてABCDの4つのカテゴリに分類していました．しかし，昨年発表されたGOLD 2017ではその分類方法が大きく変わり，前述のように％FEV_1を用いた気流閉塞の分類とは別に，症状の程度，増悪頻度による臨床的な症状の分類をする推奨が提示されました．これは予後予測するうえで気流閉塞と症状とが必ずしも相関しないことがわかったからです[5]．

今年発表されたGOLD 2018ではGOLD 2017を踏襲して，**図1**のように**気流閉塞の程度（GOLD 1～4）と重症度分類ABCDを別々に表記**しています．気流閉塞の程度の分類は**表1**のJRS-COPD 2018のものと同様です．**重症度分類ABCDは症状（mMRCまたはCATで評価）と1年間の増悪頻度の2つの組合わせで分類します．**

mMRC（modified medical research council）dyspnea scaleは呼吸困難の程度を評価する0～4点（点数が高いほど悪い）のスコアです（**表2**）．一方，CAT（COPD assessment test）は，8項目の質問によりCOPDの状態が患者さんの健康と日常生活にどのような影響を与えているかを把握するためのツールです．それぞれの項目を0～5点（点数が高いほど悪い）で点を付け，0～40点で症状を評価します（**表3**）．ちなみに，CATはグラクソ・スミスクラインのサポートで開発されたもので，世界90カ国以上の言語に翻訳されています．2014年に発表

表3 ◆ CAT（COPD assessment test）

				点数
咳	まったく咳が出ない	⓪①②③④⑤	いつも咳が出ている	
痰	まったく痰がつまった感じがない	⓪①②③④⑤	いつも痰がつまっている感じがする	
息切れ	まったく息苦しくない	⓪①②③④⑤	非常に息苦しい	
労作時息切れ	坂や階段を上がっても，息切れがしない	⓪①②③④⑤	坂や階段を上ると，非常に息切れがする	
生活制限	家での普段の生活が制限されることはない	⓪①②③④⑤	家での普段の生活が非常に制限される	
外出	肺の状態を気にせずに，外出できる	⓪①②③④⑤	肺の状態が気になって，外出できない	
睡眠	よく眠れる	⓪①②③④⑤	肺の状態が気になって，よく眠れない	
活気	とても元気だ	⓪①②③④⑤	まったく元気がない	
			総合点	

COPDの状態が患者さんの健康と日常生活にどのような影響を与えるか把握するツール．
各項目0〜5点（点数が高いほど悪い）で採点．
＞30点：COPDによる影響が「非常に高い」，＞20点：「高い」，10〜20点：「中程度である」，＜10点：「低い」，5点：非喫煙者の正常上限．
（文献4を参考に作成）

された36件のシステマティックレビュー[6]では，CATの研究間の一致度（再現性）は0.85〜0.98と高く，また再検査時の一致度も0.80〜0.96と高く，強固な評価ツールといえます．mMRCが0〜1点またはCATが10点未満なら症状は軽い，mMRCが2点以上またはCATが10点以上なら症状は重いと分類されます．COPD増悪時にCATは4.7点上昇する[6]とされているので，COPD増悪後にGOLD病期分類を評価する際には，注意しましょう．

また，1年間に2回以上の増悪または入院が必要な増悪歴があれば高リスク，増悪なしまたは入院を必要としない増悪が1回なら低リスクになります．

これらの症状の程度と増悪頻度の組合わせでのように重症度をABCDに分類します．

3）実際の診療では

JRS-COPD 2018では%FEV_1での気流閉塞の評価のみを行っていますが，それでは限界があるため，症状による重症度な要素も含めたGOLD 2018で推奨されている分類を使う方がよいでしょう．

> **ここが総合診療のポイント**
> - 病期分類＝重症度分類ではない
> - 病期分類は気流閉塞の程度を測定する%FEV_1を用い，GOLD 1〜4で判定する
> - 重症度分類は症状（mMRCまたはCATで評価）と1年間の増悪頻度の2つを組合わせて，ABCDに分類する
>   ・症状はmMRCならば0〜1点またはCATが10点未満なら症状は軽い，mMRCが2点以上またはCATが10点以上なら症状は重いと分類
>   ・増悪頻度は2回以上の増悪または入院が必要な増悪歴があれば高リスク，増悪なしまたは入院を必要としない増悪が1回なら低リスクと分類

GOLD 2018の症状・増悪頻度による重症度分類は，治療方針の決定にもそのまま用います（別稿「安定期COPDの治療① 吸入薬の使い方」参照）．

> **患者さんの経過・その後①**
>
> 本人にCATスコアを付けてもらったところ，17点だった．増悪歴はない．内科外来で受けた呼吸機能検査では％FEV₁ 40.5％だった．GOLDの分類に従い，気流閉塞はGOLD 3期，重症度はGOLD Bと分類した．

2 予後予測

悪性腫瘍などと異なり，COPDの患者さんが診断を受けてすぐに生命予後を意識することは少ないように思います．ただ，前述したように予後予測を行い，時に患者さんと共有することは，増悪時に気管挿管するかなどの治療法の決定や治療目標を設定するうえでとても大切です．ここでは死亡と関連する予後因子と，これらを同時に測定することでより正確に予後を評価するBODE指数をご紹介します．

1）予後因子

GOLD 2018ではCOPDの死亡率を上げる予後因子として，喫煙，FEV₁低下，FVC低下，労作時呼吸困難，運動耐容能低下，体重減少，低酸素血症，肺高血圧があげられています．また他にもCTでの気腫像の面積が広いと死亡率が高く[7]，気管支喘息を合併していると死亡率が低い[8]と報告されています．

139人のCOPD患者を対象とし7年間追跡した前向きコホート研究[9]では，現喫煙者は既喫煙者と比べ死亡がハザード比（HR）2.5（95％CI 1.03〜6.05）と高い結果でした．

気管支拡張薬投与後の％FEV₁での予後について，200人のCOPD患者を15年追跡したコホート研究[10]では65歳未満の％FEV₁ごとの死亡は表4の結果でした．65歳未満は年齢にかかわらず，％FEV₁と死亡に相関がありました．65歳以上では65歳未満に比べて有意に死亡が増加していましたが，％FEV₁と死亡に比例関係はなく，％FEV₁が42.5％を下回ると特に死亡が多くなっていました．

COPD患者のBMIと死亡率について2012年の22件のコホート研究，計21,150人を対象としたシステマティックレビュー[11]で検討されており，BMI 18.5〜24.9 kg/m²を基準としてBMIが18.5 kg/m²未満ではHR 1.48（95％CI 1.26〜1.75），BMIが25〜29.9 kg/m²ではHR 0.78（95％CI 0.65〜0.94），BMIが30 kg/m²以上ではHR 0.69（95％CI 0.54〜0.89）と，BMIが18.5 kg/m²未満では最も死亡が多い結果でした．この統合された結果はいずれも異質性が高いため，この結果をもって痩せているほど死亡が多いとまでは断言できませんが，一定の傾向はありそうです．

重症度分類に用いるCATとmMRCも死亡を予測できるとされています．CATスコア≧17，mMRCスコア≧2のGOLD分類別の3年死亡率を表5に示します[12]．COLD分類ではCATのカットオフは10なので解釈が困難ですが，傾向は理解できます．

表4 ◆ 65歳未満での気管支拡張薬投与後の%FEV₁と死亡率の関係

気管支拡張後の%FEV₁	N	累積生存率（%） 2年	5年	10年	15年
<20	9	44	11	11	0
20〜29	40	65	30	10	3
30〜39	43	83	47	21	7
40〜49	26	92	89	39	30
50〜59	21	95	95	57	32
60≦	9	100	89	89	67

（文献10を参考に作成）

表5 ◆ CATとmMRCと死亡率の関係

GOLD分類（768人）	CATスコア≧17	mMRCスコア≧2
A（140人, 18.2%）	6.6%	4.5%
B（290人, 37.8%）	7.7%	9.7%
C（37人, 4.8%）	8.5%	10.6%
D（301人, 39.1%）	17.1%	13.3%

（文献12を参考に作成）

2）予後予測ルール：BODE index

上記の単一の予後因子だけでは正確に予後を予測できないため，COPDの予後予測に関していくつかの予測ルールが提唱されていますが，煩雑で時間がかかるものが多く，臨床現場で実用的なのはBODE（body mass index, airflow obstruction, dyspnea, exercise capacity）index[13]です．

BODE indexは，体重（BMI），気流閉塞（%FEV₁），呼吸困難（mMRCスコア），および運動耐容能（6分間歩行距離）から分類され，52カ月間での死亡リスクを20〜80％で評価するものです（表6）．625人の安定しているCOPD患者を対象としたコホート研究[13]から作成されており，同研究内の検証コホートでもその正確性が確認されています．

3）実際の診療では

予後予測を行う場合にはBODE indexを用いるのがよいでしょう．ただし，外来などで6分間歩行が困難な場合には前述の%FEV₁やCAT，mMRCからの予後予測を行うのが現実的かもしれません．また予後因子にあげたもののなかでは喫煙や体重減少などは介入可能です．リスクファクターに介入しても生命予後の延長につながることは証明されていませんが，呼吸機能やQOL改善などに結びつくため[14,15]，予後評価の際にこれらも漏らさずに聴取して禁煙指導や栄養指導につなげましょう．

表6 ◆ BODE指数

BMI		obstruction 閉塞		mMRC		6分間歩行	
＞21 kg/m²	0	%FEV₁≧予測値の65%	0	0〜1点	0	≧350 m	0
≦21 kg/m²	1	%FEV₁が予測値の50〜64%	1	2点	1	250〜349 m	1
		%FEV₁が予測値の36〜49%	2	3点	2	150〜249 m	2
		%FEV₁≦予測値の35%	3	4点	3	≦149 m	3

● 10点満点で，予後は以下のとおり

BODE指数	分類	52カ月死亡率
0〜2点	Quartile 1	20%
3〜4点	Quartile 2	35%
5〜6点	Quartile 3	43%
7〜10点	Quartile 4	80%

（文献13を参考に作成）

ここが総合診療のポイント

- 予後予測には BODE index を用いる
- 6分間歩行試験が困難なときには%FEV₁やCAT，mMRCで代用する
- 介入可能な単一の予後因子として，以下のものを確認する
    ・喫煙歴（受動喫煙を含む）
    ・肥満（BMI）

患者さんの経過・その後②

%FEV₁ 40.5%，後々の外来で施行した6分間歩行では200 m，mMRCスコア2点，BMIが23だったため，BODE indexは5点だった．52カ月間での死亡率は43%という結果だった．また，上記の%FEV₁からの予後予測では5年生存率は89%，10年生存率は39%だった．今後治療を開始しながら少しずつアドバンス・ケア・プランニングを行っていく予定にした．

まとめ

COPDの診断時に生命予後を意識することが少ないのは，患者さんだけでなく総合診療医も同じかもしれません．予後は改善されつつも高齢化に伴いCOPDの患者さんは今後も増加すると考えられています．治療の目標を意識するためにも，患者さんと病期や予後について理解を共有するのがいいと思います．

文献

1) 「COPD（慢性閉塞性肺疾患）診断と治療のためのガイドライン2018［第5版］」（日本呼吸器学会COPDガイドライン第5版作成委員会/編），メディカルレビュー社，2018
2) 「COPD（慢性閉塞性肺疾患）診断と治療のためのガイドライン［第4版］」（日本呼吸器学会COPDガイドライン第4版作成委員会/編），メディカルレビュー社，2013
3) National Institute for Health and Clinical Excellence (NICE)：Chronic obstructive pulmonary disease: management of COPD in adults in primary and secondary care. CG1010, 2010.
4) Global Initiative for Chronic Obstructive Lung Disease (GOLD)：Global strategy for the diagnosis, management, and prevention of chronic obstructive pulmonary disease 2018 report. http://goldcopd.org
5) Soriano JB, et al：Mortality prediction in chronic obstructive pulmonary disease comparing the GOLD 2007 and 2011 staging systems: a pooled analysis of individual patient data. Lancet Respir Med, 3：443-450, 2015
6) Gupta N, et al：The COPD assessment test: a systematic review. Eur Respir J, 44：873-884, 2014
7) Zulueta JJ, et al：Emphysema scores predict death from COPD and lung cancer. Chest, 141：1216-1223, 2012
8) Cosio BG, et al：Defining the Asthma-COPD Overlap Syndrome in a COPD Cohort. Chest, 149：45-52, 2016
9) Hersh CP, et al：Predictors of survival in severe, early onset COPD. Chest, 126：1443-1451, 2004
10) Traver GA, et al：Predictors of mortality in chronic obstructive pulmonary disease. A 15-year follow-up study. Am Rev Respir Dis, 119：895-902, 1979
11) Cao C, et al：Body mass index and mortality in chronic obstructive pulmonary disease: a meta-analysis. PLoS One, 7：e43892, 2012
12) Casanova C, et al：Differential Effect of Modified Medical Research Council Dyspnea, COPD Assessment Test, and Clinical COPD Questionnaire for Symptoms Evaluation Within the New GOLD Staging and Mortality in COPD. Chest, 148：159-168, 2015
13) Celli BR, et al：The body-mass index, airflow obstruction, dyspnea, and exercise capacity index in chronic obstructive pulmonary disease. N Engl J Med, 350：1005-1012, 2004
14) Anthonisen NR, et al：Smoking and lung function of Lung Health Study participants after 11 years. Am J Respir Crit Care Med, 166：675-679, 2002
15) Ferreira IM, et al：Nutritional supplementation for stable chronic obstructive pulmonary disease. Cochrane Database Syst Rev, 12：CD000998, 2012

プロフィール

川堀奈央 *Nao Kawahori*

東京北医療センター 総合診療科
地域の人々が弱ったときの拠りところとなるような家庭医をめざして，日々勉強しながら診療に取り組んでいます．東京北医療センターがある赤羽は，老若男女が気取らず思い思いに暮らしていて，安くて美味しい飲み屋がたくさんある，味のある魅力的な街です．

岡田　悟 *Satoru Okada*

東京北医療センター 総合診療科
プロフィールはp.652参照．

南郷栄秀 *Eishu Nango*

東京北医療センター 総合診療科
私自身が総合診療の世界に入ったのは意図したことではありませんでしたが，ただ目の前の患者さんの喜ぶ顔が見たい，そのためには何をすればいいのかを考えてきた結果，気がついたら自然にこの道を進んでいました．

特集　今すぐ使える！エビデンスに基づいたCOPD診療

COPDの治療
実効的な禁煙を上手に行う

野村英樹

Point
- COPDだから禁煙，は患者にとっては必ずしも常識ではないと心得よ
- 外来ではすべての患者について毎回喫煙状況を把握し，喫煙者には必ず助言を
- ニコチン依存症はCOPDと同じく慢性疾患であり，長期的な視点で禁煙支援を

Keyword ▶ 　禁煙カウンセリング　　ニコチン代替療法　　バレニクリン　　J-STOP

はじめに

　喫煙するCOPD患者にとって，禁煙は最も重要な治療法です．これは医師にとって常識ですが，一般市民はCOPDや慢性閉塞性肺疾患という疾患名にも馴染みが薄く，「タバコ＝肺がん」以上の知識に乏しい人も少なくありません．本稿では，そんな患者さんのシナリオを通じて考えてみたいと思います．

今回の患者さん

　機械工場で現場責任者として働く田頭さん（仮名）は，56歳の高卒男性です．職場の喫煙率は男性では8割で，ご自身も高校2年生の頃から今日まで，1日1箱吸っています．咳や痰は日常的にありましたが，同年代の同僚も同じなので気にしたことはなく，風邪を引いていてもタバコを吸わない日はありませんでした．
　今冬，胆石胆嚢炎のため入院し，はじめて1カ月近い入院を余儀なくされました．炎症改善後に胆摘術を受けましたが，術後に痰が喉に詰まり，かなり苦しい思いをしました．医師からはCOPDだといわれ，禁煙するよういい渡されたそうです．退院から1週間後の今日，COPDの治療継続のため，病院からの紹介状をもってクリニックを受診しました．
　田頭さんに「タバコは止めていますか？」と尋ねると，「退院した翌朝からまた吸っています」との答えです．「病院ではタバコはダメといわれませんでしたか？」と聞くと，「そんなにはいわれなかったよ」とのことです．

禁煙支援に関する研究はきわめて多いものの，対象をCOPD患者に限定した研究は限られており，Cochrane Database of Systematic Reviews（CDSR）には1件の登録があるのみです[1]．このシステマティックレビュー（SR）は2016年3月時点の網羅的な検索結果から16件のランダム化比較試験（RCT）を選出しています．COPD患者に対して喫煙者全般を対象とした研究から得られたエビデンスを適用することに問題が生じることは考えにくいことから，本稿では主として喫煙者全般を対象とした研究から得られたエビデンスに基づいて記述し，COPD患者を対象としたエビデンスについてはその旨明示することとします．

1 なぜこのような患者さんが多いのか？

1）COPDによる死亡に対する喫煙の影響と禁煙の効果

日本の3つの大規模コホート研究のメタアナリシス（MA）[2]では，喫煙のCOPD死に対する人口寄与割合※は男性60.3％，女性15.6％でした．日本のCOPD死亡数[3]に当てはめると，タバコにより2005年の1年間で男性6,644名，女性530名がCOPDで死亡したことになります．一方，COPD患者に禁煙支援プログラムを提供して14.5年間フォローしたRCT[4]では，禁煙に成功した人は禁煙しなかった人と比較して，全死亡が約45％減ったと報告されています．

2）退院後の再喫煙リスク

さて今回の患者さんは，他の病気で医療機関を受診し，COPDと診断されたケースです．入院を余儀なくされましたが，最近は敷地内禁煙の病院が多く，また入院中は日常とは異なる環境に置かれるうえ，病気の症状や精神的ショックなどもあり，多くは短い入院期間中は禁煙を維持できます．しかし臨床医の経験上，退院して日常生活に戻るやいなや，喫煙を再開する患者さんは少なくありません．医師から見れば不思議な現象ですが，医師ならびにCOPD患者を対象としたインタビュー調査[5]によれば，医師では8割弱が「喫煙は多くの患者さんにおいてCOPDの原因である」ことに強く同意したのに対し，COPD患者では強く同意が4割弱に留まっていたそうです．

2 まずどうすべきか？

● 何はともあれAsk & Advice！

たとえ入院中の主治医からの紹介状に入院を契機に禁煙したと書いてあっても，**毎回の受診のたびに喫煙について確認（Ask）することが非常に重要**です．1996年に発表されたAHCPRによる禁煙ガイドライン[6]のなかで行われたMAによれば，医療機関に喫煙状況を確認するシステムがあると，医師による患者さんへの禁煙支援介入率が上昇（推定オッズ比OR 3.1, 95％

※ 人口寄与割合（Population Attributable Fraction）：全ケースのうち，曝露に起因するケースの割合

信頼区間 CI 2.2～4.2）していました．これをふまえ，すべての受診患者について喫煙状況をバイタルサインの1つとして確認する仕組みをつくることが推奨されています．

また2000年のガイドライン[7]のなかで行われたMA[8]では，たとえ3分未満と短くても，医師がCOPDの原因の多くがタバコであることを明確に伝え，禁煙するよう助言（Advice）することで，禁煙率が上昇するとされています〔OR 1.3（95％ CI 1.1～1.6）〕．

❸ 禁煙支援カウンセリングの実際

1）カウンセリングの時間と回数，そして種類

個別カウンセリングの回数と禁煙成功率の間には，回数が増えるほど成功率が上がる関係（表1）が示されています[8]が，たとえ2～3回でも禁煙成功率は上昇します．4回以上ならなおよいでしょう．

また，1回のカウンセリングに費やす時間が長いほど，禁煙成功率は高まります（表2）．すなわち，時間に余裕があれば少しでも長い時間をかけて助言する方がよく，禁煙支援は通常の診療と異なる予約枠を設けるなどの工夫もぜひ検討したいところです．

総カウンセリング時間については，4～30分でOR 1.9（95％ CI 1.5～2.3）であるのに対して31～90分ではOR 3.0（95％ CI 2.3～3.8）と明らかに禁煙成功率が上昇しますが，それを超えても頭打ち傾向です（表3）．効率という観点では，31～90分の総カウンセリング時間がよいといえそうです．

また，カウンセリングの主体は医師である必要はなく，カウンセリングにかかわる職種の数は2職種がベストとされています（表4）．

カウンセリングの種類はさまざまあり，電話カウンセリング，集団カウンセリング，個別カウンセリングはいずれも有効であることが示されていますが，特に個別カウンセリングの効果が高いことが示されています（表5）．また，1つのカウンセリング法よりも，2つのカウンセリング法を併用した方がより高い効果が得られています（表5）．

表1 ◆ カウンセリングセッションの回数と禁煙成功率

セッション回数	推定OR（95％信頼区間）
0～1回	1
2～3回	1.4（1.1～1.7）
4～8回	1.9（1.6～2.2）
8回超	2.3（2.1～3.0）

（文献8より一部抜粋）

表2 ◆ カウンセリング1回あたりの時間と禁煙成功率

助言にかける時間	推定OR（95％信頼区間）
助言なし	1.0
最低限の助言（＜3分）	1.3（1.01～1.6）
短いカウンセリング（3～10分）	1.6（1.2～2.0）
長いカウンセリング（＞10分）	2.3（2.0～2.7）

（文献8より一部抜粋）

表3 ◆ 総カウンセリング時間と禁煙成功率

総カウンセリング時間	推定OR（95％信頼区間）
なし	1.0
1～3分	1.4（1.1～1.8）
4～30分	1.9（1.5～2.3）
31～90分	3.0（2.3～3.8）
91～300分	3.2（2.3～4.6）
300分超	2.8（2.0～3.9）

（文献8より一部抜粋）

表4 ◆ カウンセリングにかかわる職種の数と禁煙成功率

職種数	統合OR（95％信頼区間）
なし	1.0
1職種	1.8（1.5～2.2）
2職種	2.5（1.9～3.4）
3職種以上	2.4（2.1～2.9）

（文献8を参考に作成）

表5 ◆ カウンセリングの方法

カウンセリング種別	統合OR（95％信頼区間）
なし	1.0
自助マテリアル	1.2（1.02～1.3）
電話カウンセリング	1.2（1.1～1.4）
集団カウンセリング	1.3（1.1～1.6）
個別カウンセリング	1.7（1.4～2.0）
カウンセリング1種類	1.5（1.2～1.8）
カウンセリング2種類	1.9（1.6～2.2）

（文献8を参考に作成）

2）COPD患者のエビデンスと具体策

　COPD患者に限定した禁煙介入のSR[1]には，資料の提供，個別カウンセリング，訪問カウンセリング，およびグループミーティングへの参加を含む高強度のカウンセリングを通常の診療と比較した場合のリスク比（RR）は25.38（95％CI 8.03～80.22）であったとする報告[9]が引用されています．ただし，通常診療群の6カ月目の長期禁煙率が0.2％ときわめて低く，高強度行動療法群でも4.4％でした．しかし同じ研究で，48カ月時点の点禁煙率は，通常ケア群は3.6％，高強度行動療法群で33.6％であり，RRは9.33（95％CI 7.26～11.99）でした．より長期にわたる効果を示したこちらの結果がより重要かと思われます．また，個別カウンセリング，自助資料，および電話フォローアップを受けた患者さんと医師の助言のみの患者さんとを比較した研究[10]では，6カ月時点の長期禁煙率のRRは2.18（95％CI 1.05～4.49）と報告されています．

　わが国では現在，ニコチン依存症管理料が保険収載されており，12週にわたり5回の算定が認められていますが，ニコチン依存症管理料を算定できる5回12週を超え，**COPDのフォローを兼ねて8回24週間以上にわたり禁煙カウンセリングを続ける**ことを，COPD患者に対する標準的な禁煙支援と考えるとよいでしょう．**2職種でカウンセリングにかかわる**ことがよいことから，例えば先に看護師が十分な時間をかけてカウンセリングを行い，その報告を受けて医師

が処方内容を検討する，といった役割分担により，1回あたり合計で5〜15分程度のカウンセリングを行うなどの工夫をするとよいでしょう．

4 薬物療法の実際

1）ニコチン代替療法かニコチン受容体部分作動薬か？

プラセボと比較した場合のバレニクリン（チャンピックス®，1日2 mg），ニコチンパッチ（ニコチネルTTS®，6〜14週間），ニコチンガム（6〜14週間）の6カ月後の禁煙率は，それぞれOR 3.1（95％ CI 2.5〜3.8），1.9（95％ CI 1.7〜2.2），1.5（95％ CI 1.2〜1.7）と報告されています[8]．また，ニコチンパッチとニコチンガム屯用の併用はOR 3.6（95％ CI 2.5〜5.2）であり[8]，**NRT（ニコチン補充療法）併用とバレニクリンの効果はほぼ同等**といえます．

COPD患者を対象としたSR[1]では，プラセボと比較したバレニクリンの禁煙効果について1本の研究[11]を引用しており，12カ月目の長期禁煙率でRR 3.34（95％ CI 1.88〜5.92）と報告しています．

2）薬物療法を行うときもカウンセリングは必須！

COPD患者に対する個別および集団カウンセリング＋ニコチンガムの併用療法を通常ケアと比較した研究[12]では，5年後の長期禁煙率はそれぞれ21％と5％でリスク比は4.10（95％ CI 3.36〜5.00），11年後の長期禁煙率はそれぞれ16％と4％でリスク比は3.75（95％ CI 3.01〜4.67）でした．

患者さんの経過・その後

田頭さんには，COPDが死に至る病であること，禁煙すれば死亡率が大幅に改善することを説明し，すぐに再び禁煙することを強く勧めました．NRTとバレニクリンそれぞれのメリット・デメリットについて説明し，田頭さん自らが希望したバレニクリンを用いて再チャレンジすることになりました．職場に復帰する際には，会社の同僚にはCOPDという病気になっており，医師から禁煙するように言われたことを説明し，協力を依頼することを勧めました．幸い家族や同僚の協力が得られ，半年たった現在も禁煙を継続しています．

まとめ

ニコチン依存症は「慢性疾患」です．**薬物療法は，一時的に禁煙に導く効果はありますが，長期にわたり再喫煙を予防する効果はありません．一方カウンセリングは，すぐに禁煙に導く効果は薬物療法ほどではないかもしれませんが，薬物療法と併用した場合に長期にわたる禁煙の維持が期待できます**．ニコチン依存症管理料の算定が終わってもタバコとの戦いは終わってはいない，ということを忘れずに，毎回の診療にあたっていただきたいと思います．

なお，カウンセリングを含めた禁煙支援のトレーニングには日本禁煙推進医師歯科医師連盟によるe-Learning（J-STOP）をお勧めします[13]．

文 献

1) van Eerd EA, et al：Smoking cessation for people with chronic obstructive pulmonary disease. Cochrane Database Syst Rev, (8)：CD010744, 2016
2) Katanoda K, et al：Population attributable fraction of mortality associated with tobacco smoking in Japan: a pooled analysis of three large-scale cohort studies. J Epidemiol, 18：251-264, 2008
3) 厚生労働省：平成17年人口動態統計（確定数）の概況
4) Anthonisen NR, et al：The effects of a smoking cessation intervention on 14.5-year mortality: a randomized clinical trial. Ann Intern Med, 142：233-239, 2005
5) Menezes AM, et al：Continuing to confront COPD International Surveys: comparison of patient and physician perceptions about COPD risk and management. Int J Chron Obstruct Pulmon Dis, 10：159-172, 2015
6) Fiore MC, et al：Smoking cessation. Clinical Practice Guideline No.18. AHCPR Publication No. 96-0692. U.S. Department of Health and Human Services, Public Health Service, Agency for Health Care Policy and Research, 1996
7) Fiore MC, et al：Treating tobacco use and dependence: Clinical Practice Guideline. U.S. Department of Health and Human Services, U.S. Public Health Service, 2000
8) Fiore MC, et al：Treating tobacco use and dependence: 2008 Update. U.S. Department of Health and Human Services, U.S. Public Health Service, 2008
9) Lou P, et al：Supporting smoking cessation in chronic obstructive pulmonary disease with behavioral intervention: a randomized controlled trial. BMC Fam Pract, 14：91, 2013
10) Chen J, et al：Effectiveness of individual counseling for smoking cessation in smokers with chronic obstructive pulmonary disease and asymptomatic smokers. Exp Ther Med, 7：716-720, 2014
11) Lock K, et al：A cost-effectiveness model of smoking cessation based on a randomised controlled trial of varenicline versus placebo in patients with chronic obstructive pulmonary disease. Expert Opin Pharmacother, 12：2613-2626, 2011
12) Anthonisen NR, et al：Effects of smoking intervention and the use of an inhaled anticholinergic bronchodilator on the rate of decline of FEV1. The Lung Health Study. JAMA, 272：1497-1505, 1994
13) 日本禁煙推進医師歯科医師連盟ホームページ　https://www.j-stop.jp/

プロフィール

野村英樹　*Hideki Nomura*

金沢大学附属病院 総合診療部
専門：総合診療・医学教育
医師法第1条には，「医師は，医療および保健指導を掌ることによつて公衆衛生の向上および増進に寄与し，もつて国民の健康な生活を確保するものとする」と謳われています．COPD患者の禁煙支援は二〜三次予防といえますが，皆さんにはぜひ，一次予防（地域住民の喫煙率を下げる取り組み）にも力を注いでいただきたいと願っています．

特集　今すぐ使える！エビデンスに基づいたCOPD診療

COPDの治療
COPD患者にどのワクチンを打つ？

中山久仁子

Point

- 安定しているCOPDでもワクチンの接種歴を確認しよう
- インフルエンザワクチンと肺炎球菌ワクチンの併用によって，より相乗効果が得られる
- 23価肺炎球菌ワクチンは筋注しよう

Keyword ▶　　肺炎　　肺炎球菌　　インフルエンザ　　筋注

はじめに

　COPDは世界的に主要な慢性疾患であり，その社会的・経済的負荷は大きな問題となっています．COPDの死亡率は増加し続けており，2020年までには世界中で第3位の死因になると予測されています[1]．

　日本でも，COPDは慢性疾患として重大な位置を占めており，40歳以上の有病率は8.6％に上り[2]死亡者数も年々増加しており，2016年の男性死因の第8位でした．このCOPDによる死亡や生活の質の低下を招く最大原因が**急性増悪**であり，急性増悪の原因としては気道感染が最も多く，約80％を占めます[3]．起炎菌としては細菌が約50％，ウイルスは2次的な細菌感染の原因であることも考慮すると，急性増悪の約40～50％に関与しているとされており，インフルエンザウイルスとライノウイルスが最も多く関与しています[4]．すべての病期のCOPD患者に対してインフルエンザワクチンは重症化と死亡の予防[5, 6]に有効とされています．

　また，COPD患者の市中肺炎の罹患率を減少させるため，肺炎球菌ワクチンも推奨されています[7]．

> **今回の患者さん**
>
> 68歳男性，COPDのために定期受診し病状は安定している．診察したあなたは，先日Gノートを読んだので早速患者さんに「最近5年間のワクチンの接種歴」を訪ねたところ，「成人になってからワクチンは打っていない」ことがわかった．
> さて，この患者さんに，あなたはワクチン接種を勧めますか？

1 肺炎球菌

1）肺炎球菌感染症

高齢化に伴い，肺炎は悪性疾患，心疾患に次ぎ日本人の死因の第3位になりました．肺炎死亡者の95％以上を65歳以上の高齢者が占め，その30〜40％が肺炎球菌による肺炎です．肺炎球菌は成人の鼻腔咽頭に3〜5％に常在しており，感冒などの軽度の呼吸器感染症を契機に肺炎などの侵襲性肺炎球菌感染症（IPD）を引き起こします．わが国の65歳以上のIPD罹患率は2.85/10万人・年で，致死率は9.1％と高いことが報告されています[8]．

COPD患者は，呼吸器感染症が重症化しやすくかつ呼吸器感染症がCOPDの増悪原因となることから，**ワクチン接種による重症化の予防が推奨されています**．特に肺炎球菌ワクチンは，最も多い原因菌である肺炎球菌による肺炎の重症化の予防効果があります．ワクチン接種によりCOPDの増悪はオッズ比（OR）0.6［95％CI 0.39〜0.93］，市中肺炎はOR 0.62［0.43〜0.89］減少効果があります．ただし，本報告では総死亡と入院の減少効果は認められていません[7]．

2）23価肺炎球菌莢膜ポリサッカライドワクチン

23価肺炎球菌莢膜ポリサッカライドワクチン（PPSV23）は，肺炎球菌の93種の血清型のうち，23種類を予防します．PPSV23接種の一番の効果は肺炎球菌感染症の重症化の予防で，肺炎球菌感染症が重症化して髄膜炎や菌血症などを引き起こすIPDを50〜80％予防することができます．本報告ではlow-income countriesの肺炎の減少効果はありますがOR 0.54［0.43〜0.67］で，high-income countries，慢性疾患では肺炎の減少効果を認めませんでした．

肺炎の予防効果については，日本の老人施設の報告では，肺炎球菌による肺炎の罹患率の低下と死亡率の減少効果があったとされています[9]．

a）接種対象者

肺炎球菌ワクチンの対象者は**表1**の通りです．特に，**COPDを含む慢性の呼吸器疾患に罹患している人は，重症化予防のため60歳以上での接種を推奨します**．

b）接種間隔

初回接種後の予防効果は3〜5年で低下するとの報告もあり，わが国では初回接種後5年以上あければ2回目の接種（任意接種）が可能ですので，5年間隔で2回接種が望ましいとされています．ただ，2回目以降の効果についてはまだエビデンスがはっきりしていません．

米国CDCでは，高齢者に対してまず13価肺炎球菌結合型ワクチン（PCV13）接種を行い，

表1 ◆ 肺炎球菌ワクチンの接種対象者

65歳以上	65歳から5歳ごとに初回のみ定期接種の対象（平成30年まで），平成31年度からは65歳になる年の接種1回分が定期接種対象
60歳以上で基礎疾患のある方	心臓や呼吸器の慢性疾患，腎不全，肝機能障害，糖尿病など（60歳以上65歳未満で1回分が定期接種対象）
脾臓摘出後，脾機能不全	肺炎球菌による感染症の発症予防として保険適用
免疫抑制作用がある治療が予定されている者	治療開始の14日以上前までに接種をすませておくことが望ましい

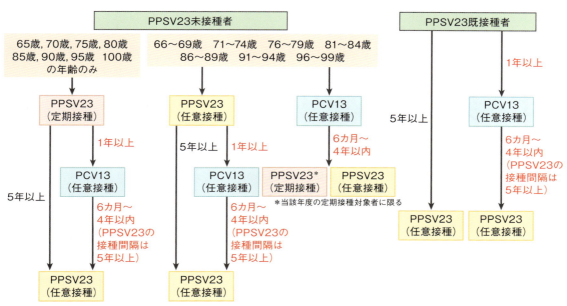

図 ◆ 65歳以上の成人に対する肺炎球菌ワクチン接種の考え方（2017年10月）
（日本感染症学会/日本呼吸器学会　合同委員会）平成27～30年度の接種

注意
#1. 今回の考え方はPPSV23の定期接種措置と米国ACIPの推奨を参考に作成された．
#2. 定期接種対象者が，定期接種によるPPSV23の接種を受けられるように接種スケジュールを決定することを推奨する．
#3. PPSV23未接種者に対して両ワクチンを接種する場合には，上記#2を勘案しつつ，PCV13→PPSV23の順番で連続接種することが考えられる．
#4. PCV13とPPSV23の連続接種については海外のデータに基づいており，日本人を対象とした有用性，安全性の検討はなされていない．
#5. 定期接種は平成26年10月～平成31年3月までの経過措置に準ずる．
#6. 今回の考え方は平成31年3月までの適用とする．
（文献11より転載）

接種後1年以上あけてPPSV23を接種することが推奨されています[10]．しかし，現時点ではPCV13の臨床効果を検証した研究はオランダからの一報のみであり，PCV13との連続接種について国内でのコンセンサスは確立されていません（2017年10月時点，図）．日本呼吸器学会と日本感染症学会の合同チームでは，今後の再評価を予定しています．PCV13とPPSV23の接種間隔については，6カ月～4年以内が適切と考えられています．

c）接種方法

　肺炎球菌ワクチンの接種方法は，添付文書に「皮下または筋注」となっていますが，ぜひ「筋注」での接種をお勧めします．「筋注」の方が痛くないといわれており，そして接種後の皮膚潰瘍のリスクが低いからです．

❷ インフルエンザ

　わが国ではインフルエンザは毎年冬季に流行し，人口の5〜10％が感染します．高齢者や**慢性呼吸器疾患**，心疾患，糖尿病，肝腎疾患などの基礎免疫をもっている人は重症化しやすいので，予防が大事です．インフルエンザの予防には，飛沫感染予防としての咳エチケット，手洗い，流行時期の人混みを避ける，そしてインフルエンザワクチンがあります．

1）インフルエンザワクチン

　インフルエンザワクチン接種は，**感染した後に発病することを予防する効果，重症化を予防する効果**が認められています．毎年流行株を予測してワクチン（A型2種類B型2種類の4価ワクチン）を製造し，その発病予防効果は年度や年齢によっても異なります．2010年に発表されたコクランレビュー[12]では，2件（180人）のRCTのメタアナリシスでCOPD患者におけるインフルエンザワクチン接種は総増悪回数を接種1回あたり増悪を0.37（0.11〜0.64）回減らすという結果でした．わが国の報告[13]でも，65歳COPD患者に対して，インフルエンザワクチン接種は肺炎による入院を69.8％減少させ，喘鳴による予定外通院を74.7％を減少させる効果があり，直接入院医療費に関しては対象者一人あたり91,525円の削減効果が期待できました．

　また，インフルエンザが重症化しやすい高齢者や基礎疾患をもつ方だけでなく，その周りの家族や知人，職場の人などの，小児・青年・成人がワクチン接種によってインフルエンザを予防することで，高齢者や慢性呼吸器疾患，心疾患，糖尿病，肝腎疾患などの基礎免疫をもっている人をインフルエンザから守ることができます（集団免疫といいます）．

2）適応

　インフルエンザワクチンは，**生後6カ月未満の乳児を除く小児と成人全員への接種をお勧め**します．特に，**COPDを含む慢性の呼吸器疾患の方は，重症化予防のため60歳以上での接種を推奨します**．定期接種対象になるほどの日常生活が制限されていなくても，任意接種で接種可能です．

　インフルエンザワクチンの定期接種対象は**表2**の通りです．

3）接種時期・間隔

　毎年流行するピークの時期は異なりますが，おおよそ12〜3月に流行するため，10〜11月頃の接種を推奨します．毎年流行する型が異なるため，毎年接種することをお勧めします．

表2 ◆ インフルエンザワクチンの定期接種対象者

65歳以上の高齢者	65歳以上は，年に1回　定期接種の対象
60歳以上で基礎疾患のある方	心臓や呼吸器の慢性疾患，腎機能に自己の身辺の日常生活行動が極度に制限される程度の障害を有する者，HIV免疫の機能に日常の生活がほとんど不可能な程度の障害を有する者 （60歳以上65歳未満で年に1回が定期接種の対象）

❸ 肺炎球菌ワクチンとインフルエンザワクチンの効果

　インフルエンザウイルスに感染すると気道粘膜が障害され，そこから侵入した肺炎球菌によって肺炎を起こし，重症化する可能性が高くなります．そのため，肺炎球菌ワクチンとインフルエンザワクチンの両方を接種することで肺炎にかかりにくくなり，重症化を予防することができます．

　この2つのワクチンを接種する予防効果は，多くの研究成果が報告されています．

　COPD患者に対して，PPV23単独接種は入院者数を27％，死亡者数を34％低下させ，インフルエンザワクチン単独では入院を52％，死亡を70％減少させます．PPV23とインフルエンザワクチンとの併用により入院者数は63％，死亡者数は81％まで減少し，併用効果が認められます[14]．またCOPD患者において，インフルエンザワクチン単独接種に比べ，PPV23ワクチンの併用は感染性増悪を有意に減少させ[15]，併用により，呼吸器感染症の頻度と入院のリスクを軽減させる効果も報告されています[16]．

> **コラム：そのほかの推奨ワクチン**
>
> 　欧米では，百日咳予防のために成人，慢性呼吸器疾患の人に3種混合ワクチンを推奨しています．3種とは，「破傷風，ジフテリア，百日咳」の混合ワクチンで，欧米では健康成人でも10年に1回のワクチン接種が推奨されています．
>
> 　これまで日本には成人が接種できる3種混合ワクチンがありませんでしたが，2017年12月に小児しか適応のなかった3種混合ワクチン（トリビック）が成人でも接種できるように認可されました．これによって，成人での百日咳予防が可能になっています．
>
> 　小児期の3種混合ワクチンによる百日咳予防効果は数年で減弱することがわかってきており，2018年1月から百日咳は感染症法に基づく5類感染症となり，医師による全数報告が必要な疾患になっています．今後，百日咳罹患率が明らかになるでしょう．そして，慢性呼吸器疾患や新生児の家族などへの接種の推奨が進むことが予想されています．

> **患者さんの経過・その後**
>
> 　成人になってからのワクチン未接種のため，23価肺炎球菌ワクチンとインフルエンザワクチンの接種を勧めました．インフルエンザワクチンはまだシーズンには早いので，まずは23価肺炎球菌ワクチン（任意）を接種．インフルエンザワクチン（任意）の接種も説明し納得していただいたため11月になったら接種予定としました．

まとめ

現在安定しているCOPDの患者さんの，将来の急性呼吸器感染症による急性増悪を予防するために，肺炎球菌ワクチンと毎年のインフルエンザワクチンの接種を忘れずに勧めてください．

文 献

1) Global Initiative for Chronic Obstructive Lung Disease：Pocket guide to COPD diagnosis, management, and prevention: A guide for health care professionals 2017 report. http://goldcopd.org/wp-content/uploads/2016/12/wms-GOLD-2017-Pocket-Guide.pdf
2) Fukuchi Y, et al：COPD in Japan: the Nippon COPD Epidemiology study. Respirology, 9：458-465, 2004
3) Sethi S：Infectious etiology of acute exacerbations of chronic bronchitis. Chest, 117：380S-385S, 2000
4) Seemungal T, et al：Respiratory viruses, symptoms, and inflammatory markers in acute exacerbations and stable chronic obstructive pulmonary disease. Am J Respir Crit Care Med, 164：1618-1623, 2001
5) Wongsurakiat P, et al：Acute respiratory illness in patients with COPD and the effectiveness of influenza vaccination: a randomized controlled study. Chest, 125：2011-2020, 2004
6) Fiore AE, et al：Prevention and control of seasonal influenza with vaccines: recommendations of the Advisory Committee on Immunization Practices (ACIP), 2009. MMWR Recomm Rep, 58：1-52, 2009
7) Alfageme I, et al：Clinical efficacy of anti-pneumococcal vaccination in patients with COPD. Thorax, 61：189-195, 2006
8) 大日康史，牧野友彦：感染症発生動向調査での侵襲性肺炎球菌・インフルエンザ菌感染症の記述および小児の庵原班との比較．成人の重症肺炎サーベイランス構築に関する研究（厚生労働科学研究費補助金 新型インフルエンザ等新興・再興感染症研究事業 研究代表者：大石和徳）平成26年度総括・分担研究報告書．p9-15，2015
9) Suzuki M, et al：Serotype-specific effectiveness of 23-valent pneumococcal polysaccharide vaccine against pneumococcal pneumonia in adults aged 65 years or older: a multicentre, prospective, test-negative design study. Lancet Infect Dis, 17：313-321, 2017
10) Centers for Disease Control and Prevention：Pneumococcal Vaccine Recommendations. 2017 https://www.cdc.gov/vaccines/vpd/pneumo/hcp/recommendations.html
11) 日本呼吸器学会，日本感染症学会：65歳以上の肺炎球菌ワクチンの定期接種についての日本呼吸器学会，日本感染症学会の考え方について　http://www.jrs.or.jp/uploads/uploads/files/information/haien_kangae.pdf
12) Poole PJ, et al：Influenza vaccine for patients with chronic obstructive pulmonary disease. Cochrane Database Syst Rev,（1）：CD002733, 2006
13) 綾部悦里好，他：高齢者COPDの急性増悪に対するインフルエンザワクチンの効果．日本呼吸器学会誌，46：511-515, 2008
14) Nichol KL：The additive benefits of influenza and pneumococcal vaccinations during influenza seasons among elderly persons with chronic lung disease. Vaccine, 17 Suppl 1：S91-S93, 1999
15) Furumoto A, et al：Additive effect of pneumococcal vaccine and influenza vaccine on acute exacerbation in patients with chronic lung disease. Vaccine, 26：4284-4289, 2008
16) Sumitani M, et al：Additive inoculation of influenza vaccine and 23-valent pneumococcal polysaccharide vaccine to prevent lower respiratory tract infections in chronic respiratory disease patients. Intern Med, 47：1189-1197, 2008
17) 厚生労働省：人口動態統計，2016

プロフィール　中山久仁子　*Kuniko Nakayama*
医療法人メファ仁愛会 マイファミリークリニック蒲郡 理事長・院長

特集　今すぐ使える！エビデンスに基づいたCOPD診療

COPDの治療

COPDの栄養療法
～QOL改善の次の一手に組込むセンスを身につける

小坂鎮太郎，若林秀隆

Point

- 低栄養/低体重がCOPDの予後規定因子であると理解し，スクリーニング・アセスメントを行う
- 栄養療法は低栄養/低体重を改善し，QOLを上げうることを理解し，栄養療法を導入する
- COPD患者の低栄養/低体重の原因を適切に評価・介入し，症状および栄養状態のフォローをくり返し行う

Keyword ▶　栄養療法　　カヘキシア（悪液質）　　栄養ケアプラン

はじめに

　医学の進歩とともにさまざまな治療法が開発されるなかで，COPDは症状・進行の緩和しかできない疾患の1つだといえます．そのようななかで，栄養状態がよく，体力のある人は，QOLを維持しながら健康寿命を延ばすことができています．本稿を通して，栄養療法はその一助を担う治療法という認識をもてるように学習してもらえれば幸いです．

今回の患者さん　労作時呼吸困難と体重減少を認める60歳代タクシー運転手の男性

　X−3年にCOPDの診断で吸入薬を使用開始した．X−1年から食欲が低下し，この1年間で意図せずに体重が8kg減少した（約52kg→約44kg）．近医にて胸部単純CT，便潜血や上部消化管内視鏡などの精査をしたが異常を認めなかった．原因不明の痩せへの不安のため眠れなくなってきていた．海外在住の息子が帰国した際に，父のあまりの痩せ方に異常を感じて当院総合診療科を受診した．
【既往歴】3年前にCOPDの診断のみ，手術歴・結核などその他の既往もなし．
【内服薬】チオトロピウム臭化物水和物（LAMA，スピリーバ®）1日1回2吸入　【アレルギー】なし
【生活・社会歴】喫煙：喫煙中，40本/日×50年間，飲酒：日本酒1合/日
　自宅で妻と2人暮らし，息子が海外に在住，ADL・IADLは自立，普通食を食べており誤嚥はない．

趣味なし，X−2年に肺炎球菌ワクチン接種ずみ．
【身体所見】身長164.4 cm, 体重44.8 kg（BMI 15.5 kg/m², IBW 63.1 kg, %IBW 70.7 %），意識清明，血圧128/78 mmHg, 脈拍数88回/分・整，呼吸回数18回/分，SpO₂ 96 %（室内気），眼瞼結膜蒼白なし，口腔内衛生良好，頸静脈怒張なし，気管短縮・胸鎖乳突筋の発達あり，心音は整でⅠ・Ⅱ音正常，Ⅲ・Ⅳ音なし，心雑音なし，第5肋間，鎖骨中線に心尖拍動触れる，両側下肺野で吸気終末にfine cracklesを聴取，下腿浮腫なし，右利きで左上腕周囲径は20 cm, ふくらはぎの周囲径は35 cm, 認知機能は異常なし
【検査所見】WBC 10,000 /μL, リンパ球数874/μL, Hb 14.4 g/dL, Plt 31.7×10⁴/μL, TP 6.8g/dL, Alb 3.9 g/dL, BUN 12.5 mg/dL, Cr 0.61 mg/dL, Na 140 mEq/L, K 4.7 mEq/L, Cl 103 mEq/L, CRP 1.8 mg/dL.
呼吸機能検査はFVC 68.8 %, FEV1 32.2 %, FEV1/FVC 47.2 %

1 低栄養やBMIとCOPDの死亡率の関連と栄養療法の可能性

　厚生労働省の統計によると，2015年の日本のCOPDによる死亡者数は15,756人で死因の第10位で，欧米に比して死亡者が少ないですが，高齢者の割合が多いことが本邦の特徴です[1, 2]．COPD診療においては，禁煙や在宅酸素療法以外に生命予後を改善する成果はなく，栄養療法は基本的には低栄養/低体重に伴うQOLの低下を改善することが主な目標となります[3]．また一般的に，栄養療法の効果はリハビリテーション（以下，リハ）を加えることで増強されることが確立されており，呼吸器リハを併用することが前提となります[4]．さまざまな治療法を組合わせることで図1のように患者QOLの改善が見込めるのです[3, 6]．
　また図2のように，COPD患者では低体重（BMI低値）であるほど予後が悪いということがわかっており[6]，本邦ではⅢ期（重症）以上のCOPD患者の約40 %に体重減少を認めているこ

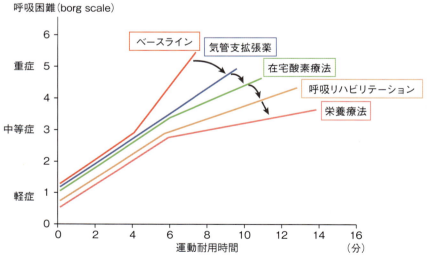

図1◆COPDにおける栄養療法の可能性
（文献5を参考に作成）

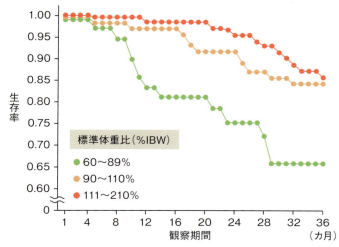

図2 ◆ COPD患者の体重と予後
(文献7を参考に作成)

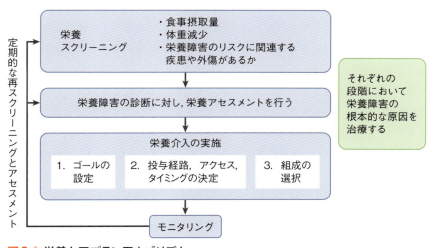

図3 ◆ 栄養ケアプランアルゴリズム
(文献8を参考に作成)

とから,体重減少に対する対策が重要であると考えられ,栄養士,看護師,薬剤師,セラピストなどとともに体重や栄養状態を評価・介入することが日々の診療に求められています[1].

❷ 低栄養のスクリーニング,アセスメントから栄養ケアプランを立てる

　低栄養/低体重の患者さんを見つけ,どのように評価・対応するかという概要(栄養ケアプラン)を図3に示します[8].スクリーニングは65歳以上,入院・入所時,フレイルないしは複数疾患を有する患者さんに行うことがオーストラリアの家庭医の間では推奨されており,時間が障壁となるため看護師,栄養士やセラピストなど多職種の協力を得て行うことが実践的とさ

れています[9]．スクリーニング方法はMUST，NRSなど多数ありますが，効果に大差なく，絶対的な方法がないため，施設ごとのNSTやスタッフの使い慣れたものでいいと考えます．今回はスクリーニングとアセスメントの両方が簡易に行え，日本呼吸器学会の「COPD（慢性閉塞性肺疾患）診断と治療のためのガイドライン2018［第5版］」[1]にも記載されているMNA®（Mini Nutritional Assessment）を紹介します[10]．まず，A～Fのスクリーニング項目（MNA-SF）で低栄養リスク患者を抽出し（図4），陽性となったらG～Rのアセスメント項目を確認して低栄養の評価を追加して行います（G～Rの項目はネスレのホームページより参照して下さい）．この結果をもとに，介入方法を検討・実践し，改善の経過をMNA®でくり返し評価することが一連の流れとなります．本症例ではMNA®-SF 8点で低栄養のリスクありと判断し，MNA® 14.5点と低栄養だと評価されます．そこで，この原因検索と治療介入を行っていきます．

❸ COPD患者の低栄養機序とその原因検索・対応

COPD患者の体重減少の原因として，悪液質（カヘキシア，cachexia）の状態になる前から，呼吸運動によるエネルギー消費と，呼吸困難，消化管運動低下や摂食調節ホルモンであるレプチンやグレリン異常による摂食不足，社会的・精神的要因などさまざまな事柄が考えられています．悪液質とは，がんや慢性感染症（結核，AIDSなど），膠原病，心不全，腎臓病，呼吸器疾患，肝疾患などのさまざまな慢性疾患の進行によって起こる消耗性の症候群で，表のような診断基準があり，本症例では悪液質に相当します[12,13]．食欲不振と代謝異常の併発で蛋白とエネルギーのバランスが負になるため，通常の栄養摂取では十分な回復が難しい骨格筋の減少を認めることが特徴です．慢性疾患による悪液質の影響から心血管病，炎症性の貧血，骨粗鬆症，性腺機能低下，うつ病などの合併が知られており[14]，合併症管理を行うことも重視されています．筆者らは図5のように，高齢のCOPD患者では並存病態を常に意識し，多職種で評価を行いながら介入の糸口を模索するようにしています．

❹ COPD患者に適した栄養療法とその効果，介入の実践

体重減少/低栄養の原因に対するアプローチと並行して，摂取栄養量を増やす工夫が必要です．近年は経口補助栄養剤（ONS）を使用して栄養療法を十分に行うことで，筋力・体重の増加ができて，在院日数や再入院率を下げ，QOLを改善する可能性を示唆する研究結果が出ています[15,16]．具体的には，栄養指導とONSを併用することで平均1.8 kg程度の体重増加が望めます[15]．これらの結果から，栄養指導およびONSや間食の活用により，体重増加やQOLの改善が見込まれると考えられています．入院中は栄養にかかわる職種（栄養士，言語聴覚士）と連携して十分な栄養療法が行いやすいですが，外来でも低栄養に対する栄養指導が保険で可能となったため，外来でのリハと栄養指導を組合わせて継続加療することが可能となりました．

簡易栄養状態評価表
Mini Nutritional Assessment-Short Form
MNA®

Nestlé Nutrition Institute

氏名：

性別：　　　年齢：　　　体重：　　　kg　身長：　　　cm　調査日：

下の□欄に適切な数値を記入し、それらを加算してスクリーニング値を算出する。

スクリーニング

A 過去3ヶ月間で食欲不振、消化器系の問題、そしゃく・嚥下困難などで食事量が減少しましたか？
- 0 = 著しい食事量の減少
- 1 = 中等度の食事量の減少
- 2 = 食事量の減少なし

B 過去3ヶ月間で体重の減少がありましたか？
- 0 = 3 kg 以上の減少
- 1 = わからない
- 2 = 1〜3 kg の減少
- 3 = 体重減少なし

C 自力で歩けますか？
- 0 = 寝たきりまたは車椅子を常時使用
- 1 = ベッドや車椅子を離れられるが、歩いて外出はできない
- 2 = 自由に歩いて外出できる

D 過去3ヶ月間で精神的ストレスや急性疾患を経験しましたか？
- 0 = はい　　2 = いいえ

E 神経・精神的問題の有無
- 0 = 強度認知症またはうつ状態
- 1 = 中程度の認知症
- 2 = 精神的問題なし

F1 BMI (kg/m^2)：体重(kg)÷[身長 (m)]^2
- 0 = BMI が19 未満
- 1 = BMI が19 以上、21 未満
- 2 = BMI が21 以上、23 未満
- 3 = BMI が 23 以上

BMI が測定できない方は、F1 の代わりに F2 に回答してください。
BMI が測定できる方は、F1 のみに回答し、F2 には記入しないでください。

F2 ふくらはぎの周囲長(cm)：CC
- 0 = 31cm未満
- 3 = 31cm以上

スクリーニング値
(最大：14ポイント)

- 12-14 ポイント：　　栄養状態良好
- 8-11 ポイント：　　低栄養のおそれあり (At risk)
- 0-7 ポイント：　　低栄養

Ref. Vellas B, Villars H, Abellan G, et al. *Overview of the MNA® - Its History and Challenges*. J Nutr Health Aging 2006;10:456-465.
Rubenstein LZ, Harker JO, Salva A, Guigoz Y, Vellas B. *Screening for Undernutrition in Geriatric Practice: Developing the Short-Form Mini Nutritional Assessment (MNA-SF)*. J. Geront 2001;56A: M366-377.
Guigoz Y. *The Mini-Nutritional Assessment (MNA®) Review of the Literature - What does it tell us?* J Nutr Health Aging 2006; 10:466-487.
Kaiser MJ, Bauer JM, Ramsch C, et al. *Validation of the Mini Nutritional Assessment Short-Form (MNA®-SF): A practical tool for identification of nutritional status*. J Nutr Health Aging 2009; 13:782-788.
® Société des Produits Nestlé, S.A., Vevey, Switzerland, Trademark Owners
© Nestlé, 1994, Revision 2009. N67200 12/99 10M
さらに詳しい情報をお知りになりたい方は、www.mna-elderly.com にアクセスしてください。

図4◆Mini Nutritional Assessment（MNA®）
A-F までを Mini Nutritional Assessment Short Form（MNA®-SF）としてスクリーニングに使用する．
（文献11 より転載）

表 ◆ 悪液質（cachexia）の診断基準

悪液質の診断基準	
必須条件（2項目）	● 悪液質の誘因となる原疾患の存在 ● 12カ月で5％以上の体重減少（もしくはBMI＜20）
追加項目（5項目） 5つのうち3つ以上に 該当する場合に確定	① 筋力低下 ② 疲労 ③ 食欲不振 ④ 筋肉量（除脂肪指数）の低下 ⑤ 検査値異常（Alb＜3.2 g/dL, Hb＜12.0 g/dL, CRP＞0.5 mg/dL）

（文献12を参考に作成）

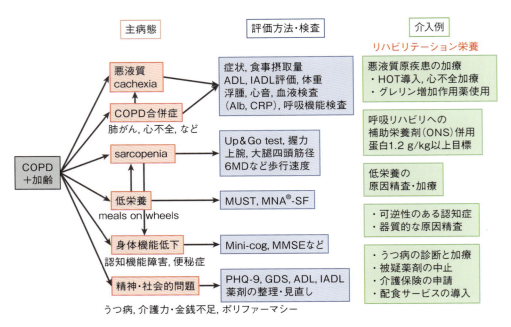

図5 ◆ COPDの低栄養/食欲不振/体重減少の原因と評価・対応

5 本症例における具体的な治療方法，その後の経過

栄養介入の必要性を問題点としてあげた場合，筆者は漏れがないように① 患者背景（プロブレムの漏れのない抽出），② 投与経路，③ 総熱量，④ 蛋白摂取量，⑤ その他（リハ，社会調整，など）の5つの手順に基づいて考えることを推奨しています．

1）患者背景

はじめに，患者さんのもつ背景（問題点）の抽出を行います．今回の患者さんでは，慢性閉塞性肺疾患，高齢，体重減少，喫煙，不眠が問題点としてあげられます．

> **対応例**
> 　本症例では体重減少の原因は，吸入指導不足による呼吸困難症状の緩和不足からくる食欲不振，原因不明の痩せへの不安・不眠からくる抑うつと診断されました．精査の結果，精神科と相談して抗うつ薬の開始，吸入指導を行いながら，経過をみていくこととなりました．禁煙意思もあるため禁煙外来に通うことになりました．

2) 投与経路

原則として「腸管が使えるならできる限り腸管を使います（When the gut work, use it！）」．

> **対応例**
> 　本症例では静脈栄養の必要はなく，ONSや間食を利用して経口摂取量を増やす工夫が必要となります．患者さんは甘いものが苦手で，ONSでは嗜好に合うものがありませんでした．妻と相談して，おにぎりやサラミなどの塩味のものを間食に入れて摂取量を増加する方針としました．栄養士に調理内容などの相談，栄養量の計算を依頼しました．

3) 総熱量・水分量

必要な熱量の算出方法として，臨床現場では日本人の基礎代謝量の平均値である約25 kcal/kg（体重）/日を簡易的に用いて，患者背景に応じた傷害・活動係数をかけることを推奨します．COPDでは活動係数が1.5〜1.7といわれており[1]，目標熱量は35〜40 kcal/kg/日とやや高めになります．重症のCOPDではCO_2貯留を懸念して，脂質を中心とした製剤を使用する考えもありますが，使用しなくても構いません．

> **対応例**
> 　本症例では体重はBMI 18以下であるため理想体重60 kgで計算し，2,100〜2,400 kcalの栄養量を推奨します．これで体重増加が得られなければ2,500〜2,800 kcalへの増加を検討します．水分は特に制限する必要はありません．

4) 蛋白質量

強調したいのは，高齢者および悪液質の患者さんでは蛋白質の摂取推奨量が上がっていることです．近年の研究結果から透析を除く高度の腎疾患がなければ1.2 g/kg以上の蛋白摂取が推奨されます[17, 18]．しかしながら，COPD患者では食事摂取時に呼吸困難を認めるため，熱量同様に蛋白摂取が十分にできないため，ONSや間食を併用することが望まれます．

> **対応例**
> 　正常腎機能のため，まずは60×1.5＝90 g/日を目標として蛋白の投与を開始しました．

5）その他（リハ，微量栄養素，介護サービス，脂肪乳剤，炭水化物）

介入項目の漏れがないようにNSTなどの多職種でリハ，微量栄養素（ビタミン・ミネラル），介護サービスといった項目を調整します．本症例ではCOPDは中等症で脂肪乳剤や炭水化物についての考慮は必要ないと判断しました．近年，悪液質に対してEPA製剤の利用も検討されていますが，がんを含めてその効果はデータ不足しています[19]．

> **対応例**
>
> **栄養士**：上記栄養量の計算・投与工夫（市販のプロテインパウダーや中鎖脂肪酸油，ココナッツオイルなどの紹介），自宅で摂取できるONSや間食を紹介して，外来栄養指導として継続的に経過をみていきます．
>
> **看護師**：外来受診時ごとの生活状況，呼吸状態の確認，地域支援者との相談を行います．
>
> **薬剤師**：重症度に応じた適切な気管支拡張薬の処方，吸入コンプライアンスの確認を行います．
>
> **理学・作業療法士，言語聴覚士**：適切な呼吸方法・排痰方法の指導，レジスタンス訓練，嚥下機能評価に応じた適切な食形態提供，自宅でできるリハの提案，状況によっては訪問ないしは通所リハの利用の提案を行っていきます．
>
> **MSW，他**：介護保険申請を行い，身体障害者手帳で呼吸機能障害4級に該当する可能性があるため申請を考慮します[20]．本人とのコミュニケーションをはかり，地域包括ケアシステムや市町村と協力して生活への支援を行い，今後の生活のしかたを考えていきます．
>
> **医師**：かかりつけ医と連携をして，食欲や呼吸困難，不眠，不安といった症状，体重やMNAの結果をフォローします．今後は二次性肺高血圧症に伴う心不全，骨粗鬆症および転倒といった起こりやすい合併症に注意しながら支援していきます．

おわりに

総合診療医として呼吸器内科医や近隣開業医とともにCOPDの方の低栄養やさまざまな合併症を診療することが多々あります．栄養という側面も，社会的背景を含めた全身管理を行うことから，非常に楽しくやりがいがあるものです．ぜひ実践してみてください．

文献

1) 「COPD（慢性閉塞性肺疾患）診断と治療のためのガイドライン2018［第5版］」（日本呼吸器学会COPDガイドライン第5版作成委員会/編），メディカルレビュー社，2018
2) Global Initiative for Chronic Obstructive Pulmonary Disease：Global strategy for the diagnosis, management, and prevention of chronic obstructive pulmonary disease 2018 report.
3) Ferreira IM, et al：Nutritional supplementation for stable chronic obstructive pulmonary disease. Cochrane Database Syst Rev, 12：CD000998, 2012
4) Fiatarone MA, et al：Exercise training and nutritional supplementation for physical frailty in very elderly people. N Engl J Med, 330：1769-1775, 1994

5) Dyspnea Mechanisms, Assessment, and Management: A Consensus Statement. Am J Respir Crit Care Med, 159：321-340,1999
6) Landbo C, et al：Prognostic value of nutritional status in chronic obstructive pulmonary disease. Am J Respir Crit Care Med, 160：1856-1861, 1999
7) Wilson DO , et al：Body weight in chronic obstructive pulmonary disease. The National Institutes of Health Intermittent Positive-Pressure Breathing Trial.Am Rev Respir Dis,139:1435-1438,1989
8) Correia MI, et al：Addressing Disease-Related Malnutrition in Healthcare: A Latin American Perspective. JPEN J Parenter Enteral Nutr, 40：319-325, 2016
9) Hamirudin AH, et al：'We are all time poor' — is routine nutrition screening of older patients feasible? Aust Fam Physician, 42：321-326, 2013
10) Kaiser MJ, et al：Validation of the Mini Nutritional Assessment short-form (MNA-SF): a practical tool for identification of nutritional status. J Nutr Health Aging, 13：782-788, 2009
11) 簡易栄養状態評価表（Nestle Nutrition Institute）
www.mna-elderly.com/forms/MNA-japanese.pdf
12) Evans WJ, et al：Cachexia: a new definition. Clin Nutr, 27：793-799, 2008
13) European Palliative Care Research Collaborative：Clinical practice guidelines on cancer cachexia in advanced cancer patients. 2010
14) Barnes PJ：Chronic obstructive pulmonary disease: effects beyond the lungs. PLoS Med, 7：e1000220, 2010
15) Collins PF, et al：Nutritional support in chronic obstructive pulmonary disease: a systematic review and meta-analysis. Am J Clin Nutr, 95：1385-1395, 2012
16) Effect of hospital use of oral nutritional supplementation among Medicare patients with COPD. Chest, online, 2014
17) Deutz NE, et al：Protein intake and exercise for optimal muscle function with aging: recommendations from the ESPEN Expert Group. Clin Nutr, 33：929-936, 2014
18) Bauer J, et al：Evidence-based recommendations for optimal dietary protein intake in older people: a position paper from the PROT-AGE Study Group. J Am Med Dir Assoc, 14：542-559, 2013
19) Landbo C, et al：Prognostic value of nutritional status in chronic obstructive pulmonary disease. Am J Respir Crit Care Med, 160：1856-1861, 1999
20) 山形県障がい福祉課：身体障害者手帳診断書作成の手引き 第8 呼吸器機能障がい．
https://www.pref.yamagata.jp/ou/kenkofukushi/090004/sinsyousindansyotebiki/08kokyuuki_H28-2.pdf

プロフィール

小坂鎮太郎 *Shintaro Kosaka*

練馬光が丘病院 総合診療科，救急集中治療科
総合診療，救急・集中治療，COPDや摂食・嚥下障害を中心としたリハビリテーション栄養，医療の質・安全の標準化と改善について 研修医の先生方と多職種で実践・教育しています．栄養療法はQOLを変えうるエビデンスがありますが，まだまだ研究テーマとしてやりがいがあります．レジデントノート2018年11月号（10月10日発売予定）で栄養療法の特集も行いますので，そちらも参考にぜひ学習して，遠慮なく質問してください．

若林秀隆 *Hidetaka Wakabayashi*

横浜市立大学附属市民総合医療センター リハビリテーション科
リハ栄養，サルコペニア，サルコペニアの摂食嚥下障害を専門としています．最近はリハ薬剤というコンセプトを作り広めることに関心をもっています．リハ薬剤とは，機能・活動・参加といった生活機能やQOLを最大限高める「リハからみた薬剤」や「薬剤からみたリハ」のことです．薬剤師なくしてリハなしといえる近未来を作りたいと考えています．

特集　今すぐ使える！エビデンスに基づいたCOPD診療

COPDの治療
安定期COPDの治療①
吸入薬の使い方

齋藤浩史，岡田　悟，南郷栄秀

Point

- COPDの吸入薬使用方法はGOLD分類に準拠する
- 各種薬剤はいずれも，肺機能，QOL，増悪は改善するが，死亡は減らさない
- まずSAMAまたはSABAの頓用吸入から開始し，LAMA定期吸入，LAMA＋LABAの2剤吸入，最後にLAMA＋LABA＋ICSの3剤吸入とする

Keyword ▶　吸入薬　SAMA　SABA　LABA　LAMA　ICS　GOLD

はじめに

　本稿では，COPD患者に対して数ある吸入薬のうちで，具体的に何をどのように使ったらよいのかを，エビデンスとともに紹介していきます．調べた限り吸入薬による生命予後を改善したデータはなく，あくまで主な治療目標はQOLの改善・増悪の予防です．COPD自体が肺気腫型と慢性気管支炎型の病型を含んだ症候群とすると，いずれかのタイプでより効果が期待できる吸入薬もあるかもしれませんが，病型の違いでの効果の差異は明らかになっていません．そこで，ここでは病型には触れずCOPD全般として話を進めます．以下，短時間作用性β_2刺激薬（short-acting β_2-agonist：SABA），短時間作用性抗コリン薬（short-acting muscarinic antagonist：SAMA），長時間作用性β_2刺激薬（long-acting β_2-agonist：LABA），長時間作用性抗コリン薬（long-acting muscarinic antagonist：LAMA），吸入ステロイド薬（inhaled corticosteroids：ICS）とします．

今回の患者さん

　65歳男性で高血圧のため当院に通院されています．20歳からタバコを20～30本／日で吸っており禁煙指導を行っていましたが，仕事のストレスでなかなか減らせないでいました．以前から階段昇降や早歩きをした際に息切れを自覚することがありましたが，最近息切れがひどく平坦な場所で

> も息を整える場面が多く，受診されました．胸部X線では肺の過膨張と横隔膜の平定化を認め，呼吸機能検査ではFEV₁/FVC<0.7，％FEV₁＝54％でした．COPDの診断で吸入療法を開始する方針としました．

数ある吸入薬のなかから何を選択するのが望ましいでしょうか．診療ガイドラインや具体的なエビデンスをふまえつつ，考えていきたいと思います．

❶ 各国の診療ガイドラインでのCOPDの薬物治療の推奨（表1）

日本呼吸器学会の「COPD（慢性閉塞性肺疾患）診断と治療のためのガイドライン2018［第5版］」（JRS-COPD 2018）[1]，国際ガイドライン（GOLD 2018）[2]，英国のNICEガイドライン（NICE 2010）[3] の推奨を比較すると，細かい点はやや異なりますが，軽症の有症状時では短時間作用性吸入薬，中等症以上では長時間作用性の吸入薬を開始し，単剤で効果が乏しい場合には2剤併用療法，それでも十分でない場合には3剤併用療法を行うという点でおおむね一致しています．GOLD 2018とNICE 2010では記載がより具体的になっています．また米国・欧州の合同グループ（米国内科学会ACP，米国胸部医学会ACCP，米国胸部学会ATS，欧州呼吸器学会ERS）の診療ガイドライン（ACP/ACCP/ATS/ERS 2011）[4] は国際標準の診療ガイドライン作成方法GRADE approachを用いてつくられており，どのような患者に使用すればいいか強弱を付けて推奨しています．

❷ 吸入薬についてのエビデンス

吸入薬は前述のようにSABA，SAMA，LABA，LAMA，ICSの種類があります．使い分けの概要として，**一般的に，症状が強いときのみに対症療法として使用するのが短時間作用性の薬剤（SABA，SAMA）で，増悪の予防や症状の維持に平時から維持療法として使用するのが長時間作用性の薬剤（LABA，LAMA，ICS）**です．これらの薬剤のエビデンスを確認していきましょう．

抗コリン薬は，短時間作用性のSAMAと長時間作用性のLAMAに分けられます．LAMAに関してはチオトロピウム（スピリーバ®）が有名ですが，その後も新薬が開発されています．

副交感神経にはM1/M2/M3受容体があり，M1受容体は興奮伝達作用・M2受容体はnegative feedback作用によりアセチルコリンの遊離作用を減少・M3受容体はアセチルコリン遊離作用をそれぞれもちます．新薬はM2受容体への作用が低く，M3受容体への選択性が高く理想的とされています[5]．

β刺激薬は，短時間作用性のSABAと長時間作用性のLABAに大きく分けられます．LABAに関してはサルメテロール以降，新薬が開発されています．肺には$β_1$・$β_2$・$β_3$受容体が存在しますが，$β_2$受容体が気管支拡張作用を発揮する$β_2$受容体への選択性が高く理想的とされています[5]．

表1 ◆ 各診療ガイドラインにおけるCOPD薬物治療推奨の比較

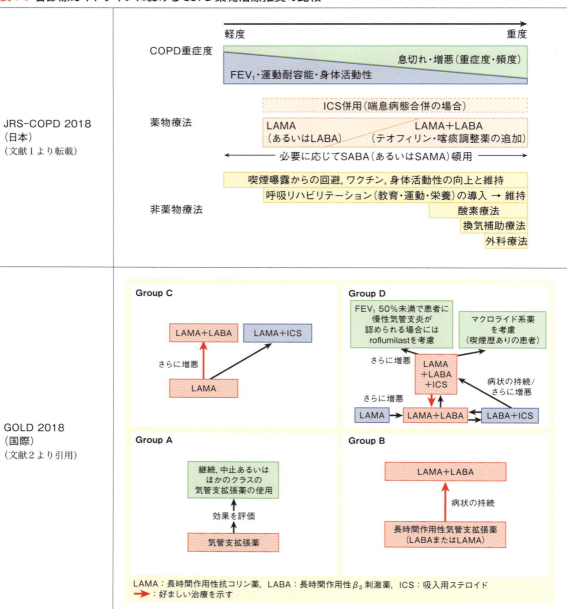

(次ページに続く)

表1 ◆ 各診療ガイドラインにおける COPD 薬物治療推奨の比較（続き）

NICE 2010[3]（英国）	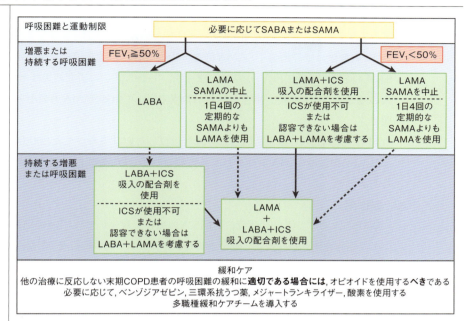
ACP／ACCP／ATS／ERS 2011[4]（米国・欧州）	推奨2：呼吸器症状を呈し，予測 FEV_1 が60〜80％の安定期 COPD 患者に対して，ACP，ACCP，ATS，ERS は吸入気管支拡張薬を用いた治療を行うことを提案する（Grade：弱い推奨，低い質のエビデンス）． 推奨3：呼吸器症状を呈し，予測 FEV_1 が60％未満の安定期 COPD 患者に対して，ACP，ACCP，ATS，ERS は吸入気管支拡張薬を用いた治療を行うことを推奨する（Grade：強い推奨，中程度の質のエビデンス）． 推奨4：ACP，ACCP，ATS，ERS は呼吸器症状を呈し，予測 FEV_1 が60％未満の安定期 COPD 患者に対して，長時間作用性吸入抗コリン薬か長時間作用性吸入β刺激薬を用いた単剤治療を行うことを推奨する（Grade：強い推奨，中等度の質のエビデンス）．臨床医は患者の意向，コスト，有害事象に基づいてどの単剤治療を行うか選択するべきである． 推奨5：ACP，ACCP，ATS，ERS は呼吸器症状を呈し，予測 FEV_1 が60％未満の安定期 COPD 患者に対して，併用吸入療法（長時間作用性吸入抗コリン薬，長時間作用性吸入β刺激薬，吸入ステロイド）を行うことを提案する（Grade：弱い推奨，中等度の質のエビデンス）．

1）短時間作用性抗コリン薬（SAMA）

a）薬剤名（商品名）

> **処方例**
>
> イプラトロピウム（アトロベント® エロゾル20 μg）　4.02 mg/1 吸入（頓用）

以前は Oxitropium（テルシガン® エロゾル100 μg）もありましたが，2017年3月で販売中止になりました．

b）効果

SAMA の効果をプラセボと検討したシステマティックレビュー（SR）はありません．またランダム化比較試験（RCT）では SAMA を定期吸入した効果を検討したものしかありません．

1994年のThe Lung Health Study[6]というRCTでは軽度のCOPD患者5,887人を対象とし，禁煙指導に加えてイプラトロピウムを1日3回で定期吸入することと禁煙指導に加えてプラセボ吸入することによる研究開始時からのFEV$_1$の変化が検討されました．この研究では1年間のFEV$_1$の変化は禁煙指導＋SAMA群で＋38.8 mL，禁煙指導＋プラセボ群では＋11.2 mLで，SAMA使用で有意にFEV$_1$が増加しました．しかし，この研究結果はあくまでSAMAの定期吸入の効果を見たもので，現在私たちが診療で行っているSAMAの頓用とは異なる点に注意が必要です．

11件（3,912人）のSAMAとSABAを比較したRCTを検証した2006年のコクランレビュー[7]では，SAMAはSABAよりもわずかに健康関連QOLを改善し，経口ステロイドの必要量を減らしました．

c）副作用

2008年のSR[8]（5件の研究，6,155人の患者を対象）では，SAMA使用によって心血管イベント（心血管死，心筋梗塞，脳卒中の複合）がリスク比（RR）1.70（95％CI 1.19〜2.42）に増加しました（SAMA 2.47％ vs コントロール1.48％）．

2）長時間作用性抗コリン薬（LAMA）

a）薬剤名（商品名）

> **処方例**
> - チオトロピウム　（スピリーバ®2.5μgレスピマット®60吸入）1回2.5μg2吸入　1日1回
> - チオトロピウム　（スピリーバ®吸入用カプセル18μg）1回1カプセル吸入　1日1回
> - アクリジニウム　（エクリラ®400μgジェヌエア®30吸入用）1回1吸入　1日2回
> - ウメクリジニウム（エンクラッセ®62.5μgエリプタ®7吸入用）1回1吸入　1日1回
> - グリコピロニウム（シーブリ®吸入用カプセル50μg）1回1カプセル　1日1回

b）効果（表2）

● チオトロピウム

LAMAのなかで最もエビデンスが蓄積されているチオトロピウムについて，2014年に発表された22件のRCT，計23,309人を対象としたコクランレビュー[9]では，COPDの患者においてプラセボと比べ増悪をオッズ比（OR）0.78（95％CI 0.70〜0.87）に減らし，QOLに関してのSGRQ改善をOR 1.52（95％CI 1.38〜1.68）に有意に増やしました．死亡，入院，副作用に違いはありませんでした．代表的なRCTは2008年のUPLIFT試験[13]です．この研究では中等度〜重度のCOPD患者5,993人に対してチオトロピウムがプラセボと比較し，増悪を0.85イベント/人年から0.73イベント/人年に有意に減らし，QOLのSGRQの臨床的な改善を4年間で36％から45％に増やしました．また吸入前と比べFEV$_1$，FVCが吸入後に有意に増加しました．死亡の抑制やFEV$_1$の低下率の改善効果はありませんでした．吸入前後でFEV$_1$が増加す

表2 ◆ 長時間作用性抗コリン薬(LAMA)に関するエビデンス

	FEV₁	QOL ・SGRQスコア ・SGRQスコア4点 以上の改善	増悪	増悪からの 入院	死亡	重篤な副作 用の発生	薬価
チオトロピウム[9]	119.0 mL (113.1〜124.8)	MD −2.89(−3.35〜 2.44) OR 1.52(1.38〜1.68)	OR 0.78(0.70〜 0.87)	OR 0.85(0.72 〜1.00)	OR 0.98(0.86 〜1.11)	OR 1.03(0.97 〜1.10) 具体的な副 作用について は記載なし	スピリーバ®2.5μgレスピ マット®60吸入(1日1回 1回2吸入) 6,879.1円/キット スピリーバ®吸入用カプセ ル18μg 193.8円/カプセル
アクリジニウム[10] (日本で承認されて いる1日2回の効 果)	100 mL (90〜120)	MD −2.51(−3.50〜 −1.51) OR 1.55(1.32〜1.81)	OR 0.83(0.66〜 1.05)	OR 0.59(0.55 〜1.01)	OR 1.69(0.46 〜6.21)	OR 0.95(0.68 〜1.34) 具体的な副 作用について は記載なし	エクリラ®400μgジャヌエ ア®60吸入(1日2回1 回1吸入) 6,224.4円/キット
ウメクリジニウム[11] (日本で承認されて いる62.5μg/日 の効果)	140 mL (120〜170)	MD −4.53(−6.97〜 −2.10) OR 1.62(1.19〜2.21)	OR 0.61(0.46〜 0.80)	OR 3.20(0.91 〜11.24)	OR 1.68(0.52 〜5.48)	OR 1.33(0.89 〜2.00) 具体的な副 作用について は記載なし	エンクラッセ®62.5μgエリ プタ®30吸入用(1日1 回1吸入) 6,166.6円/キット
グリコピロニウム[12]	108 mL (SE±14.8 mL)	MD −2.81 SE±0.961	増悪までの時間 HR 0.69(0.5〜 0.949)	—	—	—	シーブリ®吸入用カプセル 50μg 204.7円/カプセル

MD:標準偏差,HR:ハザード比

るにもかかわらずFEV₁の低下率に効果がないというのは,そして死亡を抑制できないということは,チオトロピウムがCOPDの進行を抑えて長期予後をよくするわけではなく,対症療法的に使用中の呼吸機能を底上げさせていると考えられます.

● アクリジニウム

その他の薬剤に関してはどうでしょう.アクリジニウムについては,2014年に発表された12件のRCT,計9,547人を対象としたSR[10]では中等度〜重度のCOPD患者で,QOLのSGRQが有意に改善,増悪による入院を有意に減少,FEV₁が有意に増加しました.増悪,死亡,副作用に違いはありませんでした.日本で承認されている1日2回吸入では死亡がOR 1.69(95% CI 0.46〜6.21)とむしろ増える傾向でした.なお,同SR内でチオトロピウムとの比較がされていますが,増悪そのものや増悪による入院,副作用に関しては違いがありませんでした.

● ウメクリジニウム

ウメクリジニウムについても2017年に発表された4件のRCT,計3,798人を対象としたSR[11]では中等度〜重度のCOPD患者で,日本で承認されている62.5μg/日の吸入は増悪,QOL,呼吸困難が有意に改善しましたが,副作用に違いはありませんでした.増悪による入院は増える傾向でした.

● グリコピロニウム

グリコピロニウムについてはSRがなく,中等度〜重度のCOPD患者822人を対象としたGLOW1試験というRCT[12]で,プラセボと比較して,呼吸困難,QOL,FEV₁を改善させ,中

等度〜重度の増悪を有意に減らしました．ただし，この研究では脱落が約20％と非常に多く，結果の妥当性は低いかもしれません．

- **LAMA間の効果の違い**

なお，LAMAのなかでの効果の違いに関しては，前述の2014年のSR[9]でチオトロピウムとアクリジニウムに増悪や増悪による入院，副作用に関しては違いがありませんでした．2017年のRCT[14]ではグリコピロニウムとチオトロピウムの間にもFEV_1に違いはありませんでしたが，副作用による脱落がグリコピロニウムで有意に多い結果でした．ただし，この研究ではグリコピロニウムは通常の2倍の量を使用しているため，通常量での効果・副作用の差については不明です．

以上，抗コリン薬について概観しましたが，いずれの薬も効果で突出している印象はありませんでした．強いていえばチオトロピウムが増悪を減らす可能性があるかもしれませんが，薬剤同士の比較試験で評価していく必要があると思われます．

c）副作用

チオトロピウムを吸入するためのデバイスには定量噴霧式吸入器（MDI）とソフトミスト定量吸入器（SMI）があります．前述した2014年のコクランレビュー[13]ではSMIでの吸入は3件，計6,522人を対象としてプラセボと比べ死亡がOR 1.47（95％CI 1.04〜2.08）に有意に増加しました．この傾向は19件，16,787人を対象としたMDIでの吸入にはみられませんでした．このSRには含まれていませんが，2014年の上記SRよりも大規模な17,135人のCOPD患者を対象としたMDIとSMIの死亡率を比較したRCT[15]では両群に違いはありませんでした．この研究と前述のSRでは，研究の参加者の背景や追跡期間などには大きな違いはありません．米国食品医薬品局（FDA）は2010年にSMI使用と心血管イベントには関連はないと声明を出しています[16]．このSMI使用での死亡増加に関しては偶然出た結果なのかもしれませんが，MDIとSMIが選択できる環境であれば，MDIを選ぶ方が無難でしょう．

3）短時間作用性β刺激薬（SABA）

添付文書には，「本剤は喘息発作に対する対症療法剤であるので，本剤の使用は発作発現時に限ること」と書かれています．

a）薬剤名（商品名）

> **処方例**
> - サルブタモール（サルタノール®インヘラー100μg）1回200μg
> - サルブタモール（アイロミール™エアゾール100μg）※ 1回200μg
> - プロカテロール（メプチンエアー®10μg吸入100回）1回20μg
> - フェノテロール（ベロテック®エロゾル100）1回2吸入（0.2 mg）1日1回

※アイロミール™エアゾール100μgは2018年3月31日で薬価削除されました．

b）効果

SABAの効果に関するエビデンスもSAMAと同様に定期吸入のものしかありません．2002年に発表されたコクランレビュー[17]（13件のRCT）では，SABAの1週間以上の吸入は，プラセボと比較して呼吸困難スコアの改善が標準平均差1.33（95％CI 1.01〜1.65）有意に改善し，QOLも改善しました．一方で運動能力に関しては効果に差がなく，長期の安全性についてのデータは不十分でした．

c）副作用

一般的なSABAの副作用には，振戦や動悸があります．2012年の76,661人のCOPD患者を対象としたコホート内症例対照研究[18]では新規のSABA使用が不整脈をRR 1.27（95％CI 1.03〜1.57）と有意に増加しました．

添付文書にも，過度な使用により不整脈や心停止などの重篤な事象が起こるので注意するように，と記載されています．

4）長時間作用性β刺激薬（LABA）

a）薬剤名（商品名）

処方例

- サルメテロール （セレベント®50ディスカス®）1回50μg 1日2回 朝，就寝前
- インダカテロール （オンブレス®吸入用カプセル150μg）1回1カプセル（150μg）1日1回
- ホルモテロール （オーキシス®9μgタービュヘイラー®28吸入）1回9μg 1日2回

b）効果

表3はLABAの各薬剤とプラセボを比較したものです．サルメテロール・インダカテロールはSRの結果を，ホルモテロールについてはRCTの結果です．

● サルメテロール

2013年に発表された26件のRCT，14,939人を対象としたコクランレビュー[19]では，COPDの患者さんに対してサルメテロールとホルモテロールに関して，プラセボと比べ増悪をOR 0.75（95％CI 0.60〜0.94）に減らし，QOLに関してのSGRQ改善をOR 1.33（95％CI 1.08〜1.64）に有意に増やしました．増悪による入院や死亡，副作用に違いはありませんでした．

LABAの代表的なサルメテロールについてのRCTは2007年のTORCH試験[24]です．この研究は重症のCOPD患者6,112人をサルメテロール吸入，フルチカゾン吸入，サルメテロール・フルチカゾン吸入併用，プラセボに割り付けたRCTです．サルメテロールがプラセボと比較して，中等症〜重症の増悪率がRR 0.85（95％CI 0.78〜0.93）と低く，FEV_1は42 mL（95％CI 25〜58）増加しました．死亡についてHR 0.86（95％CI 0.71〜1.04）と減る傾向はありましたが有意差はありませんでした．QOLも増加傾向ですが有意差はありませんでした．

インダカテロールについては，2015年の13件のRCTで計9,961人を対象としたコクランレビュー[21]で，日本での通常用量の1日1回150μgのインダカテロールはプラセボと比較して

表3 ◆ 長時間作用性β刺激薬（LABA）に関するエビデンス

	FEV₁	QOL ・SGRQ スコア ・SGRQ スコア 4点以上の改善	増悪	増悪からの入院	死亡	重篤な副作用	薬価
サルメテロール[19]	101.01 mL (59.84～142.18)	MD −1.64（−2.78～−0.50） OR 1.33（1.08～1.64）	OR 0.75（0.60～0.94）	OR 0.99（0.52～1.86）	OR 0.83（0.69～1.01）	OR 0.93（0.78～1.10） 具体的な副作用については記載なし	セレベント®50ディスカス®（1日2回1回1吸入） 4,053.4円／キット
ホルモテロール[20] （日本で承認されている18μg／日の効果）	163 mL (103～223) (p<0.01)	MD −5.47（−8.86～−2.08）(p=0.002)	重症増悪に対して HR 0.62（0.37～1.06）	—	—	3.8／1,000人年 （動悸・けいれん・振戦・OAP・心電図異常）	オーキシス®9μgタービュヘイラー®60吸入（1日2回1回1吸入） 3,598.5円／キット
インダカテロール[21] （日本で承認されている150μg／日の効果）	146.52 mL (129.94～165.11)	MD −3.43（−4.53～−2.32） OR 1.67（1.41～1.98）	OR 0.82（0.66～1.02）	—	OR 0.86（0.23～3.16）	OR 1.01（0.75～1.37） 具体的な副作用については記載なし	オンブレス®吸入用カプセル150μg 143.2円／カプセル
オロダテロール[22] （日本で合剤として承認されている5μg／日の効果）	132 mL (91～172)	—	—	—	—	—	スピオルト®レスピマット®28吸入（1日1回1回2吸入） 4,256.9円／キット
ビランテロール[23] （日本で合剤として承認されている25μg／日の効果）	137 mL (85～190)	—	有意差なし	—	—	—	アノーロ®エリプタ®30吸入（1日1回1回1吸入） 8,324.2円／キット レルベア®100エリプタ®30吸入用（1日1回1回1吸入） 5,689.4円／キット

FEV₁，QOL，呼吸困難は有意に改善しました．増悪，死亡，副作用に有意差はありませんでした．

● ホルモテロール

　ホルモテロールについては，前述のコクランレビュー[19]に含まれていますが試験の介入群で使用された量が24μgで日本での通常用量18μgと異なる量であったため，18μgの試験の結果を採用しました．ホルモテロール18μgとプラセボの効果を比較した2005年のRCT[20]では657人のCOPD患者で，呼吸困難などの症状とFEV₁が有意に改善しました．しかし重症増悪に関しては効果がありませんでした．この研究では脱落率が15％とやや高く，バイアスが入っている可能性があります．

● オロダテロール

　オロダテロールはSRがなく，中等度～超重度のCOPD患者328人を対象としたRCT[22]で，日本での通常用量の1日1回5μgのオロダテロールはプラセボと比較してFEV₁を有意に増加させましたが，症状に差はありませんでした．死亡や増悪などのアウトカムは証明されていません．

● ビランテロール

　ビランテロールも中等度～重度のCOPD患者602人を対象としたRCT[23]で，プラセボと比

較してFEV₁の改善はありますが，増悪に違いはありませんでした．

● LABA間の効果の違い

LABA同士の効果の違いはどうでしょうか．前述の2015年のインダカテロールの効果を検討したコクランレビュー[21]では，インダカテロール150μgが他のLABA（サルメテロール，ホルモテロール）と比べ，FEV₁，呼吸困難を有意に改善しましたが，QOL，死亡，増悪に関して差はありませんでした．2014年のLABA間（インダカテロール，サルメテロール，ホルモテロール）のQOLを評価するSGRQとFEV₁への効果を比較したコクランのネットワーク・メタアナリシス[25]では，両アウトカムともに効果の大きさはインダカテロール＞サルメテロール＞ホルモテロールでした．

以上，LABAについて概観しました．肺機能についていえばインダカテロールの効果がより大きいかもしれませんが，患者さんのアウトカムにより近い増悪を減らすという観点からはサルメテロールが優れていそうです．インダカテロールは1日1回吸入でよいのに対し，サルメテロールとホルモテロールは1日2回吸入であることも，薬剤選択に影響するかもしれません．

c) 副作用

一般的には 心悸亢進・脈拍増加・血圧上昇・不整脈・振戦・頭痛・悪心・咳・口腔咽頭刺激感・胸痛・筋痙攣・気管支攣縮・関節痛・高血糖があげられます[26]．

前述の2012年のコホート内症例対照研究[18]では新規のLABA使用が不整脈をRR 1.47（95％CI 1.01～2.15）に有意に増加しました．新規使用ではなくもともと使用している場合ではRR 1.06（95％CI 0.88～1.27）と増加しませんでした[18]．2015年の24件のRCT，計21,302人を対象としたSRでは致死的な心血管イベントは増えないという結果でした[27]．また2013年の重症～超重症COPD患者492人を追跡したコホート研究[28]では，対象となるような重症患者ではLABA使用によって死亡がHR 0.76（95％CI 0.61～0.94）に低下したという報告もあります．

これらの研究結果からは**新規でLABAを開始する際には不整脈に注意**することが必要です．

5）吸入ステロイド（ICS）

a) 薬剤名（商品名）

ベクロメタゾンプロピオン酸エステル（キュバール™）・フルチカゾンプロピオン酸エステル（フルタイド®）・ブデソニド（パルミコート®）・シクレソニド（オルベスコ®）・モメタゾンフランカルボン酸エステル（アズマネックス®）・フルチカゾンフランカルボン酸エステル（アニュイティ®）がありますが，本邦では単剤での保険適用がある吸入薬はありません．

b) 効果

ICS全体のプラセボとの比較は2012年のコクランレビュー[29]で55のRCTから16,154人を対象として検討されています．この研究にはベクロメタゾン・フルチカゾン・ブデソニド・モメタゾン・トリアムシノロンがICS群として含まれており，アウトカムの評価はベクロメタゾン1,000μg相当でそれ以上か未満かに分けて検討されています（表4）．これではベクロメタ

表4 ◆ 吸入ステロイド（ICS）に関するエビデンス

	FEV₁	QOL ・SGRQスコア ・SGRQスコア4点 　以上の改善	増悪	死亡	重篤な副作用
ベクロメタゾン1,000μg 相当未満	1.71 mL （−5.66〜9.07）	—	0.88 （0.67〜1.16）		肺炎 OR 0.78（0.43〜1.45） 口腔カンジダ OR 2.94（1.93〜4.46） 嗄声・発声困難 OR 1.81（1.16〜2.84）
ベクロメタゾン1,000μg 相当以上	11.58 mL （4.57〜18.60）	MD −1.22 （−1.83〜−0.60）	0.80 （0.65〜0.98）		肺炎 OR 1.66（1.38〜2.00） 口腔カンジダ OR 2.47（1.74〜3.49） 嗄声・発声困難 OR 2.11（1.32〜3.36）
ベクロメタゾン全体	6.88 mL （1.8〜11.96）	MD −1.22 （−1.83〜−0.60）	0.83 （0.70〜0.98）	OR 0.98 （0.83〜1.16）	肺炎 OR 1.56（1.30〜1.86） 口腔カンジダ OR 2.65（2.03〜3.46） 嗄声・発声困難 OR 1.95（1.41〜2.70）

（文献29を参考に作成）

ゾン1,000μg以上投与群で，増悪が−0.26回/人年減少，QOL改善，FEV₁増加といった効果が有意に認められました．これらはベクロメタゾン1,000μg未満投与群では効果はありませんでした．死亡の減少は証明されていません．ICSの効果を検討した代表的なRCTはLABAと同様に2007年のTORCH試験[24]です．この研究は重症のCOPD患者6,112人をサルメテロール吸入，フルチカゾン吸入，サルメテロール・フルチカゾン吸入併用，プラセボに割り付けたRCTです．フルチカゾン吸入がプラセボと比較して，中等症〜重症の増悪率がRR 0.82（95％CI 0.76〜0.89）と低く，FEV₁は47 mL（95％CI 31〜64）増加し，QOLを示すSGRQは−2.0点（95％CI −2.9〜−1.0）改善しました．死亡に対しての効果はありませんでした．

c）副作用

前述の2012年のコクランレビュー[29]ではICS吸入による副作用で口腔カンジダ症がOR 2.65（95％CI 2.03〜3.46），嗄声や発声困難がOR 1.95（95％CI 1.41〜2.70），紫斑がOR 1.63（95％CI 1.31〜2.03）に有意に増加しました．さらにベクロメタゾン1,000μg以上投与群では咽頭違和感がOR 1.65（95％CI 1.01〜2.69），肺炎がOR 1.66（95％CI 1.38〜2.00）に有意に増加しました．TORCH試験[24]でも，3年間の追跡期間内でフルチカゾン吸入群の18％に肺炎が発症し，これはプラセボ群の12.3％と比べ有意に増加していました．

❸ 吸入薬の組合わせ効果のエビデンス

1）1剤吸入 〜LABA vs LAMA vs ICS〜

プラセボに対する3剤の効果について前述の2014年に発表されたコクランのネットワーク・メタアナリシス[25]で比較されています．QOLに関するSGRQに対する効果は，大きいものからLAMA −2.63点（−3.53〜−1.97），LABA −2.29点（−3.18〜−1.53），ICS −2.0点（−3.06〜−0.87）でした．FEV₁についても効果が大きい順に，LAMA 103.5 mL（81.8〜124.9），LABA 99.4 mL（72.0〜127.8），ICS 65.4 mL（33.1〜96.9）でした．このようにQOL，呼吸機能の改善ではLAMA＞LABA＞ICSとなります．LABAとLAMAを比較した別のSR[30]でも同様の結果でした．

これまでに述べた各薬剤の効果を見ると，増悪や死亡などのアウトカムに対しての効果はそこまで大きな違いはなさそうです．ここで述べた内容と副作用を考慮するとLAMA＞LABA＞ICSとなりそうです．

2）2剤吸入 〜LABA/LAMA vs ICS/LABA〜

本邦で使用可能なLABA/LAMA合剤は，以下の3剤です．

- インダカテロール/グリコピロニウム（ウルティブロ®）
- ビランテロール/ウメクリジニウム（アノーロ®）
- オロダテロール/チオトロピウム（スピオルト®）

一方，ICS/LABA合剤は，以下の4剤です．

- フルチカゾンプロピオン酸エステル/サルメテロール（アドエア®）
- ブデソニド/ホルモテロール（シムビコート®）
- フルチカゾンプロピオン酸エステル/ホルモテロール（フルティフォーム®）
- フルチカゾンフランカルボン酸エステル/ビランテロール（レルベア®）

LABA/LAMAとICS/LABAの効果を比較した2017年のコクランレビュー[31]（11件の研究からなる計9,839人を対象）があります．LABA/LAMAがICS/LABAと比べ，増悪はOR 0.82（0.7〜0.96）に減少，FEV_1は80 mL（95％ CI 60〜90）増加，肺炎はOR 0.57（95％ CI 0.42〜0.79）に減少，臨床的に有意なQOL上昇はOR 1.25（95％ CI 1.09〜1.44）に増加しました．死亡，QOLを評価するSGRQの点数，副作用は有意差がありませんでした．LABA/LAMAの薬剤ごとにみると増悪に関してはインダカテロール/グリコピロニウムはOR 0.72（0.63〜0.83）と有意な効果がありましたが，ビランテロール/ウメクリジニウムは有意差がありませんでした．QOLも同様の結果でした．FEV_1や副作用には違いはありませんでした．

これらの結果からはLABA/LAMA＞ICS/LABAで効果は高く，副作用は少ないようです．LABA/LAMA合剤同士の比較はなく，さらなる試験が必要かと思われます．

3）3剤吸入 〜LABA/LAMA/ICS〜

COPD患者への3剤吸入の効果については2016年のコクランレビュー[32]で検討されています．3剤併用と2剤併用を比較した研究は重症〜超重症COPD患者90人を対象としたRCT 1件しかなく，LAMA/LABA/ICS群はLABA/ICS群と比べ，FEV_1は50 mL（95％ CI 0〜90）改善させました．死亡率は，組み入れられた研究には死亡者がおらず検討できていません．副作用について有意差はありませんでしたが，OR 2.75（95％ CI 0.93〜8.10）と増やす傾向にありました．2011年のコクランレビュー[33]ではLAMA/LABA/ICSのLAMA/LABAに対する効果が検討されています．このSRで組み入れられた研究は293人の中等症〜重症COPD患者を対象としたRCT 1つだけでした．死亡，増悪，入院，QOL，肺炎，副作用においてLAMA/

LABA/ICSとLAMA/LABAでは差はありませんでした．

その後2016年に発表されたTRILOGY試験[34]ではLABA/ICSに対するLAMAの上乗せ効果を検討した重症〜超重症COPD患者1,368人を対象としたRCTです．この研究では3者併用療法はLABA/ICSに比べて，臨床的に有意なQOL上昇がOR 1.52（95％CI 1.12〜1.91），臨床的に有意な呼吸困難改善がOR 1.28（95％CI 1.03〜1.59），中等度〜重度の年間増悪がRR 0.77（95％CI 0.65〜0.92），100 mL以上のFEV$_1$上昇がOR 2.3（95％CI 1.92〜2.91）にそれぞれ有意に改善しました．副作用に違いはありませんでした．

これらのエビデンスからは，**超重症に限っていえばLAMA/LABA/ICSの3剤併用療法は効果がありそうです**．

❹ 実際の診療での使い方

これまでのエビデンス等をふまえるとまずはSAMAまたはSABAの頓用吸入から開始し，増悪の予防の観点からするとLAMAの定期吸入，次にLAMA＋LABAの2剤吸入，最後にLAMA＋LABA＋ICSの3剤吸入が望ましいでしょう．

そういった点では治療方針の概要はGOLD 2018年の推奨に準拠します．GOLD分類は表1のなかでもとり上げましたが，症状と増悪のリスクからABCDにグループ化します．Aが軽症で，Dが重症です．病期が上がるにつれ，定期吸入も推奨されていきます．

また，LAMAに関してはエビデンスが多く増悪を予防できる可能性のあるチオトロピウムが，LABAに関しては同様の理由でサルメテロール，あるいは1日1回吸入ですむインダカテロールが望ましいと考えます．

【GOLDのグループに応じた実際の処方】

- グループA
  メプチンエアー®10μg吸入100回　1回2吸入　頓用
- グループB
  スピリーバ®2.5μgレスピマット®60吸入　1日1回　1回2吸入
- グループC
  ・スピリーバ®2.5μgレスピマット®60吸入　1日1回　1回2吸入
  　＋セレベント®50ディスカス®　1日2回　1回1吸入
  ・スピリーバ®2.5μgレスピマット®60吸入　1日1回　1回2吸入
  　＋オンブレス®吸入用カプセル150μg　1回1カプセル（150μg）　1日1回
- グループD
  スピリーバ®2.5μgレスピマット®60吸入　1日1回　1回2吸入
  　＋アドエア®250ディスカス®60吸入　1日2回　1回1吸入

患者さんの経過・その後

mMRSスコアは2点で，増悪の既往はなかった．GOLDグループBと判断しスピリーバ®レスピマット®の吸入を開始した．吸入開始後息切れは改善を認めた．禁煙の必要性についても改めて説明し，本人の希望もあり禁煙外来の通院も開始となった．

まとめ

以上，吸入薬の効果についての診療ガイドラインでの記載やエビデンスについて紹介しました．何をどれぐらい使えばどのアウトカムに対してどれくらいの効果が得られるか，副作用として気をつけるべきことは何かを意識しましょう．ぜひ明日からの診療に使っていただければと思います．

文献

1) 「COPD（慢性閉塞性肺疾患）診断と治療のためのガイドライン2018［第5版］」（日本呼吸器学会COPDガイドライン第5版作成委員会/編），メディカルレビュー社，2018
2) Global Initiative for Chronic Obstructive Lung Disease (GOLD)：Global strategy for the diagnosis, management, and prevention of chronic obstructive pulmonary disease 2018 report　http://goldcopd.org
3) National Institute for Health and Care Excellence (NICE)：Chronic obstructive pulmonary disease in over 16s：diagnosis and management. 2010　https://www.nice.org.uk/guidance/CG101/evidence
4) Qaseem A, et al：Diagnosis and management of stable chronic obstructive pulmonary disease: a clinical practice guideline update from the American College of Physicians, American College of Chest Physicians, American Thoracic Society, and European Respiratory Society. Ann Intern Med, 155：179-191, 2011
5) 内田章文，他：新しい治療薬の位置付けと使い方．日本呼吸器学会雑誌，3：358-365，2014
6) Anthonisen NR, et al：Effects of smoking intervention and the use of an inhaled anticholinergic bronchodilator on the rate of decline of FEV1. The Lung Health Study. JAMA, 272：1497-1505, 1994
7) Appleton S, et al：Ipratropium bromide versus short acting beta-2 agonists for stable chronic obstructive pulmonary disease. Cochrane Database Syst Rev, (2)：CD001387, 2006
8) Singh S, et al：Inhaled anticholinergics and risk of major adverse cardiovascular events in patients with chronic obstructive pulmonary disease: a systematic review and meta-analysis. JAMA, 300：1439-1450, 2008
9) Karner C, et al：Tiotropium versus placebo for chronic obstructive pulmonary disease. Cochrane Database Syst Rev, (7)：CD009285, 2014
10) Ni H, et al：Aclidinium bromide for stable chronic obstructive pulmonary disease. Cochrane Database Syst Rev, (9)：CD010509, 2014
11) Ni H, et al：Umeclidinium bromide versus placebo for people with chronic obstructive pulmonary disease (COPD). Cochrane Database Syst Rev, 6：CD011897, 2017
12) D'Urzo A, et al：Efficacy and safety of once-daily NVA237 in patients with moderate-to-severe COPD: the GLOW1 trial. Respir Res, 12：156, 2011
13) Tashkin DP, et al：A 4-year trial of tiotropium in chronic obstructive pulmonary disease. N Engl J Med, 359：1543-1554, 2008
14) Ferguson GT, et al：Long-term safety of glycopyrrolate/eFlow®CS in moderate-to-very-severe COPD：Results from the Glycopyrrolate for Obstructive Lung Disease via Electronic Nebulizer (GOLDEN) 5 randomized study. Respir Med, 132：251-260, 2017
15) Wise RA, et al：Tiotropium Respimat inhaler and the risk of death in COPD. N Engl J Med, 369：1491-1501, 2013
16) FDA review does not support association between tiotropium (Spiriva) dry powder inhalation (HandiHaler) and increased risk of stroke, myocardial infarction, or cardiovascular death：FDA Press Release 2010 Jan 14
17) Sestini P, et al：Short-acting beta 2 agonists for stable chronic obstructive pulmonary disease. Cochrane Database Syst Rev, (4)：CD001495, 2002

18) Wilchesky M, et al：Bronchodilator use and the risk of arrhythmia in COPD: part 2: reassessment in the larger Quebec cohort. Chest, 142：305-311, 2012
19) Kew KM, et al：Long-acting beta2-agonists for chronic obstructive pulmonary disease. Cochrane Database Syst Rev, (10)：CD010177, 2013
20) Campbell M, et al：Formoterol for maintenance and as-needed treatment of chronic obstructive pulmonary disease. Respir Med, 99：1511-1520, 2005
21) Geake JB, et al：Indacaterol, a once-daily beta2-agonist, versus twice-daily beta-agonists or placebo for chronic obstructive pulmonary disease. Cochrane Database Syst Rev, 1：CD010139, 2015
22) Ichinose M, et al：Efficacy and safety of the long-acting β 2-agonist olodaterol over 4 weeks in Japanese patients with chronic obstructive pulmonary disease. Int J Chron Obstruct Pulmon Dis, 10：1673-1683, 2015
23) Hanania NA, et al：The efficacy and safety of the novel long-acting β 2 agonist vilanterol in patients with COPD: a randomized placebo-controlled trial. Chest, 142：119-127, 2012
24) Calverley PM, et al：Salmeterol and fluticasone propionate and survival in chronic obstructive pulmonary disease. N Engl J Med, 356：775-789, 2007
25) Kew KM, et al：Long-acting inhaled therapy (beta-agonists, anticholinergics and steroids) for COPD: a network meta-analysis. Cochrane Database Syst Rev, (3)：CD010844, 2014
26) セレベント® 医薬品インタビューフォーム．2016年10月改訂（第11版）
27) Xia N, et al：Inhaled Long-Acting β 2-Agonists Do Not Increase Fatal Cardiovascular Adverse Events in COPD: A Meta-Analysis. PLoS One, 10：e0137904, 2015
28) Horita N, et al：Long-acting beta-agonists reduce mortality of patients with severe and very severe chronic obstructive pulmonary disease: a propensity score matching study. Respir Res, 14：62, 2013
29) Yang IA, et al：Inhaled corticosteroids for stable chronic obstructive pulmonary disease. Cochrane Database Syst Rev, (7)：CD002991, 2012
30) Chong J, et al：Tiotropium versus long-acting beta-agonists for stable chronic obstructive pulmonary disease. Cochrane Database Syst Rev, (9)：CD009157, 2012
31) Horita N, et al：Long-acting muscarinic antagonist (LAMA) plus long-acting beta-agonist (LABA) versus LABA plus inhaled corticosteroid (ICS) for stable chronic obstructive pulmonary disease (COPD). Cochrane Database Syst Rev, 2：CD012066, 2017
32) Rojas-Reyes MX, et al：Combination inhaled steroid and long-acting beta-agonist in addition to tiotropium versus tiotropium or combination alone for chronic obstructive pulmonary disease. Cochrane Database Syst Rev, (6)：CD008532, 2016
33) Karner C & Cates CJ：The effect of adding inhaled corticosteroids to tiotropium and long-acting beta(2)-agonists for chronic obstructive pulmonary disease. Cochrane Database Syst Rev, (9)：CD009039, 2011
34) Singh D, et al：Single inhaler triple therapy versus inhaled corticosteroid plus long-acting β 2-agonist therapy for chronic obstructive pulmonary disease (TRILOGY): a double-blind, parallel group, randomised controlled trial. Lancet, 388：963-973, 2016

プロフィール

齋藤浩史 *Hirofumi Saito*

東京北医療センター　総合診療科
今の職場になり3年ですが，日々学びに絶えません．残りの研修期間を有意義に過ごしていきたいです．

岡田　悟 *Satoru Okada*

東京北医療センター　総合診療科
プロフィールはp.652参照．

南郷栄秀 *Eishu Nango*

東京北医療センター　総合診療科
若い頃は私も手技がやりたいと思っていましたし，父親譲りで手先も器用な方でした．ただ，それ以上に患者さんとおしゃべりすることが好きでした．患者さんの話を聴くことで，その人の生活や人生を知ることができるのは，普通の人にはなかなか得られない貴重なことです．

特集 今すぐ使える！エビデンスに基づいたCOPD診療

COPDの治療

安定期COPDの治療②
吸入薬以外の薬剤の使い方

羽角勇紀，岡田 悟，南郷栄秀

Point

- テオフィリン，去痰薬，抗菌薬はルーチンでの使用は推奨されない
- 吸入薬が使用できないときに，貼付薬や経口薬の使用を検討する
- 患者さんの生活背景を意識して，薬剤の選択を考える

Keyword ▶ テオフィリン　　去痰薬　　抗菌薬　　LABA貼付薬　　経口ステロイド

はじめに

　他稿にもあるように，COPDの治療の基本は吸入薬です．しかし，高齢者を診療する機会が多い総合診療医にとって「吸入薬」というデバイスがネックになったという経験も多いのではないのでしょうか．また，なかには吸入薬のみでは症状のコントロールが困難である症例や，適切に吸入を行っていても増悪をくり返してしまう状況に直面することも少なくありません．
　ここでは，難治例に対して吸入薬と併用しうる薬剤の代表例として，テオフィリン・去痰薬・抗菌薬について，また，吸入が難しい患者さんにおける長時間作用性β_2刺激薬（LABA）貼付薬，経口ステロイドの使用法について，安定期COPDにおけるエビデンスをふまえつつ考えていきたいと思います．

> **今回の患者さん**
>
> 　新垣さん（仮名）．87歳男性．糖尿病，脂質異常症の既往があり，長年COPDに対して吸入薬（LABA/ICS合剤）を使用している．最近は認知症が進行しており，ここ数年は1年に1回以上上気道炎や肺炎を契機にしたCOPD増悪で入院をくり返している．今回急性期の治療が終わりつつあるところで，病棟薬剤師から，吸入薬をしっかり吸うことができていないようであることが伝えられた．本人は吸入できていると思っているが，喀痰が増えていることを気にしている．

① テオフィリン（メチルキサンチン）製剤

テオフィリンは，自然界ではカカオ豆や茶葉に含まれる苦み成分として知られています（コーヒーが気管支喘息の症状緩和に効果があるというのは，経験的に古くから知られていたようです）．薬効薬理はいまだ不明な部分も多いですが，ホスホジエステラーゼ（PDE）に対する非特異的阻害作用により細胞内cAMP濃度を増大させ，気管支拡張作用，抗炎症作用を発揮すると考えられています．しかし，血中濃度を測定する必要性や重大な副作用（痙攣や急性脳症など）の存在から，使用しにくい印象を受ける方も多いのではないでしょうか．

1）各国の診療ガイドラインでの推奨

2018年の日本のCOPDの診療ガイドライン（以下JRS-COPD 2018）[1]では，テオフィリンによるFEV_1の改善効果は吸入気管支拡張薬に比べて小さいですが（エビデンスA），サルメテロールに併用した場合の気管支拡張作用の上乗せ効果が報告されています（エビデンスB）．また，近年テオフィリンによるCOPDの増悪抑制効果が報告されました．しかし，サルメテロール／フルチカゾン使用下の条件ではその効果は否定的である（エビデンスA）と示され，LAMAやLABAを使用したうえで使用を考慮するアルゴリズムを記載していますが，明確な推奨基準は示していません．

英国の診療ガイドラインNICE 2010[2]では，同様に短時間作用型気管支拡張薬や長時間作用型気管支拡張薬を使用しても症状が残存する患者さん，および吸入療法を使用することが困難な患者さんでのみ，血漿中レベルと相互作用をモニターしながら使用すべきである（Grade D）と記載されています．国際的な診療ガイドラインのGOLD 2018[3]でも，テオフィリンは他の長時間作用性気管支拡張薬が使用できない，または費用負担が大きい場合以外は推奨されない（エビデンスB）と記載されています．やや異なる角度からの記載ですが，米国のICSI 2016[4]では，プライマリ・ケア領域におけるテオフィリンの使用は呼吸器内科医へのコンサルテーションを前提とすることを推奨しています．

2）エビデンス

a）効果

2002年に発表された20件のランダム化比較試験（RCT）のコクランレビュー[5]では，安定したCOPDではプラセボ群と比較して1秒量（以下FEV_1），努力性肺活量（以下FVC）をそれぞれ100 mL（95％ CI 40〜160 mL），210 mL（95％ CI 100〜320 mL）有意に改善しましたが，歩行距離や呼吸困難，COPDの増悪については差がありませんでした．同年の854人のCOPD患者を対象とした非盲検化RCT[6]においては，テオフィリン群でプラセボ群と比較し追加治療を要す中等度の増悪と入院を要す重症の増悪が有意に減少しました（テオフィリン2.8％ vs プラセボ9.1％）．最新のシステマティックレビュー（SR）は2016年に発表されたもので，7件のRCTのメタアナリシス[7]で，テオフィリンは死亡をハザード比（HR）1.07（95％ CI 1.04〜1.18）倍増やしていました．

テオフィリンの血中濃度によらない低用量投与法の効果も検討されています．2006年の二重盲検法によるRCT[8]では，もともと他の薬剤を使用していない110人の軽症COPD患者において，テオフィリン100 mg/日の低用量投与がプラセボと比べて，増悪の頻度，増悪の日数，追加治療を要する頻度が有意に減少しました．しかし，2016年のRCT[9]では，重症COPDでICS＋LABAを使用している70人の患者において，テオフィリン100 mg/日投与群とプラセボ群間で増悪頻度に有意差はありませんでした．

注意点としては，上記の研究はいずれも脱落が非常に多く，結果の信憑性が高くはないこと，また，観察期間は12カ月であり，さらなる長期間の効果は不明です．

b）副作用

前述の2002年のコクランレビュー[5]では，テオフィリン投与群はプラセボ群と比較して，嘔気がリスク比（RR）7.67（95％ CI 1.47〜39.94）に有意に増加しました．また同年のRCT[6]では，テオフィリン投与群で頭痛，不眠症，胃腸症，腹痛，振戦，嘔気，嘔吐などの副作用が全体的に多く，特に嘔気は15％に認められました．研究からの脱落も副作用に関連したものが多い結果でした．

3）実際の診療では

上記のエビデンスからは呼吸機能は改善しますが，増悪やQOLは改善させるとはいえず，死亡はむしろ増えます．低用量投与法に関しては研究結果が一貫しておらず，効果は不明です．他の薬剤との相互作用も多く，脱落をきたすような副作用が有意に増えている点も重要です．

テオフィリンの血中濃度は特定薬剤治療管理料が月1回算定できますので，血中濃度が安定するまでは，月1回の定期受診ごとに測定するとよいでしょう．

以前はCOPD増悪時にテオフィリンの持続点滴が行われていたことがありましたが，効果が否定的で副作用が増えることから，現在は使用するべきではないとされています．

➡ ここが総合診療のポイント

- 原則としてテオフィリンの使用は勧められない
- 発症早期からの使用はせず，**LAMAとLABAを使用してもコントロールが不良な中等症〜重症COPD患者，または吸入ができないCOPD患者**に対して使用を検討する
- 併用薬剤（抗菌薬，制酸薬，抗けいれん薬）に注意する
- 副作用（嘔気・嘔吐，頭痛，振戦，動悸など）が起こっていないか確認する
- 安定していれば6〜12カ月ごとに，また入院時に血中濃度を測定し用量を調節する（血中濃度は8〜12μg/mLを目標とし，20μg/mLは越えないようにする）

処方例　テオフィリン徐放錠（テオドール®）1回200 mg　1日2回（朝夕食後），適宜血中濃度に合わせて調整

適応病名　気管支喘息，喘息性（様）気管支炎，慢性気管支炎，肺気腫（慢性閉塞性肺疾患はない）

> **併用注意薬** （添付文書より抜粋）
> - テオフィリンの血中濃度を上昇させる薬剤
>   抗菌薬（キノロン系，マクロライド系），抗真菌薬（フルコナゾール），抗ウイルス薬（アシクロビル），H₂阻害薬（シメチジン），循環作動薬（アミオダロン，メキシレチン，ベラパミル，ジルチアゼム），アロプリノール
> - テオフィリンの血中濃度を低下させる薬剤
>   抗けいれん薬（フェノバルビタール，フェニトイン，カルバマゼピン），PPI（ランソプラゾール），タバコ（※禁煙によりテオフィリンの中毒症状が出ることがあります）

❷ 去痰薬

　COPD患者の多くはタバコ煙などの有害物質の刺激により，杯細胞の過形成の気管支粘膜下腺の造成が生じて粘液が過分泌されることで喀痰が増加します[1]．代表的な去痰薬は4種類，カルボシステイン（ムコダイン®），アンブロキソール塩酸塩（ムコソルバン®），N-アセチルシステイン（NAC，ムコフィリン®），ブロムヘキシン塩酸塩（ビソルボン®）があります．カルボシステインは分泌細胞正常化薬・気道粘液修復薬と呼ばれ，粘液の過剰産生を防ぎ喀痰の性状を正常化することで，さらさらとした量の多い喀痰に対して効果があります．また，アンブロキソール塩酸塩は気道粘膜潤滑薬と呼ばれ，肺サーファクタントの分泌を促しキレの悪い喀痰の排痰を促します．NACは痰の成分のジスルフィド結合を分解することで粘稠度を下げる薬剤，ブロムヘキシン塩酸塩は酸性糖蛋白の線維網を融解したり繊毛運動を亢進させたりする働きもありますが，主体は気道分泌促進作用です．

1）各国の診療ガイドラインでの推奨 (表1)

　JRS-COPD 2018[1]では，増悪歴のあるCOPD患者に対するカルボシステインと中等度〜重度のCOPD患者に対するNACはCOPDの増悪頻度を減少させるという研究結果が記載されていますが，RCTのメタアナリシスでは試験により効果が一定しないとされ，また，気道分泌物の粘稠度を低下させる喀痰調整薬はCOPD増悪の抑制効果についてのエビデンスが十分でないと記載されています．

　NICE 2010[2]では，去痰薬は慢性的な湿性咳嗽がある患者さんに考慮し（Grade B），実際に使用してみて症状の改善があるなら継続すること（Grade D）を推奨しています．ただし，安定したCOPDに対して増悪を予防するためにルーチンで去痰薬を使用するべきではないと記載があります．

　GOLD 2018[3]でも同様に，カルボシステインやNACなどの去痰薬がCOPD増悪を減らすとしていますが，対象患者を決定するのに有益なデータは乏しいと記しています．

2）エビデンス (表1, 表2)

a）効果

　最新のSRは34研究を組み入れ，計9,367人を対象とした2015年のコクランレビュー[10]ですが，去痰薬はプラセボと比較して，増悪がない患者がオッズ比（OR）1.75（95％CI 1.57

表1 ◆ 各国の診療ガイドラインにおける各製剤の推奨

	テオフィリン	去痰薬	抗菌薬	LABA貼付薬	経口ステロイド
NICE 2010[2]	● 短時間作用性気管支拡張薬と長時間作用性気管支拡張薬を試したあとか吸入治療が使用できない患者でのみテオフィリンを用いるべきである（Grade D） ● 高齢者では薬物動態が異なり，併存疾患と他の薬剤の使用が増えるため，テオフィリンの使用にあたっては特に注意が必要である（Grade D） ● テオフィリンを用いた治療の効果は症状，ADL，運動耐容能，肺機能の改善で評価されるべきである（Grade D） ● マクロライドやキノロン系抗菌薬（や相互作用が知られているその他の薬剤）が処方されているならば，増悪時にテオフィリンの容量を減らすべきである（Grade D）	● 慢性的な湿性咳嗽を伴う患者では去痰薬を考慮すべきである（Grade B） ● 使用して症状が改善するならば去痰薬の治療を継続すべきである（Grade D） ● 安定した患者の増悪を予防するために，去痰薬をルーチンでは使用しない（推奨度記載なし）	● 予防的な抗菌薬を使用するエビデンスは十分ではない（Grade D）	● 記載なし	● 維持療法としての使用は通常推奨されない，進行したCOPD患者では，増悪を予防できない時に継続的に経口ステロイドの使用を要するかもしれず，その場合はできる限り低用量で使用すべき（Grade D） ● 長期的な経口ステロイド投与患者には骨粗鬆症の発症に注意し適切な予防を講じるべきである．65歳以上ではモニタリングなしに予防薬を開始すべきである（Grade D）
GOLD 2018[3]	テオフィリンは他の長時間作用性気管支拡張薬が使用できないまたは非負担が大きい場合以外は推奨されない（エビデンスB）	吸入ステロイドを使用していないCOPD患者では，カルボシステインやNアセチルシステインなどの去痰薬の通常使用は増悪を減らし，健康状態を少しよくする．	● 長期間のアジスロマイシンとエリスロマイシン治療は1年以上に渡って増悪を減らす（エビデンスA） ● アジスロマイシンによる治療は耐性菌（エビデンスA）と，聴力障害（エビデンスB）の発生率を増やすことに関連する	記載なし	● 経口ステロイドによる長期治療は推奨しない（エビデンスA）
ICSI 2016[4]	● プライマリケア領域での使用は，呼吸器内科へのコンサルテーションを要する ● 推奨度の記載はなし	記載なし	記載なし	記載なし	記載なし

〜1.94）で増加，入院がOR 0.68（95％CI 0.52〜0.89）と減少しました．また，QOLを示すSGRQは，プラセボ群と比較し−2.60点（95％CI −4.29〜−0.9）有意に減少しました．しかし，SGRQにおける臨床的に有意な差は4点以上といわれており，十分とはいえません．また，これらは異質性がいずれも高い結果でした．NICE 2010におけるSR[2]では，1カ月間の増悪の頻度を−0.03回（95％CI −0.04〜−0.03）とごくわずかに減少，増悪しない患者をRR 1.46（95％CI 1.34〜1.60）に増加させ，他に，FEV$_1$，1秒率，最大呼気流量を有意に改善しました．入院，SGRQ，副作用，死亡に有意差はありませんでした．しかし，これらの有意差についても異質性が強く，個々の研究の質が低いことが問題としてあげられます．

表2 ◆ 各薬剤の効果, 副作用

薬剤	増悪	QOL	呼吸機能	副作用	備考
テオフィリン	● 全体としては効果なし[5] ● 中等度〜重症の増悪頻度：減少（テオフィリン2.8% vs プラセボ9.1%）[6] ● 低用量使用では，頻度（回/年）：0.79 vs 1.70[7] 日数（日/年）：4.58 vs 12.47[7]	● 全体としては効果なし[5] ● 低用量使用では，SGRQスコア：MD −7.8点改善[7]	● FEV₁：WMD 100 mL（40〜160 mL）増加[5] ● FVC：WMD 210 mL（100〜320 mL）増加[5]	● 嘔気が15%に出現し[6]，RR 7.67（1.47〜39.94）増加[5] ● 頭痛，不眠症，胃腸症，腹痛，振戦，嘔気，嘔吐などがある[6]	死亡はHR 1.07（1.04〜1.18）と増加[a]
去痰薬	● 増悪のない患者数 OR 1.75（1.57〜1.94）増加[9] ● 1カ月間の増悪の頻度 −0.03回（−0.04〜−0.03）減少[2]	SGRQ：MD −2.60点（−4.29〜−0.9）改善[9]	研究終了時のFEV₁，%予測FEV₁，PEFRがSMD 0.18（0.06〜0.30）改善[2]	特になし	● 入院がOR 0.68（0.52〜0.89）減少[9] ● 死亡率の有意差を示すエビデンスはなし ● メタアナリシスはいずれも異質性が高い
抗菌薬	増悪の頻度：RR 0.58（0.43〜0.78）減少[12]	● SGRQ：−3.75点（2.0〜5.5）改善[13] ● 臨床的な有意とする4点以上改善した患者数：43% vs 36%で増加[14]	—	胃腸症状がOR 1.55（1.00〜2.39）増加[12] 下痢が19%[15] 聴力障害が25%[14]	入院や死亡率は減少せず
LABA貼付薬	—	SGRQ：ベースラインから−4.7点改善[16]	● ベースラインと比べFEV₁は改善[16] ● 改善の程度はLABA吸入群より有意に小さい[17]	—	LABA吸入薬との比較研究が2件のRCTしかない.
経口ステロイド	有意差を示すエビデンスなし	有意差を示すエビデンスなし	FEV₁を53.3 ml（22.2〜84.4）増加[18]	高血圧や高血糖が約4倍増加[18]	長期投与の研究はない

（ 〜 ）内は95%信頼区間，SMD：standardized mean difference，WMD：weighted mean difference.

次に，各去痰薬の代表的なRCTについてみていきます．2008年のPEACE試験[11]では，709人の中等症〜重症患者に対して，カルボシステイン1,500 mg/日を12カ月内服してもらうと，プラセボと比べ増悪率をRR 0.75倍（95% CI 0.62〜0.92）減らしました．また，2004年のAMETHIST試験[12]では中等症のCOPD患者242人に対するアンブロキソール150 mg/日投与はプラセボと比べ，症状，肺機能ともに有意差はありませんでした．しかし，サブグループ解析においてベースラインの症状スコアが高い重症群では，増悪がない患者が63% vs 38%と有意に増加しました．ただし，サブグループ解析における症例数が少ないこと，そもそもの患者集団の非喫煙者が約20%と多く（一般的にCOPD患者の喫煙率は約90%をふまえると）この結果を実際の診療にどれだけ外挿できるかわかりません．ブロムヘキシン塩酸塩は先のコクランレビューでは検討されていませんでしたが，237例の外来COPD患者を対照としたRCT[13]では，喀痰の量や性状，その他の呼吸器症状や聴診所見を改善させました．

b）副作用

効果を提示したいずれの研究においても，副作用，死亡における去痰薬投与群とプラセボ群間の有意差はありませんでした．ブロムヘキシン塩酸塩はアスピリン喘息の患者さんではビソ

ルボン®吸入液中のパラベンによって発作が悪化することがあるので喘息との合併患者では使用してはいけません．

3）実際の診療では

現時点でエビデンスは十分ではなく，去痰薬がどのような患者さんで有効か，またどの薬剤が優れた効果を示すのかは明確ではありませんが，上記のエビデンスからは増悪を減少させ，入院を減らす効果が期待できます．ただ，QOLや死亡にまでメリットがあるとはいえないのでルーチンでの使用は推奨しませんが，副作用の報告も目立たないことから，吸入薬などでコントロールが不良な場合や，喀痰症状が強い場合などに考慮してよいでしょう．

吸入製剤よりも内服製剤の方が利用しやすいので，作用機序から喀痰量が多い患者さんには粘液の過剰産生を抑えるカルボシステインを，キレの悪い喀痰にはアンブロキソール塩酸塩を使用するのがよいでしょう．NACはネブライザーがないと使用できませんし，ブロムヘキシン塩酸塩は喀痰の量が増えてしまうので，積極的にはお勧めできません．

> **ここが総合診療のポイント**
> - 安定したCOPDには去痰薬は使用しない
> - 増悪をくり返すCOPDや中等症〜重症のCOPDなど，**症状の強い患者に使用する**
> - 喀痰の特徴によって使い分ける
>   ・喀痰量が多い場合は粘液の産生を抑えるカルボシステイン
>   ・キレの悪い喀痰には肺サーファクタントの分泌を促すアンブロキソール塩酸塩か，痰のジスルフィド結合を分解するNACか，気道の分泌を促進するブロムヘキシン塩酸塩
> - NACはネブライザーがないと使用できない
> - 喀痰の量を増やすブロムヘキシン塩酸塩はなるべく使用しない（特に喘息患者）

処方例
- カルボシステイン（ムコダイン®）1回500 mg　1日3回
- アンブロキソール塩酸塩（ムコソルバン®）1回75 mg　1日2回
- N-アセチルシステイン（ムコフィリン®吸入液20％）1回1包をネブライザーで吸入
- ブロムヘキシン塩酸塩（ビソルボン®）

③ 抗菌薬

経口ステロイドと同様に，増悪時には頻繁に使用される抗菌薬ですが，一方で，マクロライドなどを慢性的に内服している患者さんにもよく遭遇します．慢性期の使用法はどのように考えられているのでしょうか．

1）各国の診療ガイドラインでの推奨

JRS-COPD 2018[1]では，マクロライドの少量長期内服を行うことで，気道炎症抑制作用，喀痰減少作用，細菌病原性抑制作用，抗ウイルス作用などにより増悪頻度の減少，入院回数の減少，QOLの改善効果があると記載されています．しかし，具体的な治療対象の記載はありません．

一方，NICE 2010[2]では，予防的な抗菌薬を推奨するエビデンスは十分ではない（Grade D）との記載にとどまります．GOLD 2018[3]でも，アジスロマイシンとエリスロマイシンの長期投与が増悪を減らすと示されていましたが，同時に耐性菌と聴力障害を増やすこともわかっており，積極的に使用するという推奨はありません．

2）エビデンス

2015年の最新のSR[14]では9つのRCT，計1,666人を対象としてマクロライドの効果が検討されており，マクロライド使用で増悪の頻度がRR 0.58（95％CI 0.43〜0.78）と低く，サブグループ解析では，クラリスロマイシンでは効果は証明されず，6〜12カ月間のエリスロマイシンもしくはアジスロマイシン投与群が効果を示していました．しかし，入院や死亡は減らず，副作用は腹痛や下痢などの胃腸症状が最も多く，抗菌薬投与でOR 1.55（95％CI 1.00〜2.39）に増加しました．2013年のコクランレビュー[15]ではマクロライドまたはモキシフロキサシンの効果が検討されており，2015年のSRとほぼ同様の結果に加えて，QOLのSGRQスコアを臨床的に有意と考えられる平均3.75点（95％CI 2.0〜5.5）改善させました．

代表的なRCTは，2011年の急性増悪で入院歴があり60％がHOTを使用している重症度の高いCOPD患者を対象としたもの[16]です．アジスロマイシン 250 mg/日がプラセボと比べ増悪の頻度をHR 0.73（95％CI 0.63〜0.84）と有意に減少させ，SGRQが4点以上改善した患者が有意に多い結果でした（43％ vs 36％）．副作用としては，聴力障害が有意に増加しました（アジスロマイシン25％ vs プラセボ20％）．他に，アジスロマイシン 500 mg 週3回投与の効果を検討した2014年のCOLUMBUS試験[17]でも増悪の頻度を有意に減らしました．この研究では副作用として下痢が有意に増加しました（アジスロマイシン19％ vs プラセボ2％）．

3）実際の診療では

前述のエビデンスからは増悪頻度の減少に対して効果はありそうですが，抗菌薬の長期投与では高度耐性菌が増加するリスクが容易に推測されます．細菌感染を考える場合には患者さん個人だけでなく，集団におけるデメリットを常に考える必要があります．またほとんどの研究で副作用が有意に増加していることを考慮すると，治療対象はやはりCOPDの通常治療を適切に行っていても増悪をくり返す患者さんに限られるでしょう．

胃腸障害は副作用としてよく知られていますが，聴力障害については外来で患者さんに問いかけ，注意深く経過観察することが必要です．また，肝障害やQT延長の有無を定期的に採血，心電図でフォローするとよいでしょう．

用法用量については，現時点で明確なコンセンサスはありませんが，効果が証明された研究の投与方法が参考になります．ただし，保険適用はありませんので，注意が必要です．

> **ここが総合診療のポイント**
> - 基本的に安定期COPDに抗菌薬は使用しない
> - 通常治療を適切に行っても**増悪をくり返すCOPD**，症状の強い患者さんに使用する
> - 耐性菌の発生，聴力障害に気をつける

処方例 アジスロマイシン（ジスロマック®）① 1回250 mg　1日1回24時間ごと or
② 1回500 mg　週に3回

❹ LABA貼付薬

　冒頭で述べたように，高齢者のCOPD患者において吸入器がうまく扱えない場合が往々にしてあります．LABAについては貼付薬という選択肢があり，これがもし吸入薬と同程度の効果があるのなら，服薬アドヒアランスの向上につながることが期待されますが，実際はどうなのでしょうか．

1）各国の診療ガイドラインでの推奨

　JRS-COPD 2018では，貼付薬ツロブテロールは吸入薬に比べて気管支拡張効果は劣るが，夜間症状の改善やORL改善に優れている可能性があり（エビデンスB），チオトロピウムへの併用で呼吸機能と症状の改善効果が認められた（エビデンスB）と記載されています．しかし，推奨は提示されていません．

　一方，NICE 2010，GOLD 2018，ICSI 2016にはLABA貼付薬についての記載はありません．

2）エビデンス

　LABA貼付薬とLABA吸入薬の効果を比較したSRは本稿執筆時点（2018年7月）では存在せず，2件のRCTがありました．1つは，中等症〜重症の92人のCOPD患者を対象に，ツロブテロールテープ2 mg貼付とサルメテロール100 μg/日吸入を比較した2005年のRCT[18]です．呼吸困難，呼吸機能は両群ともにベースラインから改善しましたが2群間に差はありませんでした．QOLはSGRQスコアで検討されており，ツロブテロールテープ群のみでベースラインから4.7点と臨床的に有意な改善を認めました．

　一方，中等症〜重症の11人のCOPD患者に対して上記RCTと同様の薬剤介入を行い投与後36時間までの呼吸機能の変化を比較した2008年のクロスオーバーRCT[19]では，いずれのアウトカムも両群ともにベースラインから改善しましたが，改善の度合いは吸入群で大きく，2群間で有意差がありました．

3）実際の診療では

　上記のように，エビデンスが十分に蓄積されているとはいえませんが，呼吸困難，QOL，呼吸機能の改善という点で効果はないわけではなさそうです．しかし貼付薬は吸入薬に比べ効果は劣ります．上記の研究ではアウトカムが限られており，増悪の頻度や死亡に対して効果があるかは不明です．現時点ではやはり吸入薬の使用を優先し，手技の問題でどうしても吸入が難しい場合は，呼吸困難などの有症状の患者さんのみに貼付薬を使用するのがよいでしょう．

　手技としては吸入薬より容易です．**"貼付部位の汚れなどを清潔に" "胸・背中・上腕にいずれかに貼付" "貼付後は手のひらで約10秒押さえる"** がポイントです．認知症があり剥がしてしまう方は介護者が背中に貼付するとよいです．

　また，貼付中に剥がれてしまう可能性があることが欠点です．対応としては，最高血中濃度到達は貼付8〜12時間後でその後の血中濃度の低下はゆるやかなので，基本的には，貼付後12時間経過していれば再貼付の必要はないでしょう．もちろん，常に高濃度を保っていないと容易に増悪を起こすような患者さんでは剥がれた時点で貼り直す場合もあるでしょう．

> **ここが総合診療のポイント**
> - LABA貼付薬は吸入薬よりも効果が劣るため，基本的に安定期COPDに抗菌薬は使用しない
> - **吸入ができない患者で代替治療**として用いる
> - 意図せず剥がれることがある

処方例　ツロブテロールテープ（ホクナリン®テープ）　1回2 mg　1回1枚貼付

❺ 経口ステロイド

　COPDの増悪に対する経口ステロイドの投与は一般的によく行われますが，安定した慢性期の患者さんに対してはどうでしょうか．詳細は他稿に譲りますが，ここでは，慢性期の安定したCOPDに対する経口ステロイドの使用法について考えていきましょう．

1）各国の診療ガイドラインでの推奨

　JRS-COPD 2018[1] では，慢性安定期の投与には有益性がなく，多くの副作用があるため推奨しておらず（エビデンスA），短期使用による気管支拡張効果も吸入ステロイド薬の長期効果と相関しないため，行うべきではないとしています．NICE 2010[2] とGOLD 2018[3] でも同様に，通常は慢性的な経口ステロイドの使用は推奨されず，使用しなければ次回の増悪を抑制できないときに限り，骨粗鬆症に留意し可能な限り少量で使用するべきとしています．

2）エビデンス

2005年のコクランレビュー[20] が24件のRCTを対象とした最新のSRです．これでは，経口ステロイド投与がプラセボと比較して，2週間後のFEV_1を53.3 mL（95% CI 22.2〜84.4 mL）増加させました．しかし低用量〔プレドニゾロン（PSL）10〜15 mg/日換算〕の使用では効果は示されず，高用量（PSL 30 mg/日換算）の使用でのみ効果が示されました．また，増悪や喘鳴，QOLや肺活量といった点において臨床的に有意な差はありませんでした．高血糖や高血圧に有意差はありませんが，いずれも約4倍に増える傾向でした．

残念ながら，長期間の経口ステロイドの効果を検討した研究はありませんでした．

3）実際の診療では

私たち総合診療医が外来で使いやすい低用量のステロイドの効果は証明されておらず，長期的な副作用のリスクが高いという点，また吸入薬の使用が難しいような患者では併存疾患が多いことを考えると，私たちが経口ステロイドを処方する場面はほぼないでしょう．本稿，他稿でとり上げた薬剤でも増悪をくり返す場合には呼吸器専門医に相談することが必要と考えます．

ここが総合診療のポイント

- 原則として，経口ステロイドは使用しない

患者さんの経過・その後

まずは薬剤師より，吸入薬の手技の確認・指導を行った．すると，適切な操作が難しく，吸い込む力が低下していることが判明した．そこで，LABAは貼付薬に変更することにした．ステロイドについては，経口薬への変更について本人・家族と相談し，併存疾患への影響のデメリットなどから行わないことにした．喀痰の増加に対して，ムコダイン®の内服を開始した．その後，増悪をくり返す場合にはテオフィリンの内服を検討する方針とした．

まとめ

コンセンサスの得られている薬剤があるのに，手技等の問題で使用できないというのは非常に悩ましく，筆者としてはもどかしくも思える状況です．しかし，そこはまさに総合診療医の力の見せどころです．併存症への影響を考慮しつつエビデンスをもとに代替薬を考え（bio-medical），患者さんの望む日常生活への思いを汲み（psychological），得られる介護力，生活環境を理解し（social），継続的に実現可能な提案を多職種と協働しながら考えていきましょう！

文献

1) 「COPD（慢性閉塞性肺疾患）診断と治療のためのガイドライン2018［第5版］」（日本呼吸器学会COPDガイドライン第5版作成委員会/編），日本呼吸器学会，2018
2) National Institute for Health and Care Excellence（NICE）：Chronic obstructive pulmonary disease in over 16s：diagnosis and management, 2010

3) Global Initiative for Chronic Obstructive Lung Disease (GOLD)：Global Strategy for the Diagnosis, Management, and Prevention of COPD. 2018
4) Institute for Clinical Systems Improvement (ICSI)：Diagnosis and Management of Chronic Obstructive Pulmonary Disease (COPD), 2016
5) Ram FS, et al：Oral theophylline for chronic obstructive pulmonary disease. Cochrane Database Syst Rev, (4)：CD003902, 2002
6) Rossi A, et al：Comparison of the efficacy, tolerability, and safety of formoterol dry powder and oral, slow-release theophylline in the treatment of COPD. Chest, 121：1058-1069, 2002
7) Horita N, et al：Chronic Use of Theophylline and Mortality in Chronic Obstructive Pulmonary Disease: A Meta-analysis. Arch Bronconeumol, 52：233-238, 2016
8) Zhou Y, et al：Positive benefits of theophylline in a randomized, double-blind, parallel-group, placebo-controlled study of low-dose, slow-release theophylline in the treatment of COPD for 1 year. Respirology, 11：603-610, 2006
9) Cosío BG, et al：Oral Low-dose Theophylline on Top of Inhaled Fluticasone-Salmeterol Does Not Reduce Exacerbations in Patients With Severe COPD: A Pilot Clinical Trial. Chest, 150：123-130, 2016
10) Poole P, et al：Mucolytic agents versus placebo for chronic bronchitis or chronic obstructive pulmonary disease. Cochrane Database Syst Rev, (7)：CD001287, 2015
11) Zheng JP, et al：Effect of carbocisteine on acute exacerbation of chronic obstructive pulmonary disease (PEACE Study): a randomised placebo-controlled study. Lancet, 371：2013-2018, 2008
12) Malerba M, et al：Effect of twelve-months therapy with oral ambroxol in preventing exacerbations in patients with COPD. Double-blind, randomized, multicenter, placebo-controlled study (the AMETHIST Trial). Pulm Pharmacol Ther, 17：27-34, 2004
13) Valenti S & Marenco G：Italian multicenter study on the treatment of chronic obstructive lung disease with bromhexine. A double-blind placebo-controlled trial. Respiration, 56：11-15, 1989
14) Ni W, et al：Prophylactic use of macrolide antibiotics for the prevention of chronic obstructive pulmonary disease exacerbation: a meta-analysis. PLoS One, 10：e0121257, 2015
15) Herath SC & Poole P：Prophylactic antibiotic therapy for chronic obstructive pulmonary disease (COPD). Cochrane Database Syst Rev, (11)：CD009764, 2013
16) Albert RK, et al：Azithromycin for prevention of exacerbations of COPD. N Engl J Med, 365：689-698, 2011
17) Uzun S, et al：Azithromycin maintenance treatment in patients with frequent exacerbations of chronic obstructive pulmonary disease (COLUMBUS): a randomised, double-blind, placebo-controlled trial. Lancet Respir Med, 2：361-368, 2014
18) Fukuchi Y, et al：Clinical efficacy and safety of transdermal tulobuterol in the treatment of stable COPD: an open-label comparison with inhaled salmeterol. Treat Respir Med, 4：447-455, 2005
19) Yamagata T, et al：Comparison of bronchodilatory properties of transdermal and inhaled long-acting beta 2-agonists. Pulm Pharmacol Ther, 21：160-165, 2008
20) Walters JA, et al：Oral corticosteroids for stable chronic obstructive pulmonary disease. Cochrane Database Syst Rev, (3)：CD005374, 2005

プロフィール

羽角勇紀 *Yuki Hasumi*

東京北医療センター 総合診療科
日々，BPSモデルを意識した日常診療を心がけています．そのなかで，bio-medicalの知識を常にアップデートしていくことは重要！と思いつつも，限られた時間のなかでそれを実行していくこともまた，難しいと感じる毎日です．EBMを上手に実践することで，患者さんの価値観に沿う診療を行っていけるように努力していきたいと思います．
ところで，当院のある赤羽はただの飲み屋街だと思っていないでしょうか．飲み屋街です．

岡田　悟 *Satoru Okada*

東京北医療センター 総合診療科
プロフィールはp.652参照．

南郷栄秀 *Eishu Nango*

東京北医療センター 総合診療科
最近，当院に見学に来る学生さんや研修医の先生には「10年後，20年後どこで何をやっていそうですか？」と聞くことにしています．特に新専門医制度が始まってから，先々を見据えることで，おのずと進路選択が決まると思います．

特集　今すぐ使える！エビデンスに基づいたCOPD診療

COPDの治療

安定期COPDの治療③
在宅酸素療法・非侵襲的陽圧換気療法

田所みどり，岡田　悟，南郷栄秀

Point

- COPD患者において，薬物治療でも症状がコントロールできないような重度の低酸素状態の患者では，長期酸素療法（LTOT）を行う
- NPPVは，有症状時や肺性心の徴候を示す高二酸化炭素血症，睡眠障害，増悪をくり返す患者に導入を考慮する

Keyword ▶ 　慢性呼吸不全　　在宅酸素療法（HOT）　　長期酸素療法（LTOT）
　　　　　　　非侵襲的陽圧換気療法（NPPV）

はじめに

　COPDでは，肺のガス交換が著しく低下し，その結果，呼吸不全をきたすことがあります．その不足した分を補うため，酸素を吸入するのが酸素療法です．「在宅酸素療法」は家庭で酸素吸入を行う療法であり，一般に**HOT**（home oxygen therapy）と呼ばれ，特に1日15時間以上の酸素投与は**長期酸素療法**（long-term oxygen therapy：LTOT）と呼ばれています．また，換気が障害され高二酸化炭素血症を呈した場合は，補助換気療法である非侵襲的陽圧換気療法（noninvasive positive pressure ventilation：NPPV）を行うこともできます．現在では，これらHOTやNPPVの導入により，患者さんの生活の質（quality of life：QOL）を保つことができるようになりました．

今回の患者さん

　84歳，女性．喫煙者であり，煙草を20歳から1日20本吸っている．COPDの診断で長時間作用性抗コリン薬，長時間作用性β_2刺激薬，ステロイド薬などの吸入を行っていたが，労作時の呼吸困難で趣味のゲートボールができなくなった．そのため意欲低下をきたし，あまり外出をしなくなってしまった．

1 在宅酸素療法

1) 対象患者は？

　　在宅酸素療法の対象疾患は，高度慢性呼吸不全例，肺高血圧症，慢性心不全，チアノーゼ型先天性心疾患および重度の群発頭痛です．

　　厚生労働省告示及び関係通知によれば，COPD患者に関しては「**高度慢性呼吸不全例のうち，動脈血酸素分圧（PaO_2）≦ 55 mmHgの者，及びPaO_2 ≦ 60 mmHgで睡眠時または運動負荷時に著しい低酸素血症をきたし，医師が在宅酸素療法を必要であると認めたもの**」が対象とされています．

2) 各国の診療ガイドラインでの推奨

　　表1に各国の診療ガイドインの在宅酸素療法についての記述・推奨を挙げます．日本呼吸器学会から2018年に発行された「COPD（慢性閉塞性肺疾患）診断と治療のためのガイドライン2018（第5版）」（JRS-COPD 2018）[1]では，「PaO_2 ≦ 55 Torr あるいは56〜60 Torrで，肺性心，右心不全や多血症を有するCOPD患者に対して，1日15時間以上のLTOT/HOTは，高度慢性呼吸不全を伴うCOPD患者の生命予後を改善する」として推奨しています．他の主要な診療ガイドラインも，おおむね似たような推奨になっています．

3) 効果についてのエビデンス

　　HOTの効果を検証したシステマティックレビュー（SR）としては，2005年のコクランレビュー[5]では6件の研究結果を解析しており，重症低酸素の患者さんでは5年後の死亡がオッズ比（OR）0.42（95％ CI 0.18〜0.98）に低下しました．しかし，軽症〜中等症の低酸素患者ではその効果は証明されませんでした．

　　代表的なランダム化比較試験（RCT）には，重症の低酸素患者を対象としたNOTT試験[6]，MRC試験[7]と，中等症の低酸素血症を示すCOPD患者へのHOTの効果を検討したLOTT試験[8]があります．

a) NOTT試験

　　NOTT試験[6]は重症低酸素のCOPD患者203人を対象として，終日の酸素療法と夜間を中心とした12時間のみの酸素療法の効果を比較したRCTです．平均19カ月間の追跡期間で総死亡が，夜間酸素投与群では40.2％と，終日酸素投与群の22.7％に比べて1.94倍に有意に増加しており，終日酸素投与を行った方が死亡率は低い結果でした．

b) MRC試験

　　MRC試験[7]はFEV_1が1.2L未満で安静時のPaO_2が40〜60 Torrの重症低酸素のCOPD患者87人を対象として，1日15時間以上の2 L/分のLTOTの効果をみたRCTです．これでは5年間の死亡がLTOT群で45％だったのに対して，酸素無投与群が67％で，LTOTでの有意な死亡減少効果がありました．

表1 ◆ 各国の診療ガイドラインにおける在宅酸素療法の記述・推奨

JRS-COPD 2018 (日本) (文献1より転載)	● PaO_2 ≦55 Torr あるいは56〜60 Torrで肺性心,右心不全や多血症を有するCOPD患者に対して1日15時間以上のLTOT/HOTは,高度慢性呼吸不全を伴うCOPD患者の生命予後を改善する（エビデンスA）．夜間のみのLTOTに比べ,携帯型酸素ボンベを併用して平均1日18時間のLTOTでは生命予後は改善する（エビデンスC） ● 慢性呼吸不全に対するLTOTの社会保険適用は,PaO_2≦55 Torrの患者,およびPaO_2＜60 Torrで,睡眠時または運動負荷時に著しい低酸素血症をきたす患者であって,医師がHOTを必要であると認めた患者である．導入時には動脈血ガス分析を少なくとも2回以上期間をあけて行う ● LTOTの導入にあたっては,有効と考えられる治療（薬物療法,呼吸リハビリテーションなど）が十分に行われている必要がある ● 患者および家族に対してLTOTの意義,目的および機器の安全な利用方法,機器の保守管理,災害・緊急時の対応,増悪の予防と対応,福祉制度の利用・医療費などについての説明や教育指導を十分に行う
GOLD 2018[2] (国際)	● 重度の慢性安静時低酸素動脈血症患者に対する長期間にわたる酸素療法は生存率を上げる（エビデンスA） ● 安定したCOPD患者や中等度の安静時や運動時に動脈血酸素化低下を引き起こす患者には,長期間酸素療法を行っても死亡までの時間や,入院までの期間,健康状態,肺機能,6分間歩行は短縮しない（エビデンスA） ● 海抜レベルでの安静時の酸素化レベルは後期での旅行時の重度の低酸素血症の発症を除外しない（エビデンスC）
NICE 2010[3] (英国)	● R59：臨床医は,COPD患者の不適切な酸素療法が呼吸抑制を引き起こす可能性があることを認識すべきである（Grade C） ● R60：LTOTの適応は,安定時でPaO_2が7.3 kPa（55 Torr）未満,あるいは安定時にPaO_2が7.3より大きく8kPa（60 Torr）未満で二次性多血症,夜間低酸素血症（動脈血酸素飽和度[SaO_2]90％未満の時間が30％以上）,末梢浮腫または肺高血圧症のいずれかのあるCOPD患者である（Grade A） ● R61：LTOT患者の利益を得るには,1日あたり少なくとも15時間補給酸素を使用すべきである．酸素を1日20時間受けている患者では,より大きな利益が見られる（Grade A） ● R62：酸素療法の必要性は以下の場合に評価する． ・非常に重度の気流閉塞（予測FEV_1＜30％）を有するすべての患者 ・チアノーゼ患者 ・末梢浮腫患者 ・頸静脈圧が上昇した患者 ・空気吸入下で酸素飽和度≦92％ ・重度の気流閉塞（予測FEV_1 30〜49％）を有する患者においても,評価が考慮されるべきである（Grade D） ● R63：LTOTの対象となるすべての患者が特定されるようにするには,すべての医療施設でパルスオキシメトリーを利用できるようにする必要がある（Grade D） ● R64：LTOTの患者の評価は,COPDが確実に診断され,最適な医療管理を受けていて安定している場合に,少なくとも3週間間隔で2回の動脈血ガスを測定して行うべきである（Grade D） ● R65：LTOTを受けている患者は,LTOTに精通した医師によって少なくとも年に1回評価されるべきであり,この評価にはパルスオキシメトリーが含まれるべきである（Grade D） ● R66：長期酸素療法のために自宅に設置して供給するために酸素濃縮器を使用すべきである（Grade D） ● R67：酸素療法を行う際にもし喫煙を続けるならば,火災や爆発の危険性について警告するべきである（Grade D）
ACP/ACCP/ATS/ERS 2011[4] (米国・欧州)	● 推奨7：ACP,ACCP,ATS,ERSは,重度の安静時低酸素血症（PaO_2≦55 mmHgまたはSpO_2≦88％）のCOPD患者には継続的な酸素療法を処方することを推奨する（Grade：強い推奨,中等度の質のエビデンス）

c) LOTT試験

LOTT試験[8]は，安静時SpO$_2$ 89～93％か6分間歩行で10秒以上SpO$_2$ 90％未満，しかし15秒以上80％未満にはなっていない中等症低酸素のCOPD患者738人を対象として，2 L/分のLTOTの効果を酸素投与なしと比較した2016年のRCTです．追跡期間中央値18.4カ月間で死亡や初回入院までの時間，増悪，増悪関連入院，QOL，肺機能，6分間歩行距離などでLTOTの効果は証明されませんでした．しかしこの研究は当初の計画ほど死亡が発生せず，症例数不足であることが指摘されています．

上記研究は死亡を主に検討したものですが，2016年のコクランレビュー[9]（44件のRCT，計1,195人を対象）では，低酸素なし～軽症低酸素のCOPD患者で，酸素投与の効果をnumerical rating scale（NRS，0～10ポイントの指標で呼吸困難であるほど点数が高くなる）で検討していました．その結果，酸素投与なしと比較して，LTOTはNRS 0.76点（95％ CI 0.50～1.01），労作時のみのHOT使用はNRS 0.71点（95％ CI 0.46～0.97）と，それぞれ有意に呼吸困難が改善しました．しかし，NRSの臨床的な有意な違いは1点以上とされているので，効果は微々たるものといわざるを得ません．

4）副作用

酸素投与時のCO$_2$ナルコーシスには注意が必要です．慢性期に高二酸化炭素血症を認めるCOPD患者では換気応答が低く，脳の酸素需要が低い状態で維持されています．そこに高濃度酸素を投与することにより，脳低酸素が解除されるとCO$_2$ナルコーシスに至る危険があり注意が必要です．また，酸素チューブにつまずくことでの転倒や，コンロやストーブ，煙草などの火元にチューブを近づけることでの火災に注意が必要です．

5）実際の診療では

上記エビデンスから，**重症低酸素患者や労作時呼吸困難がある患者さんはHOT導入のよい適応**になるでしょう．一方，低酸素血症が軽症で無症状の場合にはHOT導入のメリットは少ないと考えます．しかしCOPD患者では潜在的に低酸素血症があっても，患者さん自身が自然とADLを下げてしまうことで自覚症状が生じない場合もあり，真に症状がないかは病歴や運動耐容能も併せて評価する必要があります．HOTの導入基準は保険制度で規定されているため，JRS-COPD 2018[1]の基準を遵守します．

酸素濃縮装置等の使用中は，装置の周囲2 m以内には火気を置かないように，そして特に酸素吸入中には，**煙草を絶対に吸わないように**指導しましょう．

6）導入の流れ

HOTの導入は，一般的にa）～d）の流れで行われます．

a）病歴・検査

HOTの導入は，PaO$_2$や酸素飽和度（SpO$_2$）の値，動脈血液ガス検査，時間内歩行試験，お

よび自覚症状などで総合的に判断し，保険の範囲内で適応を決定します．

b）処方の決定

導入が決定すると，酸素流量や吸入時間を検討します．処方に合わせ，酸素濃縮装置を選定，携帯用酸素ボンベが必要かどうかを検討します．

> 【酸素投与量について】
> 安静時は酸素投与による**目標PaO_2を60 mmHg以上**とします．PaO_2が60～65 mmHg，SpO_2が88～92％であることが，一般的な酸素流量決定時の目標値と考えられます．**運動時の酸素流量はSpO_2をモニターしながら歩行試験を行い，SpO_2が90％以上を保つように決定**します．また低酸素血症の改善以外にも，運動耐応能の改善や呼吸困難の改善効果も考慮します．睡眠時は睡眠中のSpO_2を継続的にモニタリングし，投与量を決定します．

c）在宅療養の準備

HOTの必要性や療養上の注意点および機器類の管理内容や，夜間を含めた緊急時の対処方法について，医療機関より患者さんへ説明します．そして，HOTの導入について患者さんより了解を得られたら，業者へ連絡をします．

d）在宅療養の開始

HOTの開始日が決まると医療機関の指示に従い，業者が患者宅へ訪問し，機器の操作，お手入れ，緊急連絡先，定期点検などについて詳しく説明します．

毎月の指導

HOTは，月1回の外来または往診，訪問診療による指導管理が必要です．
指導内容は，カルテに記載する必要があります．

7）費用

HOT使用にかかる月額料金の例を以下に示します（例：酸素濃縮装置＋携帯用酸素ボンベを使用の場合）．

- 在宅酸素療法指導管理料：2,400点
- 酸素濃縮装置加算：4,000点
- 携帯用酸素ボンベ加算：880点
- 呼吸同調式デマンドバルブ加算：300点
- 在宅酸素療法材料加算：100点　　　　計：7,680点　3割負担なら23,040円／月

〔文献10より（平成30年7月現在）〕

8）HOT使用患者の交通機関での移動時の注意

鉄道，地下鉄，バス，船舶にもち込める酸素ボンベは2本までです．また船舶の際には危険物船舶運送及び貯蔵規則第4条により乗船前に船長の許可を受ける必要があり，乗船前にあらかじめ乗組員等に申し出ておかねばなりません．

航空機の場合は，国内線・国際線のいずれも在宅酸素療法用機器の使用は可能ですが，持ち込める酸素ボンベに条件が定められており，サイズや重量に制限が設けられています．診断書の書式が航空会社のサイトに掲載されていますので確認してください．また一部の国際線などで患者さん自身の酸素ボンベのもち込みを禁止している場合もありますので，事前に各航空会社の相談窓口に連絡をするのがよいです．また有料ですが，航空会社の用意する酸素ボンベの貸し出しサービスも行っています．

> **患者さんの経過・その後**
>
> 患者さんの動脈血ガス分析検査を施行すると室内気下でPaO₂ 50 mmHgであった．薬剤アドヒアランス良好であるにもかかわらず，低酸素があるということから，HOTの適応と判断し，導入を行った．労作時の呼吸困難は改善を認め，携帯型ボンベを使用しながらゲートボールもできるようになった．本人に笑顔が戻り，QOLの向上につながった．

❷ NPPVによる在宅人工呼吸療法

NPPVには持続陽圧呼吸療法（continuous positive airway pressure：CPAP），二相式気道陽圧法（bilevel positive airway pressure：BiPAP）があります．CPAPは気道開存の役目を果たしますが，換気補助ができません．BiPAPは呼気圧（expiratory positive airway pressure：EPAP）で気道開存し，吸気圧（inspiratory positive airway pressure：IPAP）との圧の差で圧補助（pressure support：PS）を行うことになります．

1）対象患者は？

NPPVの主な目的としては，呼吸筋疲労と睡眠呼吸障害などによる高二酸化炭素血症や低酸素血症の改善にあります．そのため，**呼吸困難，起床時の頭痛，過度の眠気等の症状や肺性心の徴候があり，高二酸化炭素血症をきたしている患者さんや夜間の低換気などの睡眠障害がある患者さん，高二酸化炭素血症を伴う増悪をくり返す患者さん**に導入を考慮します．具体的な日本での適応を**表2**[11]に示します．

2）他疾患の除外をする

NPPVを導入する前に症状が睡眠時無呼吸症候群（sleep apnea syndrome：SAS）由来の可能性があるため，ポリソムノグラフィー検査（polysomnography：PSG）で確認することが望ましいです．また，慢性心不全や肺高血圧をチェックするために心臓超音波検査をすることも必要になります．SASや慢性心不全がなければ夜間NPPVの適応となります．SASとCOPDを併存している場合にはオーバーラップ症候群と呼ばれ，この場合にはCOPD単独と比べ，死亡率，増悪率が高いと報告されています[12]．

表2 ◆ 日本でのNPPVの導入基準

1. あるいは2. に示すような自・他覚症状があり，3. の①〜③いずれかを満たす場合
1. 呼吸困難感，起床時の頭痛・頭重感，過度の眠気などの自覚症状がある
2. 体重増加・頸静脈の怒脹・下肢の浮腫などの肺性心の徴候
3. ① $PaCO_2 \geqq 55$ mmHg
    $PaCO_2$の評価は，酸素吸入症例では，処方流量下の酸素吸入時の$PaCO_2$，酸素吸入をしていない症例の場合，室内空気下で評価する
   ② $PaCO_2 < 55$ mmHgであるが，夜間の低換気による低酸素血症を認める症例．
    夜間の酸素処方流量下に終夜睡眠ポリグラフ（PSG）あるいはSpO_2モニターを実施し，$SpO_2 < 90$％が5分間以上継続するか，あるいは全体の10％以上を占める症例．
    また，OSAS合併症例で，nCPAPのみでは夜間の無呼吸，自覚症状が改善しない症例
   ③ 安定期の$PaCO_2 < 55$ mmHgであるが，高二酸化炭素血症を伴う増悪入院をくり返す症例

（「日本呼吸器学会NPPVガイドライン作成委員会編：NPPV（非侵襲的陽圧換気療法）ガイドライン，改訂第2版，p.122，2015，南江堂」より許可を得て転載）

3）各国の診療ガイドラインでの推奨

　明らかに有効性が証明されているとはいえないものの，いずれの診療ガイドラインも，薬物療法，呼吸リハビリテーション栄養療法など他の治療を行っても高二酸化炭素血症をきたすような症例が対象となっており，NPPVが推奨されています．詳細は各ガイドラインをご確認ください．

4）NPPVの効果についてのエビデンス

　安定期COPD患者に対するNPPVの効果についてのSRは，2013年のコクランレビュー[13]があります．7研究（245人）でメタアナリシスを行い，NPPVはPaO_2，$PaCO_2$，6分間歩行距離，QOL，FEV_1，FVCに対して効果が認められませんでした．また，翌2014年に発表されたサブグループ解析[14]では，$PaCO_2 \geqq 55$ Torrの患者さんや，毎晩5時間以上NPPVを使用した患者さん，IPAP 18 cmH_2O以上を使用した患者さんでは，そうでない場合と比べ，3カ月後の$PaCO_2$が有意に低下しました．

　翌年に発表された重症COPDで高二酸化炭素血症をきたしているが安定している患者さん195人を対象としたRCT[15]では，NPPV使用が通常治療と比べ，1年後の死亡を33％から12％に有意に減少させました〔ハザード比0.24（95％CI 0.11〜0.49）〕．またPaCO2のベースラインからの変化も有意に改善させました．PaO_2やFVC，6分間歩行距離に関しては差がありませんでした．この研究でのNPPV群のIPAP，EPAPの平均値はそれぞれ21.6 cmH_2O，4.8 cmH_2Oでした．

　COPD増悪に対するNPPVの効果を検証した17件（1,264人）のRCTの2017年のコクランレビュー[16]では，非侵襲的換気（noninvasive ventilation：NIV）は死亡をリスク比（RR）0.54（95％CI 0.38〜0.76）に，気管挿管をRR 0.36（95％CI 0.28〜0.46）に減らし，入院期間を平均差3.39日（95％CI 0.85〜5.93日）減らしました．

　また増悪で入院した患者さんに対して退院時に夜間NPPVを継続することと，酸素投与のみを行うことを比較した116人の2017年のRCT[17]ではNPPV継続群では酸素投与群と比べ，再

入院または死亡までの期間を1.4カ月から4.3カ月に有意に延長し（調整ハザード比0.49，95％ CI 0.31〜0.77），1年間での再入院または死亡を80.4％から63.4％に有意に減らしました．またCOPD増悪も1年間で5.1％から3.8％に有意に減らしました．死亡やQOLは差がありませんでした．この研究でのNPPV群のIPAPは中間値24 cmH$_2$O，EPAPは4 cmH$_2$Oでした．

COPD増悪では有効である一方，安定期COPDでは効果があるとはいえない結果ですので，安定期COPDでは他の治療で効果が不十分な症例に限定して適応します．

5）人工呼吸器設定

COPD患者では前述したようにCPAPよりもBiPAPが推奨されます．オーバーラップ症候群で，SASがメインの場合にはCPAPの適応になります．

BiPAPではS/Tモードで，**EPAPを5 cmH$_2$O，IPAPを10 cmH$_2$Oに設定し開始し，PaCO$_2$は前値から5〜10 Torrの低下を目標の目安として漸増していきます**．耐久性に合わせて12〜20 cmH$_2$Oで調整します．EPAPについては，少なくてもIPAPより5 cmH$_2$Oは低い値から開始していきます．日本ではPaCO$_2$値の目標を前値の10％程度の低下あるいは55 Torr前後までの低下をめざす施設が多く，IPAPの中央値は12 cmH$_2$O，EPAPの中央値は5 cmH$_2$Oでした[18]．

6）導入の流れ

NPPV療法の導入は，一般的にa）〜c）の流れで行われます．

a）検査・問診

NPPV療法の導入は，SpO$_2$，PaCO$_2$，自覚症状などで総合的に判断します（表2）．またその際には前述の他疾患の除外や併存を必要に応じて心臓超音波検査やPSGで確認をしましょう．

b）院内で導入

NPPV療法を導入する際は，入院下で行うのが望ましいです．モードや圧を設定し，患者さんに最適なマスクを選択します．マスクのタイプは一般的には鼻マスクを選びます．そして，業者に連絡のうえ，在宅での導入の準備をしていきます．

c）在宅で導入

NPPVの必要性や療養上の注意点および機器類の保守や管理内容や夜間緊急時の対処方法について説明し，在宅で開始します．退院後，1カ月程度は外来や訪問をこまめに行いながら状況確認，設定の調整を行っていきます．

> **毎月の指導**
>
> 在宅NPPV療法は，月1回の外来または往診，訪問診療による指導管理が必要です．指導内容は，カルテに記載する必要があります．月1回程度，PaO$_2$を測定し診療報酬明細に記載する必要があります．この場合，パルスオキシメータで測定したSpO$_2$値を用いても可能です．

7）費用

NPPVを使用した際にかかる月額料金を下記に示します．

- 在宅人工呼吸療法指導管理料：2,800点
- 人工呼吸器加算：6,480点　　　　　計 9,280点　3割負担なら27,840円/月

〔文献10より（平成30年7月現在）〕

まとめ

在宅酸素療法の導入については敷居が高いと思われている方も少なくないと思います．

しかし，実際のところ導入で生命予後の改善，QOLの向上が見込めるという可能性を秘めている方法ですので，積極的に導入を検討してみていただけるとよいと思います．

文 献

1) 「COPD（慢性閉塞性肺疾患）診断と治療のためのガイドライン2018［第5版］」（日本呼吸器学会COPDガイドライン第5版作成委員会/編），メディカルレビュー社，2018
2) Global Initiative for Chronic Obstructive Lung Disease (GOLD)：Global Strategy for the diagnosis, management, and prevention of chronic obstructive pulmonary disease 2018 report　http://goldcopd.org
3) National Institute for Health and Care Excellence (NICE)：Chronic obstructive pulmonary disease in over 16s：diagnosis and management. 2010　https://www.nice.org.uk/guidance/CG101/evidence
4) Qaseem A, et al：Diagnosis and management of stable chronic obstructive pulmonary disease: a clinical practice guideline update from the American College of Physicians, American College of Chest Physicians, American Thoracic Society, and European Respiratory Society. Ann Intern Med, 155：179-191, 2011
5) Cranston JM, et al：Domiciliary oxygen for chronic obstructive pulmonary disease. Cochrane Database Syst Rev, (4)：CD001744, 2005
6) Nocturnal Oxygen Therapy Trial Group. Continuous or nocturnal oxygen therapy in hypoxemic chronic obstructive lung disease: a clinical trial. Ann Intern Med, 93：391-398, 1980
7) Long term domiciliary oxygen therapy in chronic hypoxic cor pulmonale complicating chronic bronchitis and emphysema. Report of the Medical Research Council Working Party. Lancet, 1：681-686, 1981
8) Albert RK, et al：A Randomized Trial of Long-Term Oxygen for COPD with Moderate Desaturation. N Engl J Med, 375：1617-1627, 2016
9) Ekström M, et al：Oxygen for breathlessness in patients with chronic obstructive pulmonary disease who do not qualify for home oxygen therapy. Cochrane Database Syst Rev, 11：CD006429, 2016
10) 厚生労働省：平成30年度診療報酬改定について
https://www.mhlw.go.jp/file/06-Seisakujouhou-12400000-Hokenkyoku/0000196289.pdf
11) 「NPPV（非侵襲的陽圧換気療法）ガイドライン（改訂第2版）」（日本呼吸器学会NPPVガイドライン作成委員会/編），南江堂，2015
fa.jrs.or.jp/guidelines/NPPVGL.pdf
12) Marin JM, et al：Outcomes in patients with chronic obstructive pulmonary disease and obstructive sleep apnea: the overlap syndrome. Am J Respir Crit Care Med, 182：325-331, 2010
13) Struik FM, et al：Nocturnal non-invasive positive pressure ventilation for stable chronic obstructive pulmonary disease. Cochrane Database Syst Rev, (6)：CD002878, 2013
14) Struik FM, et al：Nocturnal noninvasive positive pressure ventilation in stable COPD: a systematic review and individual patient data meta-analysis. Respir Med, 108：329-337, 2014
15) Köhnlein T, et al：Non-invasive positive pressure ventilation for the treatment of severe stable chronic obstructive pulmonary disease: a prospective, multicentre, randomised, controlled clinical trial. Lancet Respir Med, 2：698-705, 2014

16) Osadnik CR, et al：Non-invasive ventilation for the management of acute hypercapnic respiratory failure due to exacerbation of chronic obstructive pulmonary disease. Cochrane Database Syst Rev, 7：CD004104, 2017
17) Murphy PB, et al：Effect of Home Noninvasive Ventilation With Oxygen Therapy vs Oxygen Therapy Alone on Hospital Readmission or Death After an Acute COPD Exacerbation: A Randomized Clinical Trial. JAMA, 317：2177-2186, 2017
18) 立川 良，陳 和夫：慢性期COPDに対する在宅NPPV．難病と在宅ケア，23：29-32，2017

プロフィール

田所みどり *Midori Tadokoro*

東京北医療センター 総合診療科
総合診療科として，患者さんの入院から退院後の生活まで含めたトータルマネジメントを学んでいます．診る範囲も広く，悩んだり，壁に当たることも多いですが，その分やりがいのある科だなと実感しています．忙しい毎日のなかでも，初心を忘れず，患者さんの満足度が高い医療を提供できるように頑張る毎日です．

岡田　悟 *Satoru Okada*

東京北医療センター 総合診療科
プロフィールはp.652参照．

南郷栄秀 *Eishu Nango*

東京北医療センター 総合診療科
総合診療は診療所家庭医だという思い込みが根深いですが，それに加えて病院総合診療もあり，共通基盤をもちます．病院総合診療は地域包括ケアを行ううえでの院内外をつなぐハブの役割を担います．

特集　今すぐ使える！エビデンスに基づいたCOPD診療

COPDの治療
COPD増悪時のスマートな対応と治療

立川聖哉，岡田　悟，南郷栄秀

Point

- 治療の基本はABCアプローチ
- 酸素の投与量はSpO_2を低めの設定でコントロール
- NPPVは急性アシドーシス，CO_2貯留があれば迷わずに使用する

Keyword ▶　ABCアプローチ　　酸素療法　　NPPV

はじめに

　COPD増悪とは，日本の「COPD（慢性閉塞性肺疾患）診断と治療のためのガイドライン2018［第5版］（JRS-COPD 2018）」[1]で「息切れの増加，咳や喀痰の増加，膿性痰の出現，胸部不快感・違和感の出現あるいは増強などを認め，安定期の治療の変更あるいは追加が必要となる状態」とされており，そのほとんどは気道感染に伴い発症します．総合診療科として従事しているうえで遭遇する頻度は高いと感じますが，増悪に伴い，患者さんのQOLの低下や生命予後の悪化が予想されます．ただ，症状が軽微で診断が見逃されて治療されない増悪もあり，診断された場合と同様にその後のQOLを低下させるので，注意が必要です．

　増悪時の治療についてABCアプローチ，酸素療法，NPPV使用について説明します．

今回の患者さん

　20歳から64歳まで20本/日の喫煙歴がある84歳女性．COPDと心房細動で近医かかりつけであり，チオトロピウム（スピリーバ® レスピマット®）吸入，HOTを導入されていた．1週間ほど前から喀痰と咳嗽が増加しており，呼吸困難が出現したため受診した．SpO_2 86％（O_2鼻カヌラ1L/分）と低下，喘鳴を聴取し，気道感染に伴うCOPD増悪と診断され入院した．

表1 ◆ COPD増悪時に行うべき検査と評価・鑑別すべき疾患

検査	評価・鑑別すべき疾患	備考
動脈血液ガス分析	呼吸不全の病型（I型，II型），程度	静脈血ガス分析で代用してはいけない pCO_2が上昇しているかどうかが重要
胸部単純X線	肺炎，心不全	
血算・生化学検査	肺炎	
胸部CT	肺炎，心不全，肺塞栓	Well's criteria for PEで肺塞栓の可能性が除外できない場合には，造影する
心電図，心臓超音波，BNP，NT-proBNP	心不全，肺塞栓，肺性心，虚血性心疾患，不整脈	
D-dimer	肺塞栓	Well's criteria for PEで肺塞栓の可能性が低い場合に，D-dimer＜0.5 mg/dLで肺塞栓除外
喀痰培養	肺炎	胸部単純X線，胸部CTで肺炎と診断された場合に検査する

表2 ◆ 増悪時の入院適応

- 外来での増悪に対する治療に不応
- 肺炎，心不全，不整脈などの治療を要する合併症がある
- 呼吸困難，低酸素血症がある（PaO_2＜60 Torr, SpO_2＜90％）
- 急性の呼吸性アシドーシス（pH＜7.35）
- 意識障害，努力呼吸，チアノーゼ，末梢性浮腫などの徴候がある
- 高齢者

1 重症度判定・入院適応

　増悪の重症度分類として，「Rodriguez-Roisinによる定義（2000）」[2]があります．「患者の治療の必要性が増したが，患者自身で対応できる範囲」を軽症，「患者の治療の必要性が増し，医療上の補助が必要」を中等症，「患者および介護者が患者の状態の明らかな，かつ急性の悪化を認め，入院が必要と判断した場合」を重症としています．

　検査は，他疾患の合併や鑑別のため，動脈血液ガス分析と胸部単純X線を基本に，血算・生化学検査，胸部CT，心電図，心臓超音波，D-dimer，BNPなどを測定します．**表1**に増悪時に行うべき検査と評価・鑑別すべき疾患を示します．

　増悪で受診するCOPD患者は多くの場合酸素療法が必要であり，入院の対象となることが多いと思います．各診療ガイドラインで記載がありますが，内容はほとんど同様であり，**表2**にまとめました．重症度分類としては，中等症以上から入院の適応と考えます．

2 治療総論

　COPD増悪時の薬物療法の基本はABCアプローチとされています．A：antibiotics（抗菌薬），B：bronchodilators（気管支拡張薬吸入），C：corticosteroids（全身ステロイド）での治療を

表3 ◆ ABCアプローチについての各国の診療ガイドライン記載

ガイドライン	抗菌薬	気管支拡張薬吸入	ステロイド全身投与
JRS-COPD 2018[1] (日本)	● 喀痰の膿性化があれば使用を推奨（エビデンスB） ● 人工呼吸（NPPVまたはIPPV）管理症例ではより強く推奨（エビデンスA）	第一選択として使用を推奨（エビデンスA）	● 入院管理が必要な患者に，気管支拡張薬吸入に加えて使用を推奨（エビデンスA） ● プレドニゾロン換算30〜40 mg/日程度（エビデンスD）を通常5〜7日間投与（エビデンスB） ● 比較的軽症例の外来治療においても呼吸機能改善促進の観点から使用を推奨（エビデンスB）
GOLD 2018[3] (国際)	● 呼吸困難や喀痰の増加，喀痰の膿性化のうち2つ以上ある場合，あるいは人工呼吸器使用時には5〜7日間の使用を推奨（エビデンスB）	増悪の初期治療としてSABA±SAMAの吸入を推奨（エビデンスC）	肺機能や酸素化を改善し，入院期間の短縮が期待できるため投与を推奨．治療期間は5〜7日を超えない（エビデンスA）
NICE 2010[4] (英国)	● 膿性痰を認める場合は使用を推奨（Grade A） ● 喀痰がなく肺炎を疑わない場合は使用しないことを推奨（Grade B）	COPD増悪時にネブライザーおよび手持ち吸入器の療法を使用しての治療を推奨（Grade A）	● 禁忌の場合を除いて，増悪で入院したすべての患者に経口ステロイドの使用を推奨（Grade A） ● 経口プレドニゾロン30 mgは7〜14日間処方すべきである（Grade D）が，14日間は越えない（Grade A）
ERS/ATS 2017[5] (米国・欧州)	● COPD増悪をきたした外来患者に対して抗菌薬使用を推奨（条件つき推奨，エビデンスの質：低） ● 抗菌薬の選択は個々の背景に基づいて選択するべき	記載なし	● COPD増悪をきたした外来患者に対して，14日以内の経口ステロイドを推奨（条件つき推奨，エビデンスの質：非常に低） ● 経口が可能であれば静注より経口ステロイド投与を推奨（条件つき推奨，エビデンスの質：非常に低）

指します．これらの治療は外来・入院でも同様であり，効果やエビデンスをふまえて以下にまとめたいと思います．

❸ A（antibiotics）：抗菌薬

COPD増悪の大部分は気道感染に伴う影響とされています．ほとんどの診療ガイドラインで中等症以上であれば抗菌薬使用が推奨されています．ただし，最適な治療のレジメンは明確になっていません．

1）各国の診療ガイドラインでの推奨（表3）

JRS-COPD 2018[1]では，喀痰の膿性化があれば細菌性感染の可能性が高く，抗菌薬の使用が推奨されています．また人工呼吸器使用例でも推奨されています．国際的な診療ガイドラインであるGOLD 2018[3]では，呼吸困難や喀痰の増加，喀痰の膿性化のうち2つ以上ある場合と人工呼吸器使用時には5〜7日間の使用を推奨しています．また，英国のNICE 2010[4]では，膿性痰を認める場合は使用を推奨していますが，喀痰がなく肺炎を疑わない場合は使用を推奨

していません．COPD増悪に限定した米国・欧州共同のERS/ATS 2017[5]では，外来診療でも抗菌薬使用を推奨しています．各診療ガイドラインでも少なくとも入院が必要な増悪であれば抗菌薬の使用を推奨しています．

2）エビデンス

a）効果

COPD増悪に対する抗菌薬の効果を検証したシステマティックレビュー（SR）には2012年に発表されたコクランレビュー[6]があります．5日間の抗菌薬静注療法とプラセボを比較した16件のランダム化比較試験（RCT），計1,636人を対象として，治療の失敗に関してリスク比（RR）0.71（95％CI 0.62〜0.81）と約3割減らし，ICUでの死亡をオッズ比（OR）0.21（95％CI 0.06〜0.72）に減らしました．ただし，軽症の外来患者では有意差はありませんでした．また，副作用として下痢がRR 2.62（95％CI 1.11〜6.17）に増加しました．

上記SRにも含まれている代表的なRCT[7]は，2001年に発表された，人工呼吸器が必要でICUに入院した肺炎のないCOPD増悪患者93人を対象にしたものです．この研究ではオフロキサシン400 mgとプラセボが比較されており，オフロキサシン投与によって院内死亡が絶対リスク減少率（ARR）17.5（95％CI 4.3〜30.7）に減少し，人工呼吸器装着期間を4.2日（95％CI 2.5〜5.9）短縮，入院期間を9.6日（95％CI 3.4〜12.8）短縮しました．副作用に有意な差はありませんでした．

b）抗菌薬の種類，期間

増悪時に用いる抗菌薬の種類に関しては，2017年の19件の研究，計5,906人を対象としたネットワークメタアナリシス[8]で検討されています．これでは増悪の臨床的な治癒と副作用の2つの軸で抗菌薬間の効果の違いが評価されており，マクロライドのdirithromycinは治癒率が高く，かつ副作用が少ないという点でバランスがとれているという結果でした．キノロンのオフロキサシン，シプロキサン，ST合剤は治癒率が高いですが，副作用は中等度認めました．アモキシシリン・クラブラン酸やクラリスロマイシンは効果が中等度で副作用は少ないという結果でした．ただし，組み入れ研究間の患者背景とローカルファクターの違いが考慮されていないため，一概にどの薬剤が優れているかはいい切れません．

抗菌薬の投与期間に関して，5日以下と6日以上の治療期間を比較した2008年の21件のRCTで計10,698人を対象としたSR[9]では，増悪の15日間での臨床的な治癒率が5日以下 77.2％ vs. 6日以上 77.4％，OR 0.99（95％CI 0.9〜1.08）であり，差はありませんでした．

3）実際の診療では

日本のCPGではβラクタム系/βラクタマーゼ阻害薬，第3・4世代セフェム系，ニューキノロン系などが推奨されていますが，患者背景に応じた選択が必要と思われます．標的とすべき細菌としては，**インフルエンザ桿菌，肺炎球菌，モラキセラ・カタラーリス**などが原因として多いとされています．抗菌薬の選択に関しては，βラクタム/βラクタマーゼ阻害薬や第3世代セフェム系，ニューキノロン，ドキシサイクリンなどが推奨されています．**肺炎を合併して**

いる場合には喀痰グラム染色や患者背景（これまでの培養歴，抗菌薬治療歴，重症度）に合わせて肺炎に対する抗菌薬の選択が必要です．耐性菌の多い地域や，複数の入院歴がある場合，ステロイド使用中など緑膿菌の可能性が示唆される場合は第3，4世代セフェム系やメロペネムを検討します．

> **処方例**
>
> 【外来の場合】
> - レボフロキサシン（クラビット®）500 mg 1回1錠　1日1回内服
> - クラブラン酸/アモキシシリン（オーグメンチン®）125 mg 1回6錠　1日3回内服
> - ドキシサイクリン（ビブラマイシン®）初日：200 mg 1回1錠　1回内服，
>   　　　　　　　　　　　　　　　　　　2日目〜：100 mg 1回1錠　1日1回内服
>
> 【入院の場合】
> - スルバクタム/アンピシリン（スルバシリン®）1.5 gを6時間ごと静注
> - セフトリアキソン（ロセフィン®）2 gを12時間ごと静注
>
> 【緑膿菌をカバー】
> - タゾバクタム/ピペラシリン（タゾピペ®）4.5 gを6時間ごと静注

❹ B（bronchodilators）：気管支拡張薬吸入

急性増悪時の第一選択は短時間作用性β_2刺激薬（SABA）の吸入とされています．

1）各国の診療ガイドラインでの推奨 （表3）

JRS-COPD 2018[1]では，比較対照試験はありませんがSABA吸入が第一選択であり，症状に応じて数時間ごとに反復投与を推奨しています．また，効果不十分であれば短時間作用性抗コリン薬（SAMA）吸入の併用を推奨しています．GOLD 2018[3]やNICE 2010[4]でもERS/ATS 2017[5]でも使用に関して推奨されています．

2）エビデンス

COPD増悪時の気管支拡張薬吸入に関して，プラセボとの対照試験はありません．2002年のコクランレビュー[10]では，SABAとSAMAの1秒量（FEV_1）に対する効果を比較されましたが，増悪時の効果に関して両群で有意差はありませんでした．また併用した場合も追加の効果はありませんでした．

また吸入方法として外来処方と同様に加圧式定量噴霧吸入（p-MDI）を使用するのか，それともネブライザーを使用するかが2016年のコクランレビュー[11]で検討されていますが，8件で計250人の解析では呼吸困難や入院，入院期間，副作用に違いはありませんでした．

3）実際の診療では

上記からはSABA，SAMAのうち処方ができる方でよいでしょう．p-MDIとネブライザーでは効果の違いは証明されていないため，増悪による呼吸困難でp-MDIが吸えない状態であればネブライザーでの吸入がよいでしょう．

> **処方例**
> - サルブタノール（ベネトリン®）0.5 mL＋生理食塩液2 mLで希釈してネブライザー吸入
> - プロカテロール（メプチンエアー®）1回2吸入
> - イプラトロピウム（アトロベント® エアゾル）1回2吸入
>
> これらを症状が持続する期間は4〜6時間ごとにくり返す

❺ C（corticosteroids）：ステロイド全身投与

ステロイドの全身投与はCOPD増悪に対して有効とされています．COPD増悪における吸入ステロイドの有効性は示されておらず，全身投与の代替で吸入ステロイドを使用すべきではありません．

1）各国の診療ガイドラインでの推奨（表3）

JRS-COPD 2018[1]では，安定期の病期がIII期（高度の気流閉塞）以上の症例や入院管理が必要な患者さんでは増悪時に気管支拡張薬に加えて全身ステロイド薬の投与が推奨されています．GOLD 2018[3]ではステロイド全身投与は肺機能や酸素化を改善し，入院期間の短縮が期待できるため投与を推奨しています．40 mg/日で5〜7日間の投与期間を推奨しています．NICE 2010[4]では重篤な禁忌がない場合は入院患者において経口ステロイドをそのほかの治療に併用するよう推奨しています．ただし，長期間の投与では利点がなく，14日を超える投与は推奨されていません．ERS/ATS 2017[5]では，COPD増悪歴のある外来患者では，14日間以内の短期経口ステロイド治療を推奨しています．またCOPD増悪で入院した患者さんでは，経口投与が可能な場合は静注ステロイドよりも経口ステロイド使用を推奨しています．

2）エビデンス

a）効果

全身ステロイド投与とプラセボを比較した2014年のコクランレビュー[12]では，20件のRCT，計2,085人を対象としており，全身ステロイド投与は治療失敗をOR 0.48（95％ CI 0.35〜0.67）に有意に減らしました[13]．ただし，再発のリスク，30日後の死亡に関して有意差はなく，高血糖，体重増加，不眠などの副作用がOR 2.33（95％ CI 1.59〜3.43）に有意に増加しました．また同SRでは投与経路についても検討されており，内服，静注では効果に違いはありませんでした．

b）投与量，投与期間

　　投与量に関してSRはありませんが，ICU以外に入院した増悪患者79,985人のステロイド投与量を検討した後ろ向きコホート研究[14]では，入院後2日間でのステロイド総投与量がプレドニゾロン換算で60 mgの内服群と600 mgの静注群で院内死亡率が60 mg内服群 1 % vs 600 mg静注群1.4 %で，わずかですが有意に60 mg内服群が優れていました．治療失敗については差がありませんでした．プロペンシティマッチングをした場合には，60 mg内服群で有意に治療失敗減少，入院期間短縮，コスト削減の効果がありました．ただし，この研究は60 mg内服群は600 mg静注群に比べて有意に教育病院が多かったため，ステロイド投与量以外の要因がアウトカムに影響している可能性は残ります．

　　投与期間に関しては，7日あるいは数日間の短期ステロイド投与と8日以上の長期ステロイド投与を比較した2018年に発表されたコクランレビュー[13]では8件，計582人を対象に解析しており，治療の失敗や再燃，次回増悪までの期間，FEV_1，入院期間に関して違いはありませんでした．また有害事象の発症についても有意差はありませんでした．代表的なRCTは2013年のREDUCE試験[15]で，プレドニゾロン40 mg/日の5日間と14日間の治療期間が比較されており，死亡，人工呼吸器の装着，FEV_1，副作用に関して違いはありませんでした．しかし，この研究では組み入れ時に人工呼吸管理を要した重症患者が含まれていないため，重症患者に対しての効果は不明です．

3）実際の診療では

　　上記エビデンスからはGOLD 2018の推奨と同様に**プレドニゾロン40mg/日を内服で5日間投与する**のがよいでしょう．内服できなければ同量の静注で構いません．ただし，投与量，投与期間に関してはその根拠となっている前述した研究[14, 15]で重症患者が含まれていないことを考慮すると，重症例では投与量，投与期間を増やしてもよいかもしれません．その場合は副腎機能不全が起こらない14日間未満の投与がよいでしょう．

> **処方例**
> - プレドニゾロン（プレドニン®）1回40 mg　1日1回内服
> - 内服困難ならメチルプレドニゾロン（ソルメドロール®）40 mg　1日1回静注
> - 重症例ではメチルプレドニゾロン（ソル・メドロール®）0.5 mg/kgを6時間ごと静注
>
> これらを原則5日間．重症であれば状態に合わせて14日以内の投与

6 酸素療法時のSpO_2目標値

　　COPD増悪の場合はほとんど酸素化不良に陥っていると思われ，酸素投与が必要な状況になっていることが多いです．COPD患者ではCO_2ナルコーシスのリスクもあることから投与量と目標のSpO_2設定に関して悩ましいことも多いかと思います．SpO_2 88〜92 %を目標に酸素投与量を調整した群とリザーバー付きマスクでの8〜10 L/分の高流量酸素を使用した群を比較したRCT[16]では，SpO_2 88〜92 %で管理した群の方が，死亡が有意に減少しました（低流量酸素群

4％ vs. 高流量酸素群9％）．また高流量酸素群で有意に高二酸化炭素血症が増加しました．

　そのため，COPD増悪の多くは上記のような高流量の酸素を必要としません．**原則として，SpO$_2$ 88〜92％を目標として，過剰な酸素投与にならないように気をつけましょう**．低流量の酸素投与（鼻カヌラ4L/分やFiO$_2$ 35％未満）以上の酸素を必要とする場合には肺炎や肺水腫，肺塞栓など別の原因を考慮します．

7 非侵襲的陽圧換気療法（NPPV）

　COPD増悪によってpH≦7.35，pCO$_2$＞45 mmHgの急性呼吸性アシドーシス，努力呼吸がある場合はNPPVの適応です．一般的に意識障害がある場合は，嘔吐の可能性からNPPVの適応外ですが，CO$_2$ナルコーシスの場合は気道確保がされていればNPPVも有効性が期待できます．また，現実的にCOPD患者でNPPV装着をせずに気管内挿管での人工呼吸管理をした場合には，人工呼吸器離脱困難から気管切開をせざるを得ない場合も多いため，CO$_2$ナルコーシスで意識障害があったとしても，気管挿管を避けるためにまずはNPPVを試す場合がほとんどです．ただし，COPD増悪で喀痰が非常に多い場合にはNPPVでの吸痰が不十分な状態での陽圧換気によって痰が末梢気道につまってしまう場合があります．そのため，実際にNPPVを装着し，適切な設定でも呼吸状態が悪化する場合には，患者さん本人・ご家族に予後や気管切開の可能性を十分に相談したうえで気管挿管・人工呼吸器管理に移行することもあります．

1）エビデンス

　2017年のコクランレビュー[17]において，17件のRCTで計1,264人を対象にメタアナリシスが行われました．II型呼吸不全の患者さんでNPPVを使用した群は通常の治療群と比べ，死亡をRR 0.54（95％ CI 0.38〜0.76），気管内挿管のリスクをRR 0.36（95％ CI 0.28〜0.46）に有意に低下させました．また入院期間を有意に約3日間短縮させました．そのため呼吸不全がある患者さんにはNPPVを積極的に使用することが望ましいと思われます．

2）実際の診療では

　NPPVのモードには，CPAPとBiPAPの2通りがあります（別稿「安定期COPDの治療③ 在宅酸素療法・非侵襲的陽圧換気療法」参照）．BiPAPはプレッシャーサポート（PS）高い吸気圧（IPAP）と低い呼気圧（EPAP）を交互に与える設定です．COPD増悪のような換気量が不足してPaCO$_2$が貯留する病態にはPSのあるBiPAPはよい適応と考えます．

　導入時の設定に関しては，まず**BiPAPモードとし，はじめはEPAP 8 cmH$_2$O / IPAP 4 cmH$_2$Oから開始し，PaCO$_2$をみながらPSの調整を行います**．肥満患者などの場合はIPAPを上げる必要があると考えます．バックアップ換気回数に関しては，患者さんの呼吸回数とPaCO$_2$をみて適宜設定します．FiO$_2$に関しては，NPPV装着前のFiO$_2$を参考にして，はじめは40％前後での設定で開始し，PaO$_2$やSpO$_2$をみながら調整を行います．前述の酸素療法の項目でも記載したように，SpO$_2$ 90％前半を維持できる値での調整が望ましいと考えます．NPPVを装着して数時間以内でのCO$_2$貯留や酸素化の改善が乏しければ，挿管管理の必要性を再検討します．

❽ その他のマネージメント

　増悪に対する去痰薬は呼吸困難，酸素化，入院期間，FEV_1に対する効果は証明されていません[18]．気管攣縮を誘発するという専門家の意見もあり，原則的には使用しません．

　増悪に対するテオフィリン内服，アミノフィリン点滴も効果はないばかりか，嘔気・嘔吐を有意に増やす[19]ため使用しません．

　吸痰や肺理学療法などによる気道浄化は人工呼吸器装着を減らすことが報告[20]されており，勧められています．

　また，増悪後の呼吸リハビリテーションは，2016年のコクランレビュー[21]によると，死亡は減らさなかったものの，QOLと運動耐容能を改善し，さらに再入院を減少させるため，勧められています．

患者さんの経過・その後

　低酸素血症がありSpO_2 88〜92％を目標に酸素投与し，明らかな肺炎像はなく軌道感染が契機と判断して，口腔内常在菌もカバーとしスルバクタム／アンピシリン点滴静注5日間，6時間おきのSABA吸入，プレドニゾロン40 mg/日5日間内服で治療を開始しました．呼吸状態は安定し，第6病日にSABAも中止してもとのチオトロピウム吸入に戻して自宅に退院しました．今回は気道感染に伴う増悪と判断して吸入薬の変更は行いませんでした．

● まとめ

　COPD増悪時の治療方針についてまとめました．総合診療科で従事していくうえでCOPD増悪に遭遇する頻度は高いと思われます．増悪で入院するとその後3カ月以内に14％が死亡するという報告もあり[22]，増悪からの回復をきっかけにして今後の増悪時の対応などを話し合う必要があるでしょう．

　本稿が今後の皆さんの診療の一助になれば幸いです．

文　献

1) 「COPD（慢性閉塞性肺疾患）診断と治療のためのガイドライン2018［第5版］」（日本呼吸器学会COPDガイドライン第5版作成委員会／編），メディカルレビュー社，2018
2) Rodriguez-Roisin R : Toward a consensus definition for COPD exacerbations. Chest, 117 (5 Suppl 2) : 398S－401S, 2000
3) Global Initiative for Chronic Obstructive Lung Disease (GOLD) : Global Strategy for the diagnosis, management, and prevention of chronic obstructive pulmonary disease 2018 report　http://goldcopd.org
4) National Institute for Health and Care Excellence (NICE) : Chronic obstructive pulmonary disease in over 16s : diagnosis and management. 2010　https://www.nice.org.uk/guidance/CG101/evidence
5) Wedzicha JA Ers Co-Chair, et al : Management of COPD exacerbations: a European Respiratory Society/American Thoracic Society guideline. Eur Respir J, 49(3). pii: 1600791, 2017
6) Vollenweider DJ, et al : Antibiotics for exacerbations of chronic obstructive pulmonary disease. Cochrane Database Syst Rev, 12 : CD010257, 2012

7) Nouira S, et al：Once daily oral ofloxacin in chronic obstructive pulmonary disease exacerbation requiring mechanical ventilation: a randomised placebo-controlled trial. Lancet, 358：2020-2025, 2001
8) Zhang HL, et al：Antibiotics for treatment of acute exacerbation of chronic obstructive pulmonary disease: a network meta-analysis. BMC Pulm Med, 17：196, 2017
9) El Moussaoui R, et al：Short-course antibiotic treatment in acute exacerbations of chronic bronchitis and COPD: a meta-analysis of double-blind studies. Thorax, 63：415-422, 2008
10) McCrory DC & Brown CD：Anti-cholinergic bronchodilators versus beta2-sympathomimetic agents for acute exacerbations of chronic obstructive pulmonary disease. Cochrane Database Syst Rev, (4)：CD003900, 2002
11) van Geffen WH, et al：Bronchodilators delivered by nebuliser versus pMDI with spacer or DPI for exacerbations of COPD. Cochrane Database Syst Rev, (8)：CD011826, 2016
12) Walters JA, et al：Systemic corticosteroids for acute exacerbations of chronic obstructive pulmonary disease. Cochrane Database Syst Rev, (9)：CD001288, 2014
13) Walters JA, et al：Different durations of corticosteroid therapy for exacerbations of chronic obstructive pulmonary disease. Cochrane Database Syst Rev, 3：CD006897, 2018
14) Lindenauer PK, et al：Association of corticosteroid dose and route of administration with risk of treatment failure in acute exacerbation of chronic obstructive pulmonary disease. JAMA, 303：2359-2367, 2010
15) Leuppi JD, et al：Short-term vs conventional glucocorticoid therapy in acute exacerbations of chronic obstructive pulmonary disease: the REDUCE randomized clinical trial. JAMA, 309：2223-2231, 2013
16) Austin MA, Wills KE, Blizzard L, Walters EH, Wood-Baker R. Effect of high flow oxygen on mortality in chronic obstructive pulmonary disease patients in prehospital setting: randomised controlled trial. BMJ,18;341:c5462, 2010
17) Osadnik CR, et al：Non-invasive ventilation for the management of acute hypercapnic respiratory failure due to exacerbation of chronic obstructive pulmonary disease. Cochrane Database Syst Rev, 7：CD004104, 2017
18) Black PN, et al：Randomised, controlled trial of N-acetylcysteine for treatment of acute exacerbations of chronic obstructive pulmonary disease [ISRCTN21676344]. BMC Pulm Med, 4：13, 2004
19) Barr RG, et al：Methylxanthines for exacerbations of chronic obstructive pulmonary disease. Cochrane Database Syst Rev, (2)：CD002168, 2003
20) Osadnik CR, et al：Airway clearance techniques for chronic obstructive pulmonary disease. Cochrane Database Syst Rev, (3)：CD008328, 2012
21) Puhan MA, et al：Pulmonary rehabilitation following exacerbations of chronic obstructive pulmonary disease. Cochrane Database Syst Rev, 12：CD005305, 2016
22) Roberts CM, et al：Clinical audit indicators of outcome following admission to hospital with acute exacerbation of chronic obstructive pulmonary disease. Thorax, 57：137-141, 2002

プロフィール

立川聖哉 *Seiya Tachikawa*

東京北医療センター　総合診療科
東京北医療センターに従事して2年目になり，EBMのプロたちの下で文献や二次資料を使いながら日々精進している毎日です．地域に貢献できるよう頑張っていきたいと思います．

岡田　悟 *Satoru Okada*

東京北医療センター　総合診療科
プロフィールはp.652参照．

南郷栄秀 *Eishu Nango*

東京北医療センター　総合診療科
病院総合診療は家庭医療の理論を基盤に診療の「場」を病院に置くものです．Family medicine in hospitalという考えを提唱したいと思っています．病院で総合診療するとはどういうことか，ぜひ私のブログ（http://spell.umin.jp/thespellblog）をご覧ください．

特集 今すぐ使える！エビデンスに基づいたCOPD診療

COPDの治療

呼吸器内科医からみたCOPD診療
～特に難治性COPDの治療法

嶋田雅俊, 片岡裕貴

Point

- 病歴，身体所見からCOPDを疑うことが最も重要である
- 治療だけでなく，安定期も含めた患者教育が重要である
- 終末期に備えた話し合いを事前に行うことが望ましい

Keyword ▶ 患者教育　ACP（アドバンス・ケア・プランニング）

はじめに

　筆者の勤務している兵庫県立尼崎総合医療センターは救急救命センターを有する三次医療機関であり，ほぼ毎日，呼吸器疾患の患者さんが緊急入院されます．
　COPD急性増悪のために緊急入院となる方も多いです．
　本稿では他稿で触れられていない治療ならびに患者さんや家族との方針決定のやり方，専門医へ紹介するタイミングについて考えます．

今回の患者さん

75歳男性独居，ADLは自立しており自宅は平屋．
家族（長男）はいるが遠方に在住．
1日40本×55年と重喫煙歴（110 pack-year）があり，COPDのため他院通院中．
かかりつけ医からサルメテロールキシナホ酸塩・フルチカゾンプロピオン酸エステル（アドエア®）とツロブテロールテープを処方されている．
入院数日前から労作時呼吸困難，喀痰増加，発熱を認めたため当院救急外来を紹介受診．
バイタルサイン：意識清明だが倦怠感強い，血圧135/80 mmHg，脈拍110回，体温38.0℃，SpO$_2$ 88％（5L），呼吸回数20～25回/分．
胸部X線写真で右下肺野に浸潤影を認める．
救急外来でCOPD急性増悪と診断され，緊急入院となった．

1 COPDの現状

大規模な疫学調査であるNICE study（Nippon COPD epidemiology study）の結果[1]から日本人のCOPD有病割合は8.6％，40歳以上の約530万人，70歳以上では約210万人がCOPDに罹患しているといわれており，多くのCOPD患者さんが見過ごされている可能性があります．

COPDの危険因子として喫煙は有名ですが，大気汚染や職業性の粉塵や化学物質の曝露による外因性因子もあります．米国で行われた母集団に基づく研究であるNHANES（米国国民健康栄養調査）III調査では，職業上の曝露によるCOPD発症はCOPD全体の19.2％，非喫煙者では31.1％と推定されており[2]，喫煙歴のみならず職歴についても問診が重要です．

2 急性増悪時のステロイド投与

他稿でも述べられているように，COPD急性増悪時には全身ステロイド投与により，プラセボ群と比較して，治療失敗頻度の減少〔オッズ比（OR）0.48（95％ CI 0.35〜0.67）〕や再発リスクの軽減〔ハザード比（HR）0.78（95％ CI 0.63〜0.97）〕，入院期間の短縮（－1.22日，95％ CI －2.26〜－0.18）が示されています[3]．

3 治療経過

本患者さんはABCアプローチに従い，起炎菌検索を行いつつ抗菌薬投与や気管支拡張薬吸入，経口プレドニゾロン（プレドニン®）1日30 mgを5日間投与して経過をみました．ツロブテロールテープは薬効が重複しているので中止しました．

ポリファーマシーが健康への被害，医療経済の観点から昨今問題となっています．明確な定義はないですが「その人にとって臨床的に必要とされるより多く処方されている状態」と定義されることが多く[4]，処方内容を吟味のうえ，不要ないし重複した処方を減らす必要があります．

今回の患者さんは幸いステロイドを含む治療で全身状態が改善したため，本稿では退院後の慢性期における内科的管理や外科的治療について考えます．

4 マクロライド系抗菌薬

増悪リスクの高い特定の患者1,557例を対象に，標準治療に加えアジスロマイシン250 mg/日を1年間投与したRCTの結果，急性増悪の頻度が低下した報告があります〔HR 0.73（95％ CI 0.63〜0.84；$p < 0.001$）〕．初回のCOPD増悪までの期間の中央値はアジスロマイシン群で266日（95％ CI 227〜313），プラセボ群では174日（95％ CI 143〜215）でした（$p < 0.001$）．聴力低下はアジスロマイシン群でプラセボ群よりも多く認められました（25％ vs 20％，$p = 0.04$）[5]．

日本では肺炎球菌に対するマクロライド耐性化率が高いため，研究結果を適応できるかは注

意が必要です．また日本ではアジスロマイシンの長期内服の保険適用はないことやエリスロマイシン（250 mg/回，1日2回）がRCTで増悪を有意に低下させ〔レート比 0.648（95％ CI 0.489〜0.859；$p = 0.003$)〕，耐性菌検出頻度に変化がみられない報告[6]があることから，筆者は喀痰が多い患者さんにエリスロマイシン投与を行うことがあります．数ヵ月続けてみて，継続の可否を判断しています．

❺ 外科的治療

筆者は経験がありませんが，外科的治療（Lung Volume Reduction Surgery：LVRS）の適応について述べます．

LVRSの目的は気腫性変化の比較的強い部分を外科的に切除し肺の容積を減少させることで，残存肺および過膨張になった胸郭の機能や運動効率を改善させることにあります．

LVRSと内科的治療を比較したRCTにNETT試験（national emphysema treatment trial）があります．1998年1月から2002年7月まで17施設において呼吸リハビリテーション後の1,218名の重症肺気腫患者を内科的治療群（608例）とLVRS群（610例）で比較しました．その結果① %FEV1.0が20％以下，② 気腫性変化が均一，③ DLcoが20％以下の症例で，内科的治療群に比べてLVRSの死亡率が有意に高いことが示されました．2003年に公表された報告では，LVRSは生命予後を改善しませんでしたが呼吸機能と運動能力は有意に改善したと報告されています[7]．しかしその後2010年に発表された長期予後報告で，特に気腫化の強い上葉優位型で内科的治療群に比べてLVRS群で有意に生存延長が得られると報告されています[8]．筆者はCOPD合併右上葉肺癌の患者さんで手術後に自覚症状が改善した方を経験したことがあります．施設により適応が異なる可能性があるため，悩ましい場合は患者さんがアクセス可能な呼吸器外科医と相談してみましょう．

❻ 患者教育

教育により患者さん自身が疾患に対する理解（セルフマネジメント力の向上）を深めることができるため，増悪時のみだけでなく安定期も含めて指導が重要です．

特に禁煙はCOPD患者において呼吸機能低下の抑制，死亡の減少が示されており，筆者は通院のたびに禁煙の必要性を説明しています．「悪くなっているのに今さら禁煙はできない」わけではなく，「悪くなっているからこそ，なおさら禁煙が必要」と説明しています．禁煙が難しい方には積極的に禁煙外来受診を勧め，ニコチン依存症および心理的依存症に対する治療を行っています．

また外来で気になる点として，**吸入手技がうまくできていないことが特に独居高齢者の方で散見されます**．主な吸入器としてpMDI（エアゾール，加圧式定量噴霧式吸入器）とDPI（ドライパウダー吸入器）がありますが，pMDIはゆっくり吸入する点，DPIはすばやく吸入する点が異なります（別稿「薬剤師からみた吸入薬使用のコツ」参照）．吸入後に息止め（5秒程度）

表1 ◆ 吸入器の使用法の違い

	エアゾル式	ドライパウダー式
吸入前	容器をよく振る	確実に1回分量が吸えるようにセットする
	吸入直前に息を吐きすぎない （ゆっくりと息を吸い込むため）	勢いよく吸い込むため吸入前に息を吐いておく （吸入器に向けて息を吐かない）
吸入時	5～6秒以上かけ，**ゆっくりと深く吸い込む**	2～3秒かけるつもりで，**勢いよく深く吸い込む**
吸入後	5～10秒程度，**息を止める** （肺内沈着率を高めるため）	軽く息を止める： 　フルタイド・セレベント・アドエア
		息止めの必要なし： 　パルミコート・シンビコート・アズマネックス
	できるだけゆっくりと息を吐く	できるだけゆっくりと息を吐く
	続けて吸入するときは30～60秒程度間隔をあける	吸入動作をくり返すときは間隔をあけず続けて行ってよい
	吸入後は**必ずうがい**を行う	吸入後は**必ずうがい**を行う

（文献9より引用）

が必要であるため，吸入できているかどうか受診の際に確認しておくとよいでしょう[9]（表1）．
　また本稿執筆中に経験しましたがDPIで空回しする方もおられるため，デバイスが合うかどうかも確認するとよいです．筆者は治療効果が乏しい場合に診察室で実際に手技の確認や，近隣の薬局と協力して吸入指導を行っています．

7 事前意思の確認（いわゆるアドバンス・ケア・プランニング）

　病状説明のため遠方のご家族にも来院してもらい，本人を交えて今後の生活の場につき相談しました．自宅退院は可能となりましたが，今後の増悪に備えて訪問看護や往診医の手配，介護度の見直しを行いました．また本人から「機械につながれてまで生きたくはない」と意思表示があり，ご家族とも意見を共有され，悪化時に人工呼吸器は装着しない方針となりました．
　当院では今回の症例のように比較的高齢独居の方が多く，特に症状が軽度な方にどのタイミングで今後の方向性を伝えるべきか悩むことが多々あります．
　増悪をくり返すCOPD患者の予後は不良とされており，入院がきっかけとなっていかに自身の病状が悪化しているか自覚される方も多くおられ，その際に終末期の過ごし方について話し合うようにしています．
　特に在宅酸素療法を導入されている患者さんの場合，ゆくゆくはⅡ型呼吸不全が進行するため非侵襲的陽圧換気療法（NPPV）や，気管切開のうえでの人工呼吸管理などを検討しておく必要があります．「息苦しさ」の改善のために在宅酸素を導入していただいていても，ゆくゆくの話をあまりされておらず，挿管をした場合の抜管困難などの話をしていくと混乱される患者さんやご家族もいらっしゃいます．診療所や病院で働かれている読者の皆さまには誕生日や処方の変更など，何らかの節目で外来診療の場でお話ししておいていただけると助かります．その時点で判断を行っていなくても，情報として認識していただいているだけでも十分です．もしくは，COPDと最初に診断したときに病態の自然経過を事前に説明しておくと患者さんやご

表2 ◆ COPDの診断に役立つ身体所見

視診	打診
口すぼめ呼吸 呼吸補助筋の使用 呼気時の外頸静脈怒張 吸気時の鎖骨上窩陥凹 気管短縮 奇異性呼吸 筋肉の萎縮 胸郭前後径の拡大（樽状胸郭 or 肺後弯） ポンプの柄運動とバケツの取っ手運動の消失 末梢の浮腫 Hoover徴候	過剰共鳴音 滴状心
	聴診
	呼吸音低下 吸気早期のクラックル音 瓶呼吸 II音の肺動脈成分の亢進
	特殊な手技
	強制呼気時間の延長 マッチテスト
触診	**急性増悪の重症度を評価するバイタルサイン**
肺膨張の制限 肋間腔の開大 心最強拍動点の剣状突起下への移動	奇脈

（文献11より引用）

家族の病状理解が早いかもしれません．多忙な外来で時間がとれないことも多いかと思いますが，呼吸器学会の解説記事[10]をお渡ししてみるのはいかがでしょうか？

がん末期と同様にCOPD末期状態の際にも症状緩和が中心になりますが，がんと異なり予後予測は困難かつ呼吸困難が主な症状になるので，本人，ご家族の病状理解は重要です．特に終末期に病状が進行して炭酸ガス貯留が進み，CO_2ナルコーシスになったとしても「自然な鎮静」と考え，ご家族と相談のうえで穏やかな最期を迎えられる方もいらっしゃいます．CO_2が貯留したら陽圧換気，と脊髄反射的に考えるのではなく，患者さん，ご家族の思いに寄り添いながらケアをできたらといつも心がけています．

⑧ プライマリ・ケアでできる診療と紹介のタイミング

COPDは**まず疑うことが重要**な疾患です．重喫煙歴があり，症状が日常的に持続し寛解せず徐々に悪化する病歴や**表2**の身体所見[11]があればCOPD診断の参考になると思います．胸部X線写真で過膨張所見，胸部CT写真で気腫性変化を示す低吸収領域があることも参考になります．呼吸機能検査ができればもちろんよいのですが，検査ができない場合には病歴や身体所見，画像診断でCOPDと判断し気管支拡張薬を開始してよいと個人的に考えます．

ちなみにLAMA/LABAであるグリコピロニウム/インダカテロール（ウルティブロ®）とICS/LABAであるサルメテロール/フルチカゾン（アドエア®）を比較したランダム化比較試験では[12]，ICS/LABA群よりもLAMA/LABA群の方がCOPD増悪回数を減少させ，増悪までの期間も延長させました．ICS/LABA群の肺炎の頻度は，LAMA/LABA群よりも高かったため（4.8％ vs. 3.2％，$p=0.02$），筆者はICS/LABAよりもLAMA/LABAを処方する頻度が増えました．LAMA単剤との使い分けについては他稿をご参照ください．

添付薬と吸入薬を同時に処方される方もいますが（よくあるのが本症例のようにツロブテロールとアドエア®の組合わせ），薬効が重複していないか確認しましょう．

呼吸器内科への紹介を考える目安として，喘息とCOPDオーバーラップ症候群が疑われる場合（吸入薬の選択），急性増悪を起こして酸素投与が必要な場合（＝入院が必要な場合），吸入薬を開始しているがコントロール不良の場合，在宅酸素療法の導入やNPPVの調整にあたって，動脈血液ガスでのPaCO$_2$の評価が必要な場合などが考慮されます．

前述しましたがCOPDは見過ごされやすい疾患であり，病歴や身体所見から疾患の存在を疑ってすみやかに診断・治療することで患者さんのQOL向上が期待できます．まだまだ呼吸器内科医は少ないため，読者の皆様のご協力をお願いいたします．

ここが総合診療のポイント：呼吸器内科に紹介するタイミング
- 喘息とCOPDオーバーラップ症候群が疑われるとき
- 吸入薬治療で難渋するとき
- 在宅酸素やNPPVの調整が必要なとき

ここがピットフォール：総合診療医の先生方へお願いしたいこと
- 病歴からCOPDを疑うこと
- 身体所見とあわせて診断し，すみやかに治療を行うこと

文献

1) Fukuchi Y, et al：COPD in Japan: the Nippon COPD Epidemiology study. Respirology, 9：458-465, 2004
2) Hnizdo E, et al：Association between chronic obstructive pulmonary disease and employment by industry and occupation in the US population: a study of data from the Third National Health and Nutrition Examination Survey. Am J Epidemiol, 156：738-746, 2002
3) Walters JA, et al：Systemic corticosteroids for acute exacerbations of chronic obstructive pulmonary disease. Cochrane Database Syst Rev, (9)：CD001288, 2014
4) 「今日から取り組む 実践！さよならポリファーマシー」（北 和也/編），じほう，2016
5) Albert RK, et al：Azithromycin for prevention of exacerbations of COPD. N Engl J Med, 365：689-698, 2011
6) Seemungal TA, et al：Long-term erythromycin therapy is associated with decreased chronic obstructive pulmonary disease exacerbations. Am J Respir Crit Care Med, 178：1139-1147, 2008
7) Fishman A, et al：A randomized trial comparing lung-volume-reduction surgery with medical therapy for severe emphysema. N Engl J Med, 348：2059-2073, 2003
8) Sanchez PG, et al：National Emphysema Treatment Trial redux: accentuating the positive. J Thorac Cardiovasc Surg, 140：564-572, 2010
9) 百瀬泰行：吸入指導のポイント．日本呼吸ケア・リハビリテーション学会誌，25：337-344，2015
10) 日本呼吸器学会：呼吸器の病気 B-01 気道閉塞性疾患 慢性閉塞性肺疾患（COPD）
http://www.jrs.or.jp/modules/citizen/index.php?content_id=12
11) Tokuda Y & Miyagi S：Physical diagnosis of chronic obstructive pulmonary disease. Intern Med, 46：1885-1891, 2007
12) Wedzicha JA, et al：Indacaterol-Glycopyrronium versus Salmeterol-Fluticasone for COPD. N Engl J Med, 374：2222-2234, 2016

プロフィール

嶋田雅俊 *Masatoshi Shimada*
兵庫県立尼崎総合医療センター 呼吸器内科

片岡裕貴 *Yuki Kataoka*
兵庫県立尼崎総合医療センター 呼吸器内科/臨床研究推進ユニット

特集　今すぐ使える！エビデンスに基づいたCOPD診療

COPDの治療
理学療法士が教える呼吸リハビリテーション

宮崎慎二郎

Point
- COPDにおいて呼吸リハの効果は科学的に証明されており，推奨される管理法の1つである
- 呼吸リハはCOPDの重症度に応じて包括的に行われるものであり，その中心は運動療法である
- 総合診療においては，COPDを発見し診断すること，適切な治療と呼吸リハを実践すること，そしてそれを継続してもらうことが重要である

Keyword ▶ 呼吸リハビリテーション　運動療法　呼吸リハビリテーションのエビデンス　保険適用

はじめに

呼吸リハビリテーション（呼吸リハ）は，慢性呼吸器疾患患者の機能を回復，維持させ，患者さんの日常生活を継続的に支援していく重要な介入手段であり，特にCOPDにおいては，安定期において禁煙やインフルエンザワクチンの接種，薬物療法と並んで推奨される管理法です[1]．本稿では，安定期COPDにおける呼吸リハのエビデンスと実際について解説します．

1　呼吸リハの定義と包括的介入

呼吸リハは「呼吸器に関連した病気をもつ患者が，可能な限り疾患の進行を予防あるいは健康状態を回復・維持するため，医療者と協働的なパートナーシップのもとに疾患を自身で管理して，自立できるよう生涯にわたり継続して支援していくための個別化された包括的介入である」と定義されています[2]．呼吸リハでは，呼吸理学療法と運動療法を中心として，患者教育，栄養療法，酸素療法などさまざまなプログラムを包括的に行うことが重要であり，基本的構築として示されています（図1）[3]．また近年の欧米でのガイドラインのなかでは，integrated care（統合ケア）の原則がCOPD患者の治療管理として採用され，5層構造のモデルとして示

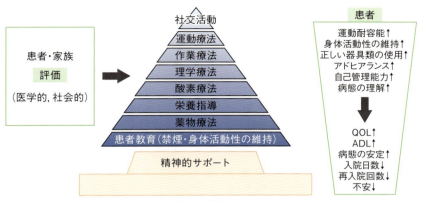

図1 ◆ 呼吸リハビリテーションの基本的構築
（文献3より転載）

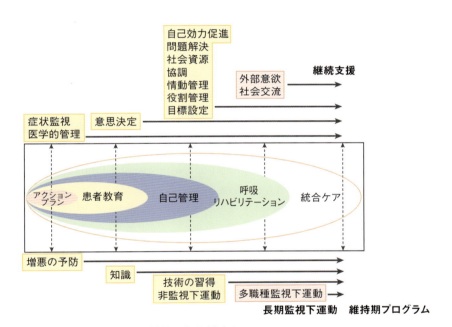

図2 ◆ COPDにおいて継続的に行う統合ケア
（文献4を参考に作成）

されました（図2）[4]．統合ケアという大きな範疇のなかで，増悪予防に関するアクションプラン，患者教育，セルフマネジメント（自己管理），呼吸リハのそれぞれが包括的かつ段階的に行われるというものです．すなわち，COPDの状態がごく軽症であれば最小限のアクションプランの実施に留め，最重症であればセルフマネジメントや包括的呼吸リハを含んだ統合ケアの実践のなかで管理治療していきます[5]．

表1 ◆ GOLDガイドラインにおける呼吸リハのエビデンス

項目	エビデンスレベル
呼吸リハビリテーション	
● 呼吸リハビリテーションは症状を有する患者または/および，急性増悪のリスクを有する患者のすべてに推奨される	A
● 安定期患者において呼吸リハビリテーションは，呼吸困難，健康状態，運動耐容能を改善させる	A
● 呼吸リハビリテーションは急性増悪後の再入院を減少させる	B
● 身体活動量は死亡の強力な予測因子である	A
● 身体活動レベルを上げるように奨励されるべきだが，そのための最も確実な手段はまだ明らかでない	
患者教育とセルフマネジメント	
● 患者教育だけでは効果はない	C
● 医療従事者とのコミュニケーション（サポート）によるセルフマネジメントへの介入は，健康状態を改善し，入院および救急受診回数を減少させる	B
統合ケアプログラム	
● 統合ケアと遠隔医療は現時点では実証されていない	B

（文献6を参考に作成）

2 呼吸リハのエビデンス

呼吸リハに関するエビデンスについては，GOLD（Global Initiative for Chronic Obstructive Lung Disease）ガイドライン（**表1**）[6] およびACCP（American College of Chest Physicians）/AACVPR（American Association of Cardiovascular Pulmonary Rehabilitation）ガイドライン（**表2**）[7] にまとめられています．

1）呼吸リハの効果

運動療法を中心とした呼吸リハによる運動耐容能の向上，呼吸困難の軽減，健康関連QOLの改善はコクランレビューによって示されており[8]，診療ガイドラインにおいてもエビデンスレベルA・推奨度1とされています．入院回数の減少についてはエビデンスレベルBですが，生命予後の改善については十分なエビデンスが揃っていない現状です．

2）身体活動量

COPDにおける身体活動量は死亡の強力な予測因子であることが報告され[9]，その重要性が認識されていますが，身体活動量を増加させるための有効な手段は明らかとなっていません[10]．

3）呼吸筋トレーニング

COPDにおける呼吸筋（特に吸気筋）トレーニングについては，メタ解析で最大吸気圧，運動耐容能，呼吸困難，健康関連QOLの改善を認めています[11]．しかし，吸気筋トレーニング単独では有効性が確立されておらず，診療ガイドラインでは呼吸リハにおけるプログラムの1

表2 ◆ ACCP/AACVPRガイドラインにおける呼吸リハのエビデンス

		推奨レベル	
		1（高い）	2（低い）
エビデンスレベル	A（強い）	● 呼吸リハはCOPDの息切れを軽減 ● 呼吸リハはCOPDの健康関連QOL（HRQOL）を改善 ● 6〜12週の呼吸リハはいくつかの有益な効果をもたらし，それらは12〜18カ月かけて徐々に減少 ◆ COPDの運動療法は，歩行にかかわる筋群のトレーニングが必須 ◆ 筋トレーニングを加えることにより，筋力が増強，筋量が増加 ◆ 上肢支持なし持久力トレーニングはCOPDに有用であり，呼吸リハに加えるべき ◆ 低強度負荷および高強度負荷によるCOPDの運動療法は，両者とも臨床的に有用	
	B（中等度）	● 呼吸リハはCOPD以外のいくつかの慢性呼吸器疾患においても効果的 ◆ COPDの高強度負荷による下肢運動トレーニングは低強度負荷トレーニングよりも生理学的効果は大きい ◆ 吸気筋トレーニングを呼吸リハの必須の構成要素としてルーチンに行うことを支持するエビデンスはない ◆ 患者教育は，呼吸リハの不可欠な構成要素，相互的なセルフマネジメント，増悪の予防と治療に関する情報提供が必須	● 呼吸リハはCOPDの入院日数や医療資源の利用を減少 ◆ COPDに対する包括的呼吸リハは心理・社会的効果をもたらす ◆ 選択された重症COPDの運動トレーニングにNPPVを併用すると，ある程度の相加的な効果が得られる
	C（弱い）	● HRQOL等いくつかの呼吸リハの効果は，12〜18カ月の時点でも対照群を超えて維持される ◆ 高度の運動誘発性低酸素血症をきたす患者には呼吸リハ中は酸素投与をすべき	● 費用対効果が高い ◆ より長期的なプログラム（12週）は短期的なプログラムよりも効果の持続性が高い ◆ 呼吸リハ終了後の維持を目的とした介入は，長期的なアウトカムにある程度の効果を示す ◆ COPDの呼吸リハに蛋白同化ホルモン剤のルーチンな併用を支持する科学的エビデンスはない ◆ 単独療法として行う心理・社会的介入を支持するエビデンスはわずかである ◆ 高強度負荷運動療法中の酸素投与は運動誘発性低酸素血症をきたさない患者の持久力をより改善させる可能性がある

●：呼吸リハの効果に関するエビデンス，　◆：手技，介入方法に関するエビデンス．
（文献5より引用）

つとして行うこと[6]，COPD患者においてルーチンに行うことを支持するエビデンスはないこと[7]が示されています．

4）栄養療法の併用

　　低栄養COPD患者では，栄養補助療法により体重および筋肉量の増加，運動耐容能の改善を認めます[12]．この効果は運動療法を同時に行った場合により大きく，**COPDの栄養療法介入は，運動療法との組合わせが最も効果的である**とされています[13]．

呼吸リハの対象と保険適用

1）呼吸リハの対象

呼吸リハの対象となる患者選択の基準は以下の通りです[2]．

> ① 症状のある呼吸器・呼吸器関連疾患
> ② 機能制限がある
> ③ 標準的治療が行われている
> ④ 実施を妨げる因子や不安定な合併症・併存症がない患者さんであり，年齢制限や肺機能の数値のみによる基準は定めない

> **➡ ここが総合診療のポイント**
> COPDは適切な診断と呼吸リハを含めた治療介入が重要です．COPDと診断されていない，また呼吸困難や運動耐容能低下といった問題が生じているにもかかわらず呼吸リハを行えていない患者さんは少なくありません．COPDを発見した場合には，気管支拡張薬の処方と同時に，必要であれば積極的に呼吸リハを開始していただくことを望みます．

2）呼吸リハの保険適用

医療保険で呼吸リハを行う場合は，診療報酬として呼吸器リハビリテーション料を算定することができますが，専任の医師や理学療法士の在籍や専用の機能訓練室を有することなどの施設基準が定められています．呼吸器リハビリテーション料は呼吸リハ開始日から90日に限り算定可能と上限が定められていますが，COPD患者は算定日数の上限の除外対象患者に含まれているため継続的な実施が可能です．呼吸リハ開始時は，評価や呼吸リハプログラムの設定が必要となるため，呼吸リハを実施している専門施設などへ一度紹介していただくことが望ましいと思われます．専門施設がない場合であっても，後述する呼吸リハの実践などを参照し，筋力トレーニングや歩行運動の実施，身体活動性向上に対する指導や助言を行うことが大切です．

介護保険においても呼吸リハの実施は可能です．しかし，介護保険利用には医師の指示書に加え，リハビリテーションがケアプランに組込まれる必要があります．主治医意見書作成の際に，「介護予防のため呼吸リハビリテーションの実施・継続が望ましい」など，**呼吸リハの必要性について記載していただくことが重要**です．また，COPDは介護保険における特定疾患の1つに指定されているため，第2号被保険者（40〜64歳）でも介護サービスを受けることができます．

呼吸リハの実際

1）呼吸リハのプロセス

図3[14]に呼吸リハのプロセスを示します．呼吸リハが必要となる患者さんを選択後，初期評価をもとにした目標設定，運動療法を中心とした呼吸リハを行い，定期的に再評価を実施しま

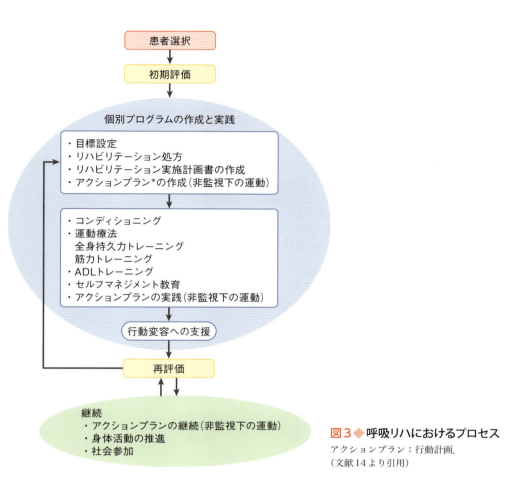

図3 ◆ 呼吸リハにおけるプロセス
アクションプラン：行動計画．
（文献14より引用）

す．その間，アクションプランや非監視下（在宅）での運動，身体活動の推進や社会参加への支援も継続的に行います．

2）呼吸リハにおける評価

呼吸リハ（運動療法）を行うにあたり必要な評価を**表3**[2]に示します．運動療法上の安全を確保するためにも，必須の評価にはフィジカルアセスメント，胸部単純X線写真，心電図，経皮的酸素飽和度などが含まれています．**特に労作時の低酸素血症の有無などはチェックが欠かせません**．呼吸リハの効果判定としては，呼吸困難，運動耐容能，日常生活活動（ADL），健康関連QOLの評価などが重要です．

3）呼吸リハの構成

呼吸リハの中心は運動療法です．しかしCOPDの重症度（呼吸困難や運動耐容能）によって呼吸リハ開始時に推奨されるプログラム構成は異なります（**図4**）[14]．呼吸困難が強い，運動耐容能が低い，ADL障害があるなどの重症例では，呼吸パターンの修正，胸郭柔軟性の改善，

表3 ◆ 呼吸リハ（運動療法）のための評価

必須の評価	● フィジカルアセスメント ● スパイロメトリー ● 胸部単純X線写真 ● 心電図 ● 呼吸困難（安静時，労作時） ● 経皮的酸素飽和度（SpO_2） ● フィールド歩行試験（6分間歩行試験，シャトル・ウォーキング試験）* ● 握力
行うことが望ましい評価	● ADL ● 上肢筋力，下肢筋力 ● 健康関連QOL（一般的，疾患特異的） ● 日常生活動作におけるSpO_2モニタリング ● 栄養評価（BMIなど）
可能であれば行う評価	● 心肺運動負荷試験 ● 呼吸筋力 ● 動脈血ガス分析 ● 心理社会的評価 ● 身体活動量 ● 心臓超音波検査

＊在宅，訪問リハビリテーション時を除く．
（文献2を参考に作成）

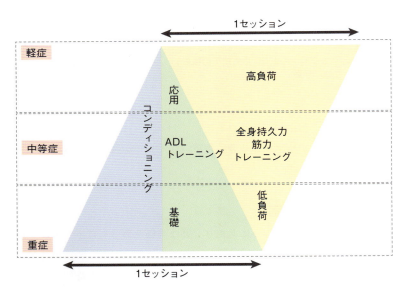

図4 ◆ 安定期COPDにおける開始時のプログラム構成
（文献14より引用）

口すぼめ呼吸の習得などのコンディショニング，基礎的なADLトレーニングを行いながら低負荷の全身持久力・筋力トレーニングから開始します．軽症例では，全身持久力トレーニング・筋力トレーニングが開始時より主体となり，強度も高負荷からの開始が可能です．

表4 ◆ 運動療法の中止基準

呼吸困難	Borg CR-10スケール7〜9（とても強い）
その他の自覚症状	胸痛，動悸，疲労，めまい，ふらつき，チアノーゼなど
心拍数	年齢別最大心拍数の85％に達したとき（肺性心を伴うCOPDでは65〜70％） 不変ないし減少したとき
呼吸数	毎分30回以上
血圧	高度に収縮期血圧が下降したり，拡張期血圧が上昇したとき
SpO_2	90％未満になったとき

（文献14より引用）
Borg CR-10スケール＝修正Borg scale．

4）運動療法

a）有酸素運動

　有酸素運動では，平地歩行，自転車エルゴメータなどによる下肢運動を中心とした全身持久力トレーニングを行います．運動強度は運動負荷試験による最高酸素摂取量の測定を行うことが望ましいですが，実際は限られた施設でしか行えないため一般的ではありません．日常臨床では，自覚的な呼吸困難を指標に用いる場合が多く，一般的に修正Borg scale 3〜4（多少強い）程度の強度で行います．1回の運動時間は20分以上，頻度は3回/週以上を目標にします．

b）筋力トレーニング

　四肢・体幹筋力トレーニングでは，歩行に関与する下肢筋群（特に大腿四頭筋や下腿三頭筋），上肢では使用するADLと関連が大きい筋群（肩関節周囲筋や肘関節筋群）をトレーニングの対象とします．筋力や筋持久力が低下し，呼吸困難が強い例やADLが低下している例，上肢を用いた動作で呼吸困難が強い例などが適応です．

　実際の方法としては，スクワットなどの自重を用いたトレーニング，重錘バンドやダンベルを用いたトレーニング，弾性ゴムバンドを用いたトレーニングなどを行います．最初は楽に行える程度の負荷から開始し，徐々に負荷を重くしていきます．

c）中止基準

　表4[14]に運動療法の中止基準を示します．安全に運動療法を行うためには運動中のモニタリングおよびこれら運動を中止すべき自覚症状などを患者さん自身に教育しておくことが重要です．

まとめ

　COPDにおける呼吸リハは高いエビデンスレベルと推奨度が示され，各種マニュアルなども整備されており，以前に比べれば実施する施設も増えてきました．しかし日常診療における普及は十分とはいえません．呼吸リハの効果と重要性をご理解いただき，COPD患者が適切に呼吸リハを実践でき，それが継続的に行えるようそれぞれの環境に応じた取り組みを行っていただけますようお願いします．

文 献

1) 「COPD（慢性閉塞性肺疾患）診断と治療のためのガイドライン2018〔第5版〕」（日本呼吸器学会COPDガイドライン第5版作成委員会/編），メディカルレビュー社，2018
2) 植木 純，他：呼吸リハビリテーションに関するステートメント．日本呼吸ケア・リハビリテーション学会誌，27：95-114，2018
3) 「COPD（慢性閉塞性肺疾患）診断と治療のためのガイドライン第4版」（日本呼吸器学会COPDガイドライン第4版作成委員会/編），メディカルレビュー社，2013
4) Spruit MA, et al：An official American Thoracic Society/European Respiratory Society statement：key concepts and advances in pulmonary rehabilitation. Am J Respir Crit Care Med, 188：e13-e64, 2013
5) 塩谷隆信：呼吸リハビリテーションの潮流．「呼吸リハビリテーション最前線—身体活動の向上とその実践」（塩谷隆信，高橋仁美/編），pp2-17，医歯薬出版，2014
6) National Institute of Health, National Heart, Lung, and Blood Institute, Global Initiative for Chronic Obstructive Lung Disease：Global Strategy for the Diagnosis, Management, and Prevention of Chronic Obstructive Pulmonary Disease. NHLBI/WHO workshop report. 2011；Update of the Management Sections, GOLD website（www.goldcopd.com）, undated 2018
7) Ries AL, et al：Pulmonary Rehabilitation：Joint ACCP/AACVPR Evidence-Based Clinical Practice Guidelines. Chest, 131：4S-42S, 2007
8) McCarthy B, et al：Pulmonary rehabilitation for chronic obstructive pulmonary disease. Cochrane Database Syst Rev, (2)：CD003793, 2015
9) Waschki B, et al：Physical activity is the strongest predictor of all-cause mortality in patients with COPD：a prospective cohort study. Chest, 140：331-342, 2011
10) Watz H, et al：An official European Respiratory Society statement on physical activity in COPD. Eur Respir J, 44：1521-1537, 2014
11) Gosselink R, et al：Impact of inspiratory muscle training in patients with COPD：what is the evidence? Eur Respir J, 37：416-425, 2011
12) Ferreira IM, et al：Nutritional supplementation for stable chronic obstructive pulmonary disease. Cochrane Database Syst Rev, 12：CD000998, 2012
13) Schols AM, et al：Nutritional assessment and therapy in COPD：a European Respiratory Society statement. Eur Respir J, 44：1504-1520, 2014
14) 「呼吸リハビリテーションマニュアル—運動療法—第2版」（日本呼吸ケア・リハビリテーション学会，日本呼吸器学会，日本リハビリテーション医学会，日本理学療法士協会/編），照林社，2012

プロフィール　宮崎慎二郎　*Shinjiro Miyazaki*

KKR高松病院 リハビリテーションセンター
専門：呼吸リハビリテーション，心臓リハビリテーション
資格：専門理学療法士（内部障害）
　　　呼吸療法認定士
　　　呼吸ケア指導士
　　　心臓リハビリテーション上級指導士
学会役員：日本呼吸理学療法学会 運営幹事
　　　　　日本呼吸ケア・リハビリテーション学会 代議員
呼吸リハビリテーション，心臓リハビリテーションを中心とした診療に従事しています．呼吸器・循環器疾患における骨格筋障害に関する研究にも取り組んでおり，本領域の問題解決に努めています．読者の皆様にもぜひ，リハビリテーションの重要性についてご理解いただければ幸いです．

特集　今すぐ使える！エビデンスに基づいたCOPD診療

COPDの治療

薬剤師からみた吸入薬使用のコツ

佐藤（西別府）弘子，五十嵐　俊

Point

- 吸入療法では患者さんの理解力，吸気力を評価してから処方を考える
- 処方を行う際は，治療に吸入薬が必要であることを十分に説明する
- 吸入指導に薬剤師を活用する

Keyword ▶　pMDI　　ソフトミスト　　DPI　　吸入補助器具

はじめに

　現在COPDに適応を有する多くの吸入薬が認可されています．それら吸入薬は有効成分の違いのみならず吸入器（デバイス）にもさまざまな種類があります．現在，販売されている吸入薬のデバイスは，エアゾールタイプ（pMDI＝加圧式定量噴霧吸入），ソフトミストタイプ，ドライパウダータイプ（DPI）に分類されます．近年配合剤も増えているため，一体どの薬剤が患者さんに適しているのか頭を悩ませている先生方も多いのではないかと思います．われわれ薬剤師は，医師の処方を受けて調剤を行い，時に患者さんに対して吸入指導を行います．その際，目の前の患者さんにとって不適切なデバイスが選択され治療の継続が困難ではないだろうか？と思うこともしばしばあります．COPDの長期管理には正しい吸入手技の理解が非常に重要ですが，特に高齢の患者さんを中心に「こんな難しいもの渡されても吸えないよ．先生には言ってないけど」と吸入薬継続の困難感を医師には伝えることができずに勝手に自己中断されてしまうことを多く経験します．今回は，薬剤師として筆者自身が体験した症例をもとに吸入薬について概説します．

> **今回の患者さん**
>
> 灰田 明次（はいだ めいじ）さん（仮名），80歳，男性．
> 　趣味のゴルフのラウンド中に最近息苦しさを自覚したため，近医に受診しCOPDの診断を受けました．医師から，スピリーバ®レスピマット®（ソフトミスト）が処方されました．処方箋を持参し灰田さんが薬局に来局しました．調剤後，吸入指導を行うことになりました．
> 　職業：（20～65歳まで）トラック運転手
> 　　　　（65～75歳まで）駐車場警備員
> 　　　　（75～現在まで）無職
> 　20歳から現在まで喫煙1日20本×60年
> 　既往歴：高血圧，脂質異常症
> 　内服薬：アムロジピン5 mg（ノルバスク®）　1回1錠　1日1回　朝食後
> 　　　　　ロスバスタチン2.5 mg（クレストール®）　1回1錠　1日1回　朝食後

❶ デバイスの違いを理解する

「あなたが吸入薬を処方した患者さんは実際に正しく使用できているのでしょうか？」

1カ月以上吸入器を使用している15～84歳の患者342例を対象とした調査において，吸入器を正しく操作・吸入できている患者さんは55.3％だったという報告があります[1]．

また，pMDIを使用している患者の71％が使用を誤っていたとの報告もあります[2]．

吸入薬は，適切な手技で使用されることで効果を発揮します[3]．しかし，手技の煩雑なデバイスは，アドヒアランスを低下させる要因となります．そのため，医療者が各デバイスの違いを理解し，目の前の患者に最も適したデバイスを選択することがCOPD治療を行ううえで薬剤選択とともに非常に重要です（表1）．

デバイスごとに患者さんが正しく操作できていない点や慣れが生じた頃におろそかになるポイントとして次のような事例があります．

表1 ◆ デバイスの違い

	pMDI	ソフトミスト	DPI
利点	● 噴霧された薬剤を吸入するため，吸気力が弱い場合でも使用しやすい ● 使用困難時，スペーサーを使用できる（自分のペースで吸入できる）	薬剤の噴霧時間が長いためゆっくり吸入できる	噴霧と吸気を合わせなくても自分のタイミングで吸入できる
欠点	● 薬剤の噴霧と吸入のタイミングを合わせる必要がある ● 押す力が弱いと，1回量が噴霧できない ● （スペーサーを使用する場合）スペーサー使用後，手入れを怠るとカビが生える可能性がある	操作方法が複雑で，理解できないと使用が難しい	強く深く吸う必要があるため，ある程度吸気力が保たれている必要がある

〈デバイスごとの間違った操作の例〉
- pMDI：振らずに使用する，ボタンをきちんと押すことができていない
- タービュヘイラー®：横に向けてグリップを回す
  （垂直にして回さないと1回分がセットできない可能性がある）
- ブリーズヘラー®，ハンディヘラー®：ボタンを押したまま吸入
  （針が刺さったままでは十分に薬剤が吸入できない可能性がある）
- エリプタ®：カバーを開ける際，「カチッ」と音がするまで開けていない
- ジェヌエア®：ボタンをきちんと押すことができていない

こんなときに改めて吸入手技の指導やデバイスの見直しを検討してもよいかもしれません．
皆さんが受けもつ患者さんは正しく吸入できているでしょうか？　一度確認してみませんか．

> ここが総合診療のポイント
> 患者さんのデバイスとの相性を確認しましょう

吸入指導

　吸入指導を行う際は，製薬企業が提供している資材の活用も有用です．製薬企業が提供している資材には，吸入方法が記載された説明用のリーフレットや動画（DVDや患者さん向けのWebページで閲覧可能），練習用の器材，操作を容易にするための補助具などがあります．
　吸入指導では，各デバイスの説明書とデバイスの見本を用いて吸入方法を見ていただくとともに注意事項を説明します．その後，患者さんに見本を用いて実際にセット練習を行ってもらいます．DPIを使用する場合，必要な吸気流速が得られるか専用のツールを用いて笛の音で確認を行います．練習用器材を用いて吸入指導を行うことで，吸気力が充分足りているか，操作に誤りはないかなどを直接確認することができます．
　また，デバイスごとに主な注意点として以下のような内容を患者さんにお伝えします．

1）DPIの場合

- 吸入前：1回分がきちんと吸入できるようにセットを行ってください
  （この際セット方法などは練習器キットを用いて実演します）
- 吸入時：**速く深く吸い込むために，大きく息を吐いてから**吸入します．このとき，吸入器に息がかからないように注意してください
- 吸入後：軽く息を止めてゆっくり吐き出してください．
  うがいをしてください

2) pMDI, ソフトミストの場合（表2）

- 吸入前：(pMDIの場合) 容器をよく振ってください
- 吸入時：ゆっくり深く吸い込みます．**吸入前に大きく息を吐きすぎないように注意して**ください
- 吸入後：軽く息を止めてゆっくり吐き出してください．
  うがいをしてください

ここがピットフォール

- 吸気流量と吸入操作でデバイスが決まる！！
- 吸気力を確認する
  （吸気力がなければDPIは不可，吸気力の目安は**表2**参照）
- 噴霧と吸入のタイミングが合わせられるかどうか確認する
- 選択したデバイスを正しく操作できるか確認する

ここが総合診療のポイント

デバイスごとの注意点を理解して吸入指導を行いましょう

表2 ◆ 吸入薬一覧

デバイス	薬剤	製剤写真一例	吸入方法	吸入注意点	息止め	注意点	必要吸気量
pMDI エアゾール	アドエア® エアゾール®（ICS/LABA）サルタノール® インヘラー（SABA）メプチンエアー®（SABA）アトロベント® エロゾル（SAMA）	※1	【初回のみ】アドエア® 4回空噴霧 サルタノール® 空噴霧不要 メプチンエアー® 2回空噴霧 アトロベント® エロゾル 2回空噴霧【毎回吸入時】吸入前に振る	ゆっくりと深く吸い込む	吸入口から口を離して5秒間息を止め，ゆっくりと息を吐く	①吸入器をよく振る ②吸入器を逆にしない	―
ソフトミスト レスピマット	スピオルト® レスピマット®（LAMA/LABA）スピリーバ® レスピマット®（LAMA）	※2	【初回のみ】①安全止めを押しながら透明ケースを外す ②カートリッジをまっすぐ差し込む（カートリッジが2〜3mm程度見えている状態）③透明ケースを戻す ④キャップを閉じた状態で上向きにし，透明ケースをカチッと音がするまで右に180°回転 ⑤キャップを開けて噴霧ボタンを押す ⑥上記④，⑤を3回くり返す【毎回吸入時】⑦上記④，⑤を行う	ゆっくりと深く吸い込む	吸入口から口を離して5〜10秒間息を止め，ゆっくりと息を吐く	①初回のみカートリッジをきちんと最後まで押し込む ②180°以上回さない ②噴霧ボタンを押したまま回さない	15L/分

【画像提供元】
※1：大塚製薬株式会社，※2：日本ベーリンガーインゲルハイム株式会社

（次ページへ続く）

表2 ◆ 吸入薬一覧（続き）

デバイス	薬剤	製剤写真一例	吸入方法	吸入注意点	息止め	注意点	必要吸気量
DPI ディスカス	アドエア® ディスカス®（ICS/LABA）セレベント® ディスカス®（LABA）	※3	①吸入口を自分の方に向けて吸入器を水平にして持つ ②右手でグリップを回してカバーを開ける ③右手でレバーをグリップの方にカチッと音がするまで押し込む	速く深く吸い込む	吸入口から口を離して5秒間息を止め、ゆっくりと息を吐く	①水平に持つこと（吸入口を下に向けると薬が落ちる危険性あり）②何度もレバー操作をしない	30 L/分
DPI タービュヘイラー	シムビコート® タービュヘイラー®（ICS/LABA）オーキシス® タービュヘイラー®（LABA）	※4	①吸入器を垂直に立てた状態で、赤色の回転グリップを右へ確実にとまるまで回す ②赤色の回転グリップを左へ「カチッ」と音がするまで戻す	速く深く吸い込む	吸入口から口を離してゆっくりと息を吐く（息止めの必要はないとされているが、息を止めても問題ない）	①垂直に立てて操作（横にすると薬が正しくセットされないことあり）②空気の取入れ口を手でふさがない	30 L/分
DPI ディスクヘラー	セレベント® ロタディスク®（LABA）	※3	①カバーを外し、白いトレーを側面のギザギザ部分を押しながら引いて取り出す ②引き出した白いトレーの4つの穴に薬剤の突出した部分を合わせてセットし、トレーをカチッと音がするまで本体に押し込む ③吸入器を水平にしたまま垂直になるまでフタを立て、また閉じる（このときディスクに穴が開く）	速く深く吸い込む	吸入口から口を離して5秒間息を止め、ゆっくりと息を吐く	吸入器のふたをしっかり垂直になるまで持ち上げて立てる	60 L/分
DPI ブリーズヘラー	ウルティブロ®（LAMA/LABA）シーブリ®（LAMA）オンブレス®（LABA）	※5	①容器の下部を持ってキャップを外す ②吸入口をカチッと音がするまで戻す ③両側のボタンをカチッと音がするまで同時に押してカプセルに穴を開ける	カプセルがカラカラと音がする速さで吸い込む	吸入口から口を離して5秒間息を止め、ゆっくりと息を吐く	①両端のボタンを押したまま吸入しない ②カプセルは1回分ずつ開封する ③空カプセルを捨てる際は、目に触れたりしないように注意する	50 L/分
DPI ハンディヘラー	スピリーバ® ハンディヘラー®（LAMA）	※2	①吸入直前にアルミシート（ブリスター）から薬剤を1カプセルだけ取り出す ②キャップを開けて吸入口を持ち上げ、カプセルをセットしカチッと音がするまでしっかり容器を閉める ③側面の緑色のボタンを1回だけ押し、カプセルに穴を開ける	カプセルがカラカラと音がする速さで吸い込む	吸入口から口を離して5秒間息を止め、ゆっくりと息を吐く	①ボタンを押したまま吸入しない ②カプセルは1回分ずつ開封する ③空カプセルを捨てる際は、目に触れたりしないように注意する	20 L/分
DPI エリプタ	レルベア® エリプタ®（ICS/LABA）アノーロ® エリプタ®（LAMA/LABA）エンクラッセ® エリプタ®（LABA）	※3	カバーを「カチッ」と音がするまで開ける（カウンターの数が1つ減ったことを確認する）	速く深く吸い込む	吸入口から口を離して5秒間息を止め、ゆっくりと息を吐く	カバーをカチッと音がするまで開ける（少し硬いこともあるので注意）	30〜36 L/分
DPI ジェヌエア	エクリラ® ジェヌエア®（LAMA）	※6	緑色のボタンを押し、信号が赤色から緑色に変わったことを確認する	速く深く吸い込む	吸入口から口を離して5秒間息を止め、ゆっくりと息を吐く	吸入後、小窓が緑色から赤色に変わるのを確認する	45 L/分

【画像提供元】
※2：日本ベーリンガーインゲルハイム株式会社，※3：グラクソ・スミスクライン株式会社，※4：アストラゼネカ株式会社，※5：ノバルティス ファーマ株式会社，※6：杏林製薬株式会社

表3 ◆ スペーサーと吸入補助器具

デバイス	器具名	製剤写真	入手方法	製品説明	
エアゾール	スペーサー[4]	エアロチャンバープラス （画像提供：株式会社アムコ）	自費で購入	柔らかいシリコン製のマスクが優しく顔にフィット	ボンベを押すタイミングと吸気を合わせることが難しい場合，使用することで患者さんは呼吸リズムに合わせて吸入できる
		オプティチャンバーダイアモンド （画像提供：フィリップス・レスピロニクス合同会社）	自費で購入	帯電防止素材を使用し，帯電による薬剤のチャンバー内への残留を低減	
		ボアテックス （画像提供：村中医療器株式会社）	自費で購入	アルミニウム製で薬剤のチャンバー内への残留を低減	
エアゾール	定量噴霧式製剤専用補助レバー	Mep-Lep® (Meptin's lever for easy push)	製薬企業から提供あり	ボンベを押す筋力がない場合，これを用いることでプラスチックのレバーを押し下げるだけでボンベを押せる仕組みになっている	
タービュヘイラー	タービュヘイラー®補助器具		製薬企業から提供あり	グリップに取り付け，グリップを回す順番・方向を表示しており，グリップを回しやすくする器具	
レスピマット	回転君（レスピマット®回転補助器具）		製薬企業から提供あり	レスピマット®を差し込み，180°回転しやすくなる器具	

❸ 吸入補助器具

　例えばpMDIでは，吸入のタイミングをpMDIの噴霧に合わせられない場合，製薬企業から提供されている資材や市販のスペーサーを用いることで，吸入が可能になる場合があります．ご高齢の患者さんで器具を操作する筋力が十分でない場合などには有用です．スペーサーは，有料（自費）で，保険薬局などで購入が可能です．Amazonや楽天市場などのオンラインショッピングで購入することもできます．スペーサーを使用する場合には汚染を避けるために定期的な洗浄などのメンテナンスを行う必要があります（**表3**）．

ここが総合診療のポイント
補助器具を用いることで，無理だと思われた吸入療法が可能になるかもしれません

4 COPD吸入治療で大切なこと

　吸入薬は外用剤に分類され，薬剤の影響も局所に限定されると思われがちですが，全身的な副作用や併用薬との相互作用を認める場合があります．**COPD治療薬のなかには抗コリン作用を有している薬剤があり**，これらは前立腺肥大症等による排尿障害や，**閉塞隅角緑内障患者では禁忌**となります．薬剤の処方に先立ち，必ず添付文書等を確認し，病歴や現在治療中の疾患への影響について検討することが重要です．

　COPD患者に対する調査で，調査した症例の半数以上が直近3カ月以内で吸入薬を使わなかったり，吸入を忘れるなどのアドヒアランスの悪化を認めたという報告もあります[5]．実際，医師には伝えていないが，家に使用していない薬が大量に余っているというケースを多く経験します．処方を行う際には，**なぜ吸入薬を使用するのかや**，**治療に吸入薬が必要となること**を医師から直接しっかりと伝えることが治療を自己中断させないために重要です．デバイスの操作や吸入方法を薬剤師が吸入指導を行う際にも，患者さんがその必要性を理解していると，スムーズに指導を行うことができます．多忙な外来診療の合間に吸入指導を行うことは容易ではないと思います．ぜひ吸入指導は，薬剤師にも依頼してください．各種練習用のデバイスなどを用いてしっかり指導を行います．

ここがピットフォール
- 疾患禁忌に該当していないか確認する
- 吸入薬を使う理由をしっかり伝える
- デバイスの操作方法，吸入方法を習得してもらう

ここが総合診療のポイント
- 事前に合併症（併存疾患）や併用薬を確認しましょう
- アドヒアランスの確認も忘れずに

患者さんの経過・その後

　指導後もクルクルと何度も吸入器を回してしまい，1本で30日分使用できる薬が，14日程度で使えなくなってしまう状態でした．デバイスの操作や吸入のタイミングが指導後も理解できておらず，決して安価ではない薬剤のロスも大きいことから，レスピマット®から1回分の薬がカプセル充填されているスピリーバ®ハンディヘラー®（DPI）に変更を提案しました．灰田さんはドライパウダーを吸入するに十分な呼吸機能は保たれていたことから，チオトロピウムで治療を継続する場合にはハンディヘラーが適していると考えました．

灰田さんには再度吸入指導を行いました．デバイスが変わったため，はじめは戸惑っていましたが，「吸入後にカプセルが空になっているか孫に見てもらったよ」と満足気な表情で薬局に報告に来られました．吸入後の確認を灰田さん自身で実施できるほどになり，その後も忘れずに吸入を継続できていました．吸入薬の使い方を身につけた灰田さんですが，相変わらずたばこはやめられずにいました．COPDには吸入薬を続ける他に，禁煙が一番の治療であることを説明し，改めて禁煙を推奨しました．

> **ここが総合診療のポイント**
> 適切な手技の遵守と，吸入の継続が治療のカギとなる

おわりに

　吸入薬使用のコツについて，薬剤師の立場からお話しました．内服薬と異なり，吸入薬は処方してもうまく使えていないケースが少なくありません．初回処方時には処方箋のコメント欄に「要初回指導」と書いてもらえると，はじめてなので一から丁寧な指導が必要であることがわかるので助かります．また，うまく吸えていないとか，思ったほど吸入薬の効き目が得られていないと思ったら，気軽に薬剤師に吸入チェックをご依頼いただければ評価して再指導します．薬剤師もチームの一員ですので，ぜひご依頼ください！

文　献

1) Aydemir Y：Assessment of the factors affecting the failure to use inhaler devices before and after training. Respir Med, 109：451-458, 2015
2) Giraud V & Roche N：Misuse of corticosteroid metered-dose inhaler is associated with decreased asthma stability. Eur Respir J, 19：246-251, 2002
3) Laube BL, et al：What the pulmonary specialist should know about the new inhalation therapies. Eur Respir J, 37：1308-1331, 2011
4) 環境再生保全機構：吸入器ごとの正しい吸入方法（手技）を身につける．WEB版 ぜん息＆COPD（慢性閉塞性肺疾患）のための生活情報誌 すこやかライフ，41，2013
   https://www.erca.go.jp/yobou/zensoku/sukoyaka/41/feature/feature07.html
5) Dolce JJ, et al：Medication adherence patterns in chronic obstructive pulmonary disease. Chest, 99：837-841, 1991

プロフィール

佐藤（西別府）弘子 *Hiroko Sato（Nishibeppu）*
横浜市立市民病院 薬剤部
専門：がん薬物療法，緩和ケア
最近，西別府という苗字から，佐藤という日本で一番多い名前（2018年3月データ）に変わりました．小さい頃から名前が変わっているとコンプレックスがありましたが，今はとても寂しい気持ちです．

五十嵐　俊 *Shun Igarashi*
横浜市立脳卒中・神経脊椎センター 薬剤部

次号（2018年10月号）の特集は…
「**外来からはじめる 女性診療（仮題）**」
⇒ 詳しくはp.827をご覧ください．

出雲大社や世界遺産「石見銀山」など、歴史と文化に囲まれた神話のふるさと島根

島根県の地域医療を支えていただく医師を募集しています。

専任スタッフ（医師）が全国どこへでも面談に伺い、ご希望にマッチする医療機関をご紹介します。お気軽にお問い合わせください。

平成29年度の実績　面談人数：13名　視察ツアー：10件　招へい人数：9名

研修サポート
地域へ赴任する前に、1ヶ月から2年程度研修を受けられる制度があります。

地域医療視察ツアー参加者募集
将来、島根県での勤務をご希望の医師とその家族を対象に、地域医療の視察ツアーを開催します。日程やコースはご希望に応じます。（交通費は県が負担）

島根県医療政策課
医師確保対策室

〒690-8501 島根県松江市殿町1番地
TEL：0852-22-6683
E-mail：iryou@pref.shimane.lg.jp

赤ひげバンク　検索

医師募集キャラクター：赤ひげ先生

出雲縁結び空港、萩・石見空港、隠岐世界ジオパーク空港利用で都市部へのアクセスも便利

● 出雲縁結び空港からの所要時間
出雲⇔東京（羽田）／約1時間20分
出雲⇔仙台／約1時間30分
出雲⇔静岡／約1時間10分
出雲⇔名古屋（小牧）／約1時間
出雲⇔大阪（伊丹）／約50分
出雲⇔福岡／約1時間15分
出雲⇔隠岐／約30分

● 萩・石見空港からの所要時間
萩・石見⇔東京（羽田）／約1時間30分

● 隠岐世界ジオパーク空港からの所要時間
隠岐⇔大阪（伊丹）／約45分（直行便の場合）

※時期により便数、時間等が変わる場合があります。

Book Information

● Gノート バックナンバー ● 2017年2月号(Vol.4 No.1)

なんとなくDoしていませんか？

骨粗鬆症マネジメント

編集／南郷栄秀, 岡田 悟

□ 定価(本体 2,500円＋税)　□ B5判　□ 208頁　□ ISBN978-4-7581-2319-8

● 診断・予防・治療など患者マネジメントに必要な多岐にわたる知識を、各国ガイドラインや最新エビデンスを紹介しながらアップデート！
● 実際の診療に落としこめる解説で、診療を見直すきっかけとなる1冊！

骨粗鬆症の「なんとなくDo」が「自信をもってDo」に変わる！

発行　羊土社

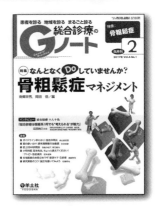

豪華賞品が当たる!!
医師・医学生アンケート実施中

羊土社

ただいまザイグルプラスやお米カタログ, 弊社のお役立ち書籍など, 豪華賞品が当たるアンケートを実施中. また回答者全員に, レジデントノート電子版バックナンバー・Gノート(特別電子版)・実験医学DIGITAL ARCHIVEのなかから1冊をプレゼントします!

期間限定 2018年9月28日まで

A賞 (2種類・各1名様)

ザイグルプラス (JAPAN-ZAIGLE PLUS)
＋ オリジナルぬいぐるみ

焼肉で出る煙を解消!
見て, 焼いて, 食べて, 3回驚く!
もちろん, 焼肉以外も
さまざまな直火調理に使えます!

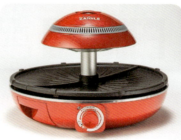

どちらか1つ選べます

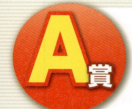

選べる日本の米カタログギフト あきほ
＋ オリジナルぬいぐるみ

全国の米どころ自慢のお米や,
ご飯のお供も味わえます!
おいしい炊き方など, お米の魅力を
再発見できる読み物ページも充実!

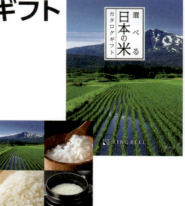

※画像はイメージです.

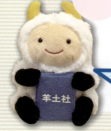

A賞には「羊土社オリジナルぬいぐるみ〔ひつじ社員(仮)〕」をセットでプレゼント!

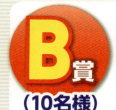

B賞(10名様) 羊土社おすすめ書籍セット

羊土社の人気書籍を厳選し，2冊ずつセットにしてプレゼントします（全10セット：各1名様）

- 画像診断セット
- 薬の処方セット
- 救急セット

など，全10セット

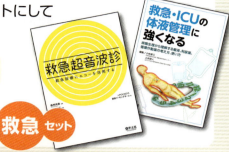

救急 セット

※1セットにつき1名様が当選となります
※各セットの詳細は羊土社ホームページ上にてご確認ください

回答者全員プレゼント

回答者全員に対象書籍のなかからお好きな号の電子版（PDF）を1冊プレゼントします[※1]

レジデントノート 電子版バックナンバー
対象書籍：2014年4月号～2015年3月号

実験医学 DIGITAL ARCHIVE
対象書籍：2015年1月号～2016年12月号

総合診療のGノート（特別電子版）[※2]
対象書籍：2016年2月号～2016年12月号

どれか1冊

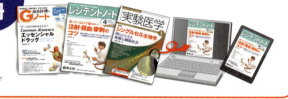

※1：羊土社HPで販売している電子版（PDF）形式でのご提供となります
※2：Gノートの電子版は羊土社HPで販売しておりません．本アンケート限定の特別提供となります

医師・医学生アンケート プレゼント応募要綱

【応募期間】2018年8月1日～9月28日

【賞　　品】羊土社会員であり，アンケートにご回答いただいた方のなかから抽選で，A賞，B賞のうちご希望のものをプレゼントいたします．また，ご回答いただいた方全員に，「レジデントノート電子版バックナンバー」「Gノート（特別電子版）」「実験医学 DIGITAL ARCHIVE」のうち1冊をプレゼントいたします

【応募条件】下記を必ずご確認のうえ，ご応募ください
①アンケート回答・応募には「羊土社会員」にご登録いただく必要があります　②ご回答時点で，医師・医学生の方に限らせていただきます　③お一人様1回に限らせていただきます（※）　④アンケートの必須項目にすべてご回答いただいた方のみご応募いただけるようになります
※小社にて複数のご応募と判断した場合は当選対象から除外させていただくことがございます．予めご了承ください

【当選発表】A賞のみ羊土社メールマガジン「メディカルON-LINE」2018年10月の配信号にて発表予定．
その他は賞品の発送をもってかえさせていただきます

ご応募・詳細は羊土社ホームページから
www.yodosha.co.jp/yodobook/recommendm/

「羊土社会員」のご案内

羊土社会員にご登録いただきますと，下記のようなメリットがあります．ご登録は無料です
- 書籍のウェブ特典や会員限定のウェブコンテンツをご利用いただけます！
- 羊土社HPからの書籍の購入はもちろん，「レジデントノート」「実験医学」バックナンバーの電子版（PDF）のご購入も可能です！

ご登録・詳細はこちらから ➡ www.yodosha.co.jp/webcustomer.html

Book Information

マンガでわかるゲノム医学
ゲノムって何？を知って健康と医療に役立てる！

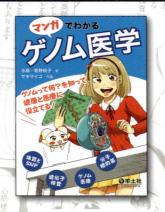

新刊

著／水島-菅野純子，イラスト／サキマイコ
- □ 定価（本体 2,200円+税）　□ A5判　□ 221頁　□ ISBN978-4-7581-2087-6

- 一般の方でも読める［マンガ］と専門職向けの［解説］の2部構成．
- 患者さんには…健康と病気に対する理解を深めていただけます．
- 医療者の方には…個別化医療の知識を手軽にアップデートいただけます．

病院の待合に1冊！ 医局に1冊！ 手軽に読める最新医学

短期集中！オオサンショウウオ先生の
医療統計セミナー
論文読解レベルアップ30

著／田中司朗，田中佐智子
- □ 定価（本体 3,800円+税）　□ B5判　□ 198頁 + 別冊52頁
- □ ISBN978-4-7581-1797-5

- 一流論文5本を教材に，正しい統計の読み取り方を実践的にマスター！
- ベストティーチャー賞受賞の生物統計家がポイントをレクチャーします
- 1講1講が短いので，業務の合間に無理なく取り組んでいただけます

統計を読み取る力が確実に向上する，怒涛の30講

関節リウマチ患者と家族のための
生活を楽しむ知恵と技

くらしかた、動きかた、介助のしかたがわかる！

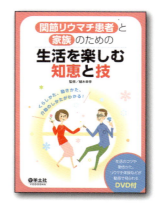

監修／植木幸孝
- □ 定価（本体 1,800円+税）□ B5判　□ 136頁+DVD　□ SBN 978-4-7581-1830-9

- 動き方や環境の工夫で関節への負担を抑えて生活するポイントや，患者家族が安全な介助を実施するポイントが写真とDVDでよくわかる
- ベッド上動作，入浴，トイレ動作など日常生活動作を多数解説

介助が必要な患者さん全般に役立つポイントが満載です！

発行　羊土社 YODOSHA　〒101-0052　東京都千代田区神田小川町2-5-1　TEL 03(5282)1211　FAX 03(5282)1212
E-mail：eigyo@yodosha.co.jp
URL：www.yodosha.co.jp/

ご注文は最寄りの書店、または小社営業部まで

Book Information

病態で考える 薬学的フィジカルアセスメント
41の主訴と症候から行うべきアセスメントがわかる

著／鈴木 孝
□ 定価（本体 3,800円＋税）　□ B5判　□ 294頁　□ ISBN978-4-7581-0940-6

- 41に及ぶ主訴・症候ごとに，考えられる原因疾患を病態をふまえて解説！
- 病態把握のために必要なアセスメントと方法，評価を根拠から解説！
- よりよい薬物治療，薬学的管理にすぐに活かせる！

症状に応じた適切なフィジカルアセスメントで，病態把握に役立つ！

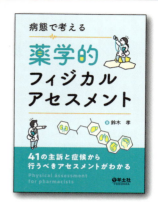

NBC災害に備える！発災後，安全に受け入れるための医療現場マニュアル

監修／山口芳裕　編集／中島幹男
□ 定価（本体 4,000円＋税）　□ B5判　□ 143頁　□ ISBN978-4-7581-1820-0

- 特殊災害被災者の搬送や受け入れに関与する医療者・消防職員必携！
- 救急車や診察室を短時間で養生する方法など，二次・三次の汚染拡大防止のための具体的方法を，豊富な写真とともに解説

救助者の身を守るための知識と技術が身につく実践書！

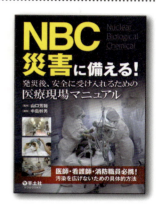

痛みの理学療法シリーズ
肩関節痛・頸部痛のリハビリテーション

編集／村木孝行　編集協力／三木貴弘
□ 定価（本体 5,200円＋税）　□ B5判　□ 296頁　□ ISBN978-4-7581-0230-8

- 肩関節・頸部の治療で結果を出したいPTは必読！
- 機能解剖・評価に基づく介入方略を示したうえで，治療手技を1ステップずつ丁寧に解説．

治療成績を飛躍的に上げるための「理論」と「手技」がわかる！

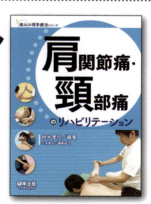

発行　羊土社 YODOSHA
〒101-0052　東京都千代田区神田小川町2-5-1　TEL 03(5282)1211　FAX 03(5282)1212
E-mail：eigyo@yodosha.co.jp
URL：www.yodosha.co.jp/

ご注文は最寄りの書店，または小社営業部まで

▶▶▶ Common disease診療のための

ガイドライン早わかり

第27回 尋常性ざ瘡

谷口 恭

シリーズ編集：横林賢一（ほーむけあクリニック，広島大学病院 総合内科・総合診療科）
渡邉隆将（北足立生協診療所）
齋木啓子（ふれあいファミリークリニック）

Point
- ▶ 「微小面皰」という概念を理解する
- ▶ 内服抗菌薬の長期投与を控え副作用に注意を払う
- ▶ 外用薬の特徴や副作用の情報を正確に伝え，患者さんが安全にself-treatmentできるよう努める

Dr. 谷口のメッセージ ▶▶▶ 代替療法は米国や欧州のガイドラインが参考になる
外用については，副作用を生じにくくする方法および生じたときの対処法を十分な時間をとって説明しておく

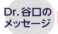
はじめに

　尋常性ざ瘡のガイドラインとしてまず参照すべきなのは日本皮膚科学会が公表している「尋常性痤瘡治療ガイドライン2017」[1]であるが，「エビデンス収集」に関しては「2015年2月まで（2017年の改訂項目については，2016年8月まで）に検索可能であった文献を対象とした」と記載されている．要するに，同ガイドラインは，2016年にAmerican Academy of Dermatologyが公表した米国のガイドライン[2]を引用していない．同様に，2016年に欧州のEuropean Dermatology Forumがアップデートしたガイドライン[3]についても言及していない．こういった「タイムラグ」があることに加え，以前から日本と米国・欧州のガイドラインには「差」が存在するため，本稿ではこれら3つを同時にみていくこととする．

診断のアプローチ

　まずガイドラインに沿った治療を開始できるかどうかを見極めなければならない．ポイントは以下の3つである．1つは重症度にかかわりなく「尋常性ざ瘡」という診断が正しいかどうか．2つめは患者が求めているのが「治癒後の瘢痕」の治療でないかどうか．そして3つめは「最重症例」でないかである．

▶ まずは3つのポイントを見極める

　尋常性ざ瘡は視診だけで簡単に診断がつくことが多いが，前医でしばしば誤診されているのが「酒さ」である．酒さは原因不明の慢性炎症性疾患で，症例によっては一見ざ瘡に似ている場合もあるが，原則として面皰を伴わないのが特徴である．面皰は脂腺性毛包が閉塞し毛包内部に角質が貯留した状態であり，細菌により炎症が生じた結果発赤が起こる．興味深いことに，酒さにも炎症性ざ瘡の治療で用いられる薬剤がある程度有効なことがあり，それが誤診の原因の1つかもしれない．ただし，酒さの治療は難渋することが多く，またガイドラインも存在しない（日本のざ瘡のガイドラインで一部言及されているが有効な治療法を示したものではない）．

　2つめのポイントは，患者が求めているのがざ瘡でなく「瘢痕」または（巨大な）「腫瘤/硬結」の治療でないか，ということである．ざ瘡の治療が適切でない場合，治癒後に萎縮性瘢痕や肥厚性瘢痕，ケロイドなどが生じることがある．日本のガイドラインでは瘢痕に対していくつかの治療に言及しているが，ほとんどがC2（推奨しない）であり，唯一C1（選択肢の1つとして推奨する）とされているのがステロイド局所注射である（本稿ではこれらに対する治療については言及しない）．

　3つめは「最重症例」の除外である．基準の1つは全身症状が伴っていないかどうかである．稀ではあるが，SAPHO（滑膜炎・ざ瘡・膿疱症・骨化症・骨炎）症候群やPAPA（化膿性関節炎・壊疽性膿皮症・ざ瘡）症候群のような全身症状にざ瘡が伴うことのある疾患がある．また，壊死性ざ瘡または痘瘡状ざ瘡と呼ばれる組織破壊性の深在性毛包炎は最重症例と考えるべきである．さらに集簇性ざ瘡と呼ばれ，ときに排膿を伴う瘻孔を認めるようなタイプも最重症例と認識すべきである．そして，最重症例にはガイドラインが有用とはいえない（実際，日本のガイドラインにはこういった最重症例は含まないと記載されている）．

▶ 重症度の判定

　除外診断ができたとして，次にすべきは重症度の判定である．日本のガイドライン[1]では，まず「急性炎症期」と「維持期」に分類し，急性炎症期は「軽症の炎症＋面皰」「中等症の炎症＋面皰」「重症・最重症の炎症＋面皰」の3つに分類する（図）．

　日本のガイドラインが引用している2009年の米国のガイドライン[4]では重症度を5段階にわけているが，2016年のものでは軽度，中等度，重症の3段階と単純化されアルゴリズムが作成されている（表1）．それぞれに「第一選択」と「代替療法」が推奨されている．日本のように炎症期と維持期の区分はされていない．

　欧州のものは「面皰のみ」「軽度から中等症の膿疱性ざ瘡」「重度の膿疱性または結節性ざ瘡」「重症の結節性または球状のざ瘡」と重症性を4段階に分類し，それぞれに「強く推奨」「中等度推奨」「弱く推奨」「女性の代替療法」の4つのカテゴリーがある（表2）．日本のガイドラインと比較すると「面皰のみ」は「維持期」，他の3つはおおまかには「炎症期」とみなしてよいだろう．

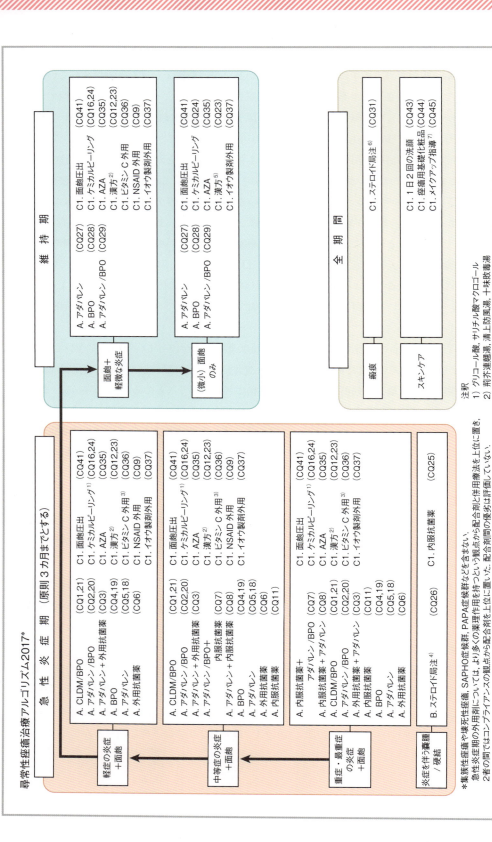

図 尋常性痤瘡治療アルゴリズム2017
（文献1より転載 ©日本皮膚科学会）

表1 米国の2016年のガイドラインに掲載された重症度別推奨治療

	軽度	中等度	重症
第一選択	1）BPO 2）外用レチノイド 3）局所混合療法（＊）	1）局所混合療法（＊） 2）内服抗菌薬＋レチノイド＋BPO 3）内服抗菌薬＋レチノイド＋BPO＋外用抗菌薬	1）内服抗菌薬＋局所混合療法（＊） 2）経口イソトレチノイン
代替療法	1）未使用であれば外用レチノイドかBPOを加える 2）別のレチノイドを検討 3）Dapsoneを検討	1）別の局所混合療法を検討 2）内服抗菌薬の変更を検討 3）（女性の場合）経口避妊薬やスピロノラクトンを加える 4）経口イソトレチノインを検討	1）内服抗菌薬変更を検討 2）（女性の場合）経口避妊薬やスピロノラクトンを加える 3）経口イソトレチノインを検討

＊局所混合療法
①BPO＋外用抗菌薬　または
②外用レチノイド＋BPO　または
③外用レチノイド＋BPO＋外用抗菌薬
（文献3より引用）
注：外用レチノイドは日本ではアダパレンのみだが米国には多数のものがある.

表2 欧州の2016年のガイドラインに掲載された重症度別推奨治療

	面皰のみ	軽度から中等症の膿疱性ざ瘡	重度の膿疱性または結節性ざ瘡	重症の結節性または球状のざ瘡
強く推奨		1）アダパレン＋BPOの合剤 2）BPO＋CLDM外用の合剤	イソトレチノイン	イソトレチノイン
中等度推奨	外用レチノイド	1）AZA 2）BPO 3）外用レチノイド 4）CLDM外用＋トレチノインの合剤 5）内服抗菌薬＋アダパレン	1）内服抗菌薬＋アダパレン 2）内服抗菌薬＋AZA 3）内服抗菌薬＋アダパレン＋BPOの合剤	1）内服抗菌薬＋AZA 2）内服抗菌薬＋アダパレン＋BPOの合剤
弱く推奨	1）AZA 2）BPO	1）ブルーライト 2）内服亜鉛 3）内服抗菌薬＋AZA 4）内服抗菌薬＋アダパレンとBPOの合剤 5）内服抗菌薬＋BPO 6）EM外用とイソトレチノインの合剤 7）EM外用とトレチノインの合剤	内服抗菌薬＋BPO	1）内服抗菌薬＋アダパレン 2）内服抗菌薬＋BPO
女性の代替療法			1）女性ホルモン＋内服抗菌薬＋抗菌薬以外の局所療法 2）女性ホルモン＋抗菌薬以外の局所療法	1）女性ホルモン＋内服抗菌薬＋抗菌薬以外の局所療法 2）女性ホルモン＋抗菌薬以外の局所療法

（文献2より引用）
注：外用レチノイドは日本ではアダパレンのみだが欧州には多数のものがある. 表では, アダパレン, トレチノイン（合剤として）, イソトレチノイン（合剤として）,（他の）外用レチノイドの4つに分けられている.
AZA：アゼライン酸
CLDM：クリンダマイシン
BPO：過酸化ベンゾイル

表3 ざ瘡に使用する内服抗菌薬[1]

推奨度	抗菌薬	ざ瘡の保険適応
A	DOXY	×
A*	MINO	×
B	RXM	○
B	FRPM	○
C1	TC	×
C1	EM	×
C1	CAM	×
C1	LVFX	×
C1	TFLX	○
C1	CPFX	×
C1	LFLX	×
C1	CXM-AX	○

ざ瘡の保険適応があるものも「化膿性炎症を伴うもの」という条件がある．
上記×は「表在性皮膚感染症」には適応がある．

治療のアプローチ

　ここでは日本のガイドライン（図1）の「矢印 ➡」に沿って述べていくことにする．「重症・最重症の炎症＋面皰」（以下「重症」）から開始する．推奨度Aとされている9つの治療法は，① 内服抗菌薬，② 外用抗菌薬，③ アダパレン，④ BPO（過酸化ベンゾイル）の単独もしくは2〜3種の組合わせである．もっとも，これは矢印を1つ進めた「中等症の炎症＋面皰」（以下「中等症」）でも全く同じで，さらにもう1つ進めた「軽症の炎症＋面皰」（以下「軽症」）では，これら4種から内服抗菌薬を除いた3種の単独使用，もしくはその組合わせが推奨されている．ということは，これら4種の治療法で最も重症例に使うべきは① 内服抗菌薬ということになる．

　次に米国のガイドラインをみてみると，軽症では登場しない内服抗菌薬が中等症と重症で推薦されているので，日本のものと考え方は同じである．欧州でも内服抗菌薬は「面皰のみ」以外で登場するため，重症化すればするほど内服抗菌薬が必要になるのは間違いない．

▶ 内服抗菌薬

　では，どのような抗菌薬が推奨されているのだろうか．欧州，米国のガイドラインでも各種抗菌薬についてそれぞれが詳しく説明されているが，保険適応を考えねばならないこともあり，本稿では日本のもののみをとりあげる（表3）．

❶ 各種抗菌薬の推奨度

　推奨度Aが2種，Bが2種，C1が8種である．MINOがA*とされているのは，「Aに相当する有効性のエビデンスがあるが，副作用などを考慮すると劣る」とされているからである．実際の処方時に注意すべきは「保険適応の有無」である．これら計12種のうち，ざ瘡に保険適応があるものは4種しかない（いずれも「化膿性炎症を伴うもの」という条件がある）．他の8種

は「表在性皮膚感染症」に対しては保険適応があるがざ瘡にはない点に注意されたい．

❷ 使用は短期間にとどめる

内服抗菌薬は可能な限り短期間にとどめなければならない．日米欧のいずれのガイドラインにも薬剤耐性が最重要懸念事項と記載されている．米国のガイドラインでは，CDCの「antibiotic stewardship」を引き合いに出し，適切な選択，適切な量，適切なタイミング，適切な期間（right dose of the right antibiotic at the right time for the right duration）が重要であることが強調されている[5]．

❸ 副作用

内服抗菌薬の副作用について，日本のガイドラインでは触れられていないが，米国のものでは注意が述べられている．ざ瘡の治療に内服抗菌薬を用いると炎症性腸疾患が増加したという報告がある．DOXYによるCrohn病発症の可能性が指摘されている[6]．米国の大学生を対象とした調査ではざ瘡治療に内服抗菌薬を用いると咽頭炎を発症しやすいという報告がある[7]．また抗菌薬使用量の増加が*C.difficile*感染症の原因になっていることは広く知られている[8,9]．さらに，米国のガイドラインでも指摘されているように，抗菌薬の長期使用が外陰部膣カンジダ症のリスクになるのは自明である．

▶ 外用抗菌薬

抗菌薬外用については，日本のガイドラインではCLDM，NDFX，OZNXの3種が推奨されている．これら3種を比較したときに，スタディが多くエビデンスレベルが高いのはCLDMとNDFXだが，発売された時期と調査期間に注意されたい．これらのスタディは1990年代やなかには80年代のものもある．一方，OZNXが市場に登場したのは2016年であり，しかも日本のみであり海外ではあまり普及していない．文献は少なく[10〜12]海外の論文は現在存在しない（2018年7月時点）．しかし，薬剤耐性の観点から考慮してOZNXがCLDMやNDFXに劣るわけではない．

▶ BPO，アダパレン

BPOとアダパレンは維持期に強く推奨されている外用薬だが抗炎症作用もある[13]．これらはいずれも副作用が多い薬剤であることに注意が必要である．添付文書によれば，BPOは43.7％に副作用が認められている．主なものは，皮膚剥脱（鱗屑）（18.6％），適用部位刺激感（14.0％），適用部位紅斑（13.8％），適用部位乾燥（7.4％）である．アダパレンは，78.9％に副作用が認められ，主なものは，皮膚乾燥（56.1％），皮膚不快感（47.6％），皮膚剥脱（33.5％），紅斑（21.9％），そう痒症（13.2％），湿疹（2.0％），ざ瘡（1.3％），接触性皮膚炎（1.3％），皮膚刺激（1.1％）である．

▶ 維持期の治療

日本のガイドラインに従えば，急性炎症期を改善させれば次は維持期に入ることになる．推奨度AはBPO，アダパレン，および両者併用のみとなる．これらが有効なのは「微小面皰」に対して高い効果が期待できるからである．微小面皰とは，面皰に先行する病理学的な毛包内への皮脂の貯留を示すものであり，微小面皰を面皰に移行させないようにすることが必要である．

表4 米国の2016年のガイドラインに掲載されたざ瘡の各治療の推奨度

	治療法	推奨度		治療法	推奨度
局所療法	BPO	A	ホルモン剤	経口避妊薬	A
	外用抗菌薬	A		スピロノラクトン	B
	抗菌薬＋BPO	A		フルタミド	C
	外用レチノイド	A		内服ステロイド	B
	外用レチノイド＋BPO/外用抗菌薬	A	イソトレチノイン	通常量	A
	AZA	A		中等度のざ瘡に対する低用量	A
	Dapsone	A	その他の治療	ケミカルピーリング	B
	サリチル酸	A		ステロイド局所療法	C
全身療法	テトラサイクリン系抗菌薬	A	代替療法	ティーツリーオイル，ハーブ，バイオフィードバックなど	B
	マクロライド系抗菌薬	A	食事療法	グリセミック指数	B
	トリメトプリム単剤またはST合剤	B		消費エネルギーの把握（daily consumption）	B

（文献3のTable IIIより治療法のみを引用）

　この概念を患者さんに伝えることに成功すれば，症状が改善してからも維持期の治療必要性の理解を得られ，self-treatmentにより再発の可能性を大きく減らすことができる．ざ瘡治療の最大のポイントといっていいであろう．なお，欧米では複数種の外用レチノイドがざ瘡の治療に用いられているが日本で発売されているのは現在アダパレンのみである．
　日本のアルゴリズムの維持期には7種のC1が記載されているのでこれらを1つずつみていく．

❶ アゼライン酸（AZA）

　7つのC1のうち米国・欧州のガイドラインでも推奨されているのはAZA（アゼライン酸）のみである．AZAは米国のガイドラインではアルゴリズムには入っていないが（ただし2009年のアルゴリズム[4]には入っていた），別の表では推奨度Aとされている（表4）．
　欧州のガイドラインでも軽症から重症までアルゴリズムに加えられている．高い患者満足度と色素沈着の改善が1980年代から報告[14, 15]されていて，これらの文献は日本のガイドラインでも引用されているのにもかかわらず，日本ではC1にすぎないのは，欧米と日本で考え方に「差」があるからだろう．なお，AZAは日本では化粧品として購入することができる．

❷ ケミカルピーリング

　日本ではC1のケミカルピーリングは米国ではアルゴリズムには入っておらず推奨度Bである．本文では「面皰を軽度改善（mild improvement in comedonal acne）」とされている．欧州のガイドラインにはほとんど記載されておらず，文中に維持療法の1つとして，光線療法（light）やcosmetic treatmentと同列に述べられている程度である．

❸ イオウ，面皰圧出，漢方，ビタミンC外用，NSAIDs外用

　C1の残りの5つは欧州・米国のガイドラインには登場しない日本独自の治療である．イオウ，面皰圧出，漢方，ビタミンC外用，NSAIDs外用である．このうち，イオウと面皰圧出については「エビデンスがないもののC1として推奨する」と記載されており，双方とも保険適応がある．漢方薬については荊芥連翹湯，清上防風湯，十味敗毒湯の3種がC1とされている．ビタミンCは，日本のガイドラインでは4本の文献（うち3つは日本人のもの）が引用されているがこれら

は欧州・米国のガイドラインではとり上げられていない．NSAIDs外用も日本のガイドラインには日本の文献3つが紹介されているが，いずれも欧州・米国のものでは触れられていない．

維持期の治療について日本のC1は以上である．

❹ **イソトレチノイン**

欧州・米国ともに重症例で推奨されているイソトレチノインは日本では承認されておらず，個人輸入も厳しく制限されており厚生労働省は注意喚起を促している[16]．胎児への催奇形性があり，米国のガイドラインではiPLEDGEと呼ばれるFDAが管理しているプログラムに従って服用しなければならない[17]．イソトレチノインによる催奇形性のリスクは大きく，カナダの研究では9％以上に先天異常が認められている[18]．

❺ **ホルモン剤**

低用量ピルを代表とするホルモン剤は欧州・米国では推奨されアルゴリズムに加えられているが，日本ではC2〔十分な根拠がないので（現時点では）推奨しない（有効とするエビデンスがない，あるいは無効であるエビデンスがある）〕である．しかしその一方で，本文のなかに「ざ瘡の炎症性皮疹および面皰数，全般重症度，患者自己評価のすべてを改善する高いエビデンスを有している」と正反対の文章が記載されている．実際はホルモン剤には高いエビデンスがあり米国のガイドラインでは4つの文献[19~22]が引用されており推奨度Aである．なお，日本のガイドラインではこれら4つの文献に言及されていない．

❻ **スピロノラクトン**

米国のアルゴリズムでは女性の代替療法としてスピロノラクトンが推奨されている．推奨度はBである．有効とする研究[23,24]がある一方で，否定的なもの[25]もある．欧州ではガイドラインに記載はなく，日本でもC2とされている．

❼ **Dapsone gel**

最近，米国で登場し急速に注目を集めているのがDapsone gelだ．アルゴリズムには軽症例の代替療法としてあげられており推奨度はAである．安全性，有効性，迅速性についてのエビデンスがある[26~28]．現在，欧州・日本のガイドラインにはまだ登場していない〔日本のガイドラインには内服のDapsoneについては記載があり，C2（推奨しない）とされている〕．

▶ **栄養療法**

最後に栄養療法について日米欧の見解を比較しておく．ビタミンの内服について，日本のガイドラインではC2で「ビタミン薬内服を行ってもよいが推奨はしない」と記載されている．添付文書では，リボフラビン，リボフラビンリン酸エステルナトリウム，フラビンアデニンジヌクレオチド（ナトリウム），ピリドキサールリン酸エステル水和物，ビオチンに尋常性ざ瘡への適応がある．一方，欧州・米国のガイドラインでは言及すらされていない．

米国では「グリセミック指数」が推奨度Bである．オーストラリアと韓国で実施された2つのRCT[29,30]が紹介されており，ともに規模は大きいとはいえないものの有意差をもって低糖質負荷（low glycemic load）食を摂取したグループでざ瘡が改善している．さらに，韓国の研究では，皮脂腺の大きさの減少，炎症細胞の減少，炎症性サイトカインの減少も確認されている．欧州のガイドラインでは，natural lifestyleがざ瘡を抑制し，西洋型の食生活がざ瘡に相関するこ

とを示した文献[31〜33]が紹介されている（文献29と33は同じ研究）．一方，日本のガイドラインでは文献30，33が引用されているが，推奨度はC2とされ「ざ瘡患者に，現時点では特定の食事指導を推奨はしない」と記載されている．同じ文献が参照されているのに米国・欧州と日本で見解が異なっている．

総合診療医の視点

　筆者のもとに受診する患者さんで多いのがドクターショッピングをくり返している例であり，2つに分類することができる．1つは，これまでの治療で効果が出ていないケース，もう1つは副作用が生じ前医の対応に満足できなかった場合である．前者の場合，筆者の経験ではほとんどがガイドラインに従った治療が行われていない．

　副作用で前医の治療を断念したケースで最も多いのが，BPOやアダパレンによる皮膚の刺激や発赤などである．先述したように，これらの副作用は高頻度に生じるため，副作用を出にくくするための工夫や，副作用が出現したときの対処法を十分な時間をとって伝えておかなければならない．時間はかかるがきちんと説明すれば使えるようになる例が大半である．

　抗菌薬長期内服による副作用もかなり多い．ガイドラインでは長期使用の危険性が記載されているが実際には漠然と使用している場合が少なくない．女性の場合，米国のガイドラインにもあるように外陰部腟カンジダ症が高頻度に生じ，患者さんからカンジダ症について尋ねられることもある．また「抗生物質をこんなに長く飲んでもいいのですか？」と相談に来る患者さんも最近目立つようになってきた．

　よく指摘されガイドラインにも記載があるように，ざ瘡の重症化，長期化は患者さんのQOLを大きく損ねる．特に若い世代はざ瘡が原因で精神症状が出現することもある．最初の主訴が「眠れない」などの精神疾患であったものの，ざ瘡の治療を行い，患者さんの期待以上の効果が出ると自然に精神状態が改善することも珍しくない．

　全身を診る総合診療医がざ瘡で活躍できる場面は少なくないと筆者は考えている．

紹介のタイミング（皮膚科，形成外科）

　尋常性ざ瘡で紹介すべき例は数としては多くない．強いてあげるなら次のような例であろう．

- 酒さを疑った場合．酒さはガイドラインが存在しない原因不明の難治性疾患である．なお，ざ瘡のみならず「脂漏性皮膚炎」と前医で誤診されている酒さの症例も目立つ（酒さはざ瘡よりもドクターショッピングをくり返している例がはるかに多く，その過程で総合診療医を受診する場合も少なくないと思われる）
- すでに大きな瘢痕やケロイドができている場合．形成外科的な専門治療を検討すべき場合がある
- 稀な疾患ではあるがSAPHO症候群やPAPA症候群の可能性があるとき．または深部にまで及ぶ壊死性ざ瘡や集簇性ざ瘡などの重症例

- 患者さんが希望した場合，漢方治療やケミカルピーリングはともにエビデンスレベルがC1にすぎず欧米では必ずしも推奨されていないが，はじめからこういった治療を希望する患者さんもいるかもしれない（ただし，このような患者さんははじめから総合診療医でなく皮膚科/形成外科を受診すると思われる）

文献

1) 日本皮膚科学会：尋常性痤瘡治療ガイドライン 2017．日本皮膚科学会雑誌，127：1261-1302，2017
   https://www.jstage.jst.go.jp/article/dermatol/127/6/127_1261/_pdf
   ▶無料．

2) European Dermatology Forum：S3-Guideline for the treatment of Acne (Update 2016)
   http://www.euroderm.org/edf/index.php/edf-guidelines/category/4-guidelines-acne
   ▶無料．

3) Zaenglein AL, et al：Guidelines of care for the management of acne vulgaris. J Am Acad Dermatol, 74：945-973.e33, 2016
   https://www.jaad.org/article/S0190-9622(15)02614-6/fulltext
   ▶無料．

4) Thiboutot D, et al：New insights into the management of acne: an update from the Global Alliance to Improve Outcomes in Acne group. J Am Acad Dermatol, 60(5 Suppl)：S1-50, 2009
   ▶有料．

5) Centers for Disease Control and Prevention：Antibiotic Use in the United States, 2017: Progress and Opportunities.
   https://www.cdc.gov/antibiotic-use/stewardship-report/role.html
   ▶無料．

6) Margolis DJ, et al：Potential association between the oral tetracycline class of antimicrobials used to treat acne and inflammatory bowel disease. Am J Gastroenterol, 105：2610-2616, 2010
   ▶有料．

7) Margolis DJ, et al：Association of pharyngitis with oral antibiotic use for the treatment of acne: a cross-sectional and prospective cohort study. Arch Dermatol, 148：326-332, 2012
   ▶無料．

8) Bartlett JG, et al：Antibiotic-associated pseudomembranous colitis due to toxin-producing clostridia. N Engl J Med, 298：531-534, 1978
   ▶有料．

9) Carroll KC & Bartlett JG：Biology of Clostridium difficile: implications for epidemiology and diagnosis. Annu Rev Microbiol, 65：501-521, 2011
   ▶有料．

10) 川島 眞，他：オゼノキサシンローションの尋常性ざ瘡を対象とした後期第Ⅱ相臨床試験．臨床医薬，31：143-154，2015
    ▶有料．

11) 川島 眞，他：オゼノキサシンローションの尋常性ざ瘡を対象とした第Ⅲ相比較臨床試験．臨床医薬，31：155-171，2015
    ▶有料．

12) 川島 眞，他：オゼノキサシンローションの表在性皮膚感染症を対象とした第Ⅲ相臨床試験．臨床医薬，31：279-287，2015
    ▶有料．

13) Tan J, et al：Synergistic efficacy of adapalene 0.1%-benzoyl peroxide 2.5% in the treatment of 3855 acne vulgaris patients. J Dermatolog Treat, 22：197-205, 2011
    ▶有料．

14) Cunliffe WJ & Holland KT：Clinical and laboratory studies on treatment with 20% azelaic acid cream for acne. Acta Derm Venereol Suppl (Stockh), 143：31-34, 1989
    ▶無料．

15) Katsambas A, et al：Clinical studies of 20% azelaic acid cream in the treatment of acne vulgaris. Comparison with vehicle and topical tretinoin. Acta Derm Venereol Suppl (Stockh), 143：35-39, 1989
　▶無料．

16) 厚生労働省：アキュテイン（ACCUTANE）（わが国で未承認の難治性ニキビ治療薬）に関する注意喚起について．
　http://www.mhlw.go.jp/topics/bukyoku/iyaku/kojinyunyu/050609-1b.html
　▶無料．

17) Shin J, et al：The impact of the iPLEDGE program on isotretinoin fetal exposure in an integrated health care system. J Am Acad Dermatol, 65：1117-1125, 2011
　▶有料．

18) Henry D, et al：Occurrence of pregnancy and pregnancy outcomes during isotretinoin therapy. CMAJ, 188：723-730, 2016
　▶無料．

19) Lucky AW, et al：A combined oral contraceptive containing 3-mg drospirenone/ 20-microg ethinyl estradiol in the treatment of acne vulgaris: a randomized, double-blind, placebo-controlled study evaluating lesion counts and participant self-assessment. Cutis, 82：143-150, 2008
　▶無料．

20) Maloney JM, et al：Treatment of acne using a 3-milligram drospirenone/20-microgram ethinyl estradiol oral contraceptive administered in a 24/4 regimen: a randomized controlled trial. Obstet Gynecol, 112：773-781, 2008
　▶無料．

21) Maloney JM, et al：A randomized controlled trial of a low-dose combined oral contraceptive containing 3 mg drospirenone plus 20 microg ethinylestradiol in the treatment of acne vulgaris: lesion counts, investigator ratings and subject self-assessment. J Drugs Dermatol, 8：837-844, 2009
　▶有料．

22) Plewig G, et al：Efficacy of an oral contraceptive containing EE 0.03 mg and CMA 2 mg (Belara) in moderate acne resolution: a randomized, double-blind, placebo-controlled Phase III trial. Contraception, 80：25-33, 2009
　▶有料．

23) Shaw JC：Low-dose adjunctive spironolactone in the treatment of acne in women: a retrospective analysis of 85 consecutively treated patients. J Am Acad Dermatol, 43：498-502, 2000
　▶有料．

24) Tan J：Hormonal treatment of acne: review of current best evidence. J Cutan Med Surg, 8 Suppl 4：11-15, 2004
　▶無料．

25) Brown J, et al：Spironolactone versus placebo or in combination with steroids for hirsutism and/or acne. Cochrane Database Syst Rev, (2)：CD000194, 2009
　▶有料．

26) Draelos ZD, et al：Two randomized studies demonstrate the efficacy and safety of dapsone gel, 5% for the treatment of acne vulgaris. J Am Acad Dermatol, 56：439.e1-439.10, 2007
　▶有料．

27) Lucky AW, et al：Dapsone gel 5% for the treatment of acne vulgaris: safety and efficacy of long-term (1 year) treatment. J Drugs Dermatol, 6：981-987, 2007
　▶有料．

28) Tanghetti E, et al：The efficacy and tolerability of dapsone 5% gel in female vs male patients with facial acne vulgaris: gender as a clinically relevant outcome variable. J Drugs Dermatol, 11：1417-1421, 2012
　▶有料．

29) Smith RN, et al：The effect of a high-protein, low glycemic-load diet versus a conventional, high glycemic-load diet on biochemical parameters associated with acne vulgaris: a randomized, investigator-masked, controlled trial. J Am Acad Dermatol, 57：247-256, 2007
　▶有料．

30) Kwon HH, et al：Clinical and histological effect of a low glycaemic load diet in treatment of acne vulgaris in Korean patients: a randomized, controlled trial. Acta Derm Venereol, 92：241-246, 2012
　▶無料．

31) Cordain L, et al：Acne vulgaris: a disease of Western civilization. Arch Dermatol, 138：1584-1590, 2002
　▶無料.
32) Adebamowo CA, et al：High school dietary dairy intake and teenage acne. J Am Acad Dermatol, 52：207-214, 2005
　▶有料.
33) Smith RN, et al：A low-glycemic-load diet improves symptoms in acne vulgaris patients: a randomized controlled trial. Am J Clin Nutr, 86：107-115, 2007
　▶無料.

谷口　恭（Yasushi Taniguchi）

医療法人 太融寺町谷口医院
ざ瘡を学んだのは大学の総合診療科に所属しながら日野クリニックの小塚雄民先生に教えてもらっていたときです．BPOもアダパレンも日本未発売の当時から小塚先生は欧米のガイドラインを重視されており，その「教え」を今も大事にしています．

誌上EBM抄読会

診療に活かせる論文の読み方が身につきます！
情報を上手く取り入れ、一歩上の診療へ

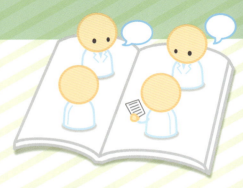

シリーズ編集／南郷栄秀（東京北医療センター 総合診療科）
野口善令（名古屋第二赤十字病院 総合内科）

第24回 名古屋第二赤十字病院総合内科 EBMラウンド
ラメルテオンの予防的投与はせん妄発症率を下げるか？

宮川 慶，野口善令

連載にあたって

EBMスタイルの抄読会とは，ただ英語の文献を読むだけでなく，内容を「批判的吟味」することと，その情報を「どのようにして実際に自分の診療に取り入れるか」を主体的に考えることを主な目的にしています．

本連載では，東京北医療センター総合診療科の「木曜抄読会」と名古屋第二赤十字病院総合内科の「EBMラウンド」という，臨床の現場で実際に行われているEBMスタイルの抄読会を交代で紹介していきます．各回の構成は，まず研修医が各抄読会のフォーマットに沿って抄読会の内容を紹介し，最後に指導医が抄読会の内容に対して考えていることを紹介します．論文を読むだけの抄読会ではなく，論文を現場での判断にどう活かしていくかという考え方のプロセスをお楽しみください．

EBMラウンドのフォーマット

臨床状況の呈示：疑問が生まれた症例を紹介

Step 1　疑問の定式化（PICO）：疑問を，どんな患者（patient）が，どんな介入（intervention）を受けると，何と比べて（comparison），どうなるか（outcome）で定式化し，カテゴリー（治療・予防・診断・予後・病因・害）を決定．

概　観：ハリソン内科学やUpToDate®，その他のテキストで現在，標準的（スタンダード）とされていることを調べる

Step 2　情報検索：2次資料などから論文を検索し，今回のPICOに一致する論文を選ぶ

Step 3　論文の批判的吟味：論文の研究デザインに対応する「はじめてシート」※を用いて批判的吟味をする

Step 4　患者への適用：「はじめてアプリシート」※を用いて具体的な個別の判断をくだす．加えて，① 治療の効果は有害副作用に見合うか，② 日本での一般的な使用法と違いはないか，日本の保険適用との整合性はあるか，③ 論文の研究資金を製薬会社から受けていないかなども考慮する

Step 5　振り返り：各Stepについて考察する

※著者が運営するサイトThe SPELL（http://spell.umin.jp/）よりダウンロードできます

臨床状況の呈示

主治医として患者の治療にあたっていると，どの先生も困った経験があると思われるのが夜間不穏やせん妄に対する対処だと思います．高齢，認知症，脳梗塞など脳の脆弱性をもった患者さんが入院されると環境変化や症状の苦痛などから夜間に眠れなくなります．その状態が改

善されない場合，時にごそごそしはじめたり興奮したりすることがあります．その際にどんな薬を使ったらいいのでしょうか？旧来からベンゾジアゼピン受容体作動薬が不眠時に使用されてきましたが，実はせん妄を悪化させる因子であり，せん妄の悪化を誘導することになります[1]．最近では入院時の不眠時処方としてラメルテオン，スボレキサントをはじめ鎮静系抗うつ薬であるミアンセリン，トラゾドンなどがせん妄に対して有効であるとされ使用されています[2]．

　私は名古屋第二赤十字病院で3Dサポートチーム（認知症・せん妄・うつ病対策チーム）として活動しています．チームへの相談の大半がせん妄治療になりますが，介入によってせん妄を治療することができ医療スタッフの負担軽減，治療継続性，入院日数軽減に寄与していると考えています．多くの症例を経験した結果強く実感するのは，せん妄は夜間の対応法も大事ですが，最も重要なのは発症する前に予防することだという点です．

　せん妄予防に有効とされているケアは環境整備です．昼は明るく，夜は暗くすること．また見当識サポートをして病気の治療の必要性，病院にいることをくり返し伝えることも大切です．ご家族のお見舞いや家族写真を用意することで安心感を与えることができます．

　上記のせん妄予防の看護ケアは有効性があると報告されていますが，看護力にも限界があります．そこで私は，せん妄のリスクが高い症例に対して薬物療法で予防効果は期待できないかと考え，ラメルテオンをせん妄リスクが高い症例に対して予防的に投与することでせん妄発症率低下にどれほど効果があるかを調べることにしました．

✓ Step1：疑問の定式化

　上記の臨床症状をふまえて，下記の通り疑問の定式化を行いました．

P（patient）	：70歳以上の高齢者，脳血管障害，認知症などがある患者が
I（intervention）	：ラメルテオンを内服すると
C（comparison）	：プラセボを内服するのと比べて
O（outcome）	：せん妄の発生率はどうか？
カテゴリー	：予防

✓ Step2：情報検索

1）UpToDate®

　せん妄の治療については日本にも海外にもガイドラインがまだ存在していませんでした．また，せん妄の予防に使用する薬物についても標準的なものはまだ定まっていないようです．しかしUpToDate®には少ないながら予防に使用する薬物についての論文が紹介されていました．2018年3月に検索した時点でのUpToDate®では「delirium and acute confusional states：Prevention, treatment, and prognosis」のMedications to prevent deliriumの項目においてラメルテオン／メラトニンについて記載がありました．

ここで紹介されているのは以下の3つです．今回批判的吟味をすることになるラメルテオンのせん妄予防効果に関するRCTが1つ[3]．145例の入院患者に対して低用量メラトニン0.5 mg投薬を行った結果，せん妄の発生率が低下したとするもの（12％ vs 31％ P＝0.014）が1つ[4]．そして222例の股関節手術を受けた患者に術前メラトニン投与を行うと術後せん妄の発生率が低下したとするもの（9％ vs 33％）[5]がありました．

> **コラム：ラメルテオン/メラトニンの違い**
>
> メラトニンは松果体から分泌されるホルモンで概日リズムによる同調を行っています．作用の多くはメラトニンがメラトニン受容体に結合することで行われています．メラトニンは海外ではサプリメントとして広まり2007年から徐放剤が医薬品として承認されています．一方ラメルテオンはメラトニン受容体作動薬であり日本においては2010年から販売されています．

2）PubMed

PubMedの詳細検索の「Supplementary concept」で「ramelteon」，「All fields」で「delirium」とAND検索．11件がヒットしました．そのなかで上記のPICOにあうものは1件しか存在せず，UpToDate®に記載があったラメルテオンのRCTでした．その論文はJAMA（2014）の「Preventive effects of ramelteon on delirium : a ramdomized controlled placebo-controlled trial」[3]であり，この論文を読むことにしました．

> Hatta K, et al : Preventive effects of ramelteon on delirium: a randomized placebo-controlled trial. JAMA Psychiatry, 71（4）：397-403, 2014
> PMID：24554232

✓ Step3：論文の批判的吟味

メラトニンは睡眠リズムを調節しせん妄リスクを下げるというRCTの報告（12％ vs 31％）[6]があります．その背景から重症疾患の高齢者にラメルテオンを予防的に投与することでせん妄発症を抑制することができるのではないか，という考えで行われたRCTが前述のJAMAの論文[3]です．

対象は4大学病院と1市中病院です．65〜89歳で重大な医学的問題のためICUか急性期病棟へ入院となった方のうち経口内服が可能な方です．除外項目は入院期間もしくは生命予後が48時間以内と思われる方，肝不全があるかLewy小体型認知症がある方，フルボキサミン内服中の方，アルコールや薬物の離脱症候群が疑われる方，精神疾患/双極性障害/気分障害などがある方，入院時にすでにせん妄であった方です．ラメルテオン群とプラセボ群に分けて7日間投与しています．この論文について「はじめてトライアルシート6.2」[7]を使用して批判的吟味を行いました（図1）．

はじめてトライアルシート6.2

Critically Appraised topic for Clinical Trial

Reviewer： 宮川 慶　2018年　4月　20日

authors：Hatta K, Kishi Y, Wada K, Takeuchi T, Odawara T, Usui C, Nakamura H；DELIRIA-J Group.
title：Preventive effects of ramelteon on delirium：a randomized placebo-controlled trial
citation：JAMA Psychiatry. 2014 Apr；71（4）：397-403. doi：10.1001/jamapsychiatry. 2013. 3320.
PubMed PMID：24554232

1. 論文のPICOは何か？
P：重症疾患のため急性期病棟やICUに入院した65〜89歳の高齢者
I：ラメルテオン 8 mg/日内服
C：ラクトース 330 mg/日（プラセボ）内服
O：せん妄の発生率（DSM Ⅳで判定）

2. ランダム割付けされているか？
☑ランダム　□非ランダム　　割付け方法：□中央割付け　☑封筒法　□その他（　　　　）
ランダム割付けが隠蔽化concealmentされているか？：☑隠蔽化　□隠蔽化なし　□不明

3. Baselineは同等か？
☑差がない　□差がある→どこに？（　　　　　　　　　　　　　　　　　　　　　　）
結果に影響を与える可能性のある因子は全て検討されているか？
○検討されている　○不足しているものがある→何？（　　　　　　　　　　　　　　）

4. 全ての患者の転帰がOutcomeに反映されているか？
4-1. ITT解析か？
☑ITT　□ITTでない→結果をくつがえしうるか？□くつがえしうる　□くつがえさない
4-2. 結果に影響を及ぼすほどの脱落があるか？
☑ない　□ある　追跡率＝結果のn／割付時のn＝（　　　　　　　　　）　□不明

5. マスキング（盲検化）されているか？
マスキング（盲検化）されているのは誰か？
○患者, 参加者　○介入（治療）実施者　☑Outcome評価者　○データ解析者
□四重　□三重　□二重　□一重　□盲検なし　□盲検化不可能　□不明

6. 症例数は十分か？
☑結果に有意差がある　→症例数は十分　→サンプルサイズは？☑計算されている　○計算されていない
□結果に有意差がない　→症例数は十分かどうか不明
　　　→サンプルサイズは？☑計算されている
　　　　　　　　研究に参加した人数は計算されたサンプルサイズを？
　　　　　　　　　　☑超えている　→症例数は十分　○超えていない　→症例数は不十分
　　　　　　　　　　○計算されていない
症例数（各群：33人と34人合計：67人）　イベント発生率：　3〜28％　α：5％　power：80％
□不明

7. 結果の評価
□時間軸に垂直な指標
追跡期間＝（　1週間　　　　）
介入群の発生率＝a／(a＋b)＝（　　3％　　）＝EER
対照群の発生率＝c／(c＋d)＝（　　32％　　）＝CER
RR＝EER／CER＝（　0.09　　）
RRR＝1－RR＝（　0.91　　）
ARR＝CER－EER＝（　0.29　　）
NNT＝1／ARR＝（　3.45　　）

	Outcome（＋）	Outcome（－）	
介入群	a 1	b 32	(a＋b) 33
対照群	c 11	d 23	(c＋d) 34
	a＋c 12	b＋d 55	(a＋b＋c＋d) 67

図1　はじめてトライアルシート6.2

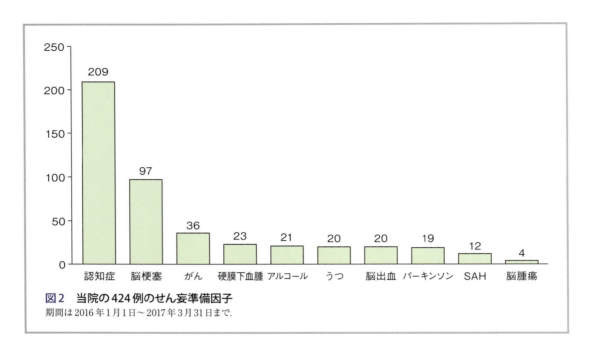

図2 当院の424例のせん妄準備因子
期間は2016年1月1日〜2017年3月31日まで．

1）論文のPICOは何か？

P（patient）	：重症疾患のため急性期病棟やICUに入院した65〜89歳の高齢者
I（intervention）	：ラメルテオン8 mg/日内服
C（comparison）	：ラクトース330 mg/日（プラセボ）内服
O（outcome）	：せん妄の発生率（DSM IVで判定）
カテゴリー	：予防

2）ランダム割付けされているか？

封筒法でランダム化されている．

3）Baselineは同等か？

ラメルテオン群でせん妄の既往歴患者が多く，プラセボ群で認知症が多い設定でした．せん妄の準備因子のなかで重要なものは高齢以外では認知症，脳血管障害の既往歴，せん妄の既往歴の3つです．認知症患者が外来や入院中にせん妄を発症するのは23〜89％と報告[8]されており，また当院でのせん妄と認知機能低下をきたす疾患との関係性は図2に示す通りですが，そこでも認知症と脳梗塞がせん妄発生と強く関係があることがわかっています．その点においてプラセボ群がやや不利に思えます．しかし，チーム活動を通じての経験（約1,000例）では過去にせん妄既往がある症例においてもかなり高確率にせん妄を起こしますのでこれも重要な因子になります．したがって大きな差はないと考えます．また，論文では結果に影響を与える可能性のある因子も検討されています．

4) すべての患者の転帰がOutcomeに反映されているか?

① ITT解析か?

ITT解析である．

② 結果に影響を及ぼすほどの脱落があるか?

ない．

5) マスキング（盲検化）されているか?

盲検化されているのは評価者のみです．治療者である医師や看護師は盲検化されていないのでバイアスが生じる可能性があります．

6) 症例数は十分か?

サンプルサイズは計算されており結果に有意差も出ています．

しかし，サンプルサイズを決める根拠の1つとしてせん妄の発生率を3～28％に設定していますがこの根拠があいまいです．ここでせん妄発生率を高くとると当然サンプルサイズの設定も大きくなりますのでサンプルサイズが十分だったかどうかが揺らぎます．しかし，文献によるとせん妄の発生率には非常に大きなばらつきがあり，本論文のようにせん妄発生率を決定するのは致し方ないと思います．

7) 結果の評価

48時間以内に退院した症例はありませんでした．追跡期間は1週間でせん妄の発症については次の通りです．

- 7日以内に退院したのはラメルテオン群で8人，プラセボ群で5人
- 7日以内にせん妄なく服薬中止となったのはラメルテオン群で8人，プラセボ群で6人（有意差なし）
- せん妄があったのはラメルテオン群で1人，プラセボ群で11人
- せん妄の発生率がラメルテオン群では3％で，プラセボ群が32％

ラメルテオンに関連した有害事象（傾眠，ふらつき，倦怠感）は両群とも0例で安全性の高さも確認できました．また，図1で示すようにNNT≒4と治療効果においても非常に高いことがわかりました．

✓ Step4：患者への適応

目の前の患者さんにラメルテオンを処方するかに関して「はじめてアプリシート2.2」[9]を用いて検討しました（図3）．

今回の論文のPICOは自分のPICO（Step1）とほぼ合致していると考えます．

Step3でも検討しましたが，症例数の少なさが気になります．しかしサンプルサイズは計算されていて症例数は確保されていますし，除外項目やせん妄発生にかかわる因子についての検討

はじめてアプリシート 2.2

Application Information to Individual Patient

Reviewer： 宮川 慶　2018年　4月　20日

1. 目の前の患者のPICOを確認する
P：70歳以上の高齢者，脳血管障害，認知症などがある患者
I：ラメルテオン8 mg/日内服
C：プラセボ内服
O：せん妄の発症率
疑問のカテゴリー：治療　・(予防)　・診断　・予後　・病因　・害

2. エビデンスはどのようなものか？
2-1) 同じPICOの他の研究の結果はどのようなものか？
①最新のシステマティックレビュー／メタアナリシスの結果は？
　書誌情報：　Int J Geriatr Psychiatry. 2014 May；29 (5)：550
　記載内容：3次医療病院に入院した65歳以上の症例145人に対して低用量メラトニン0.5 mgを内服した群とプラセボ群に分けてせん妄の発生率を調べたもの．せん妄の診断はCAMで評価．結果，メラトニン群は12％で，プラセボ群は31％でメラトニン群の方でせん妄発生率が低かった．$P = 0.014$．
2-2) その他の2次資料（2次情報）での記載はどのようなものか？
・2次資料（2次情報）名：UpToDate® 「Derilium and acute confusional states：prevention, treatment, and prognosis」
　記載内容と推奨：・背景にある急性疾患の検索と治療
　　●せん妄のマネジメント
　　・脱水，不動化，感覚遮断，睡眠障害などせん妄の原因や悪化因子となるものをさける
　　・背景にある急性疾患の検索と治療を行う
　　・身体や認知の機能低下を防ぐ，あるいは回復させるケアを行う
　　●せん妄の予防策
　　・見当識サポート，家族や友人の定期的な見舞い．特に夜間の感覚過剰はさけるべき．生理的睡眠の促進（睡眠中はケアや医療行為はさけたほうがよい），夜間の騒音をさけるべき，ICUについては耳栓の使用が推奨．早期離床と身体抑制の最小化．視力障害や難聴の患者の補聴器＋メガネ装着対応，危険な薬剤の使用をさける（ベンゾジアゼピン系薬，麻薬，ジヒドロピリジン系Caブロッカー，抗ヒスタミン薬）．せん妄を悪化したり原因となる病態の早期治療（脱水，低酸素血症，感染症など），疼痛コントロール
　　●せん妄の薬物療法
　　　抗精神病薬の低用量予防投与は術後のせん妄発生率や重症度，期間などにおいてメリットがあるとする報告がいくつか存在している．
　　　今回読んだラメルテオンについての論文と低用量メラトニンについての論文が紹介されている．

3. 患者の病状と周囲を取り巻く環境はどのようなものか？
3-1) 患者はどのような病状か？
　3-1-A. 目の前の患者での治療法や診断法の効果は，その論文や情報が対象としている患者と比べて大きいか，小さいか？
　　考慮すべき要因：　論文のPICOと合致する症例であり，内服も可能な状態である．
　　論文の患者よりも　　□効果が大きい　☑効果は同じ　□効果が小さい　□不明
　3-1-B. 目の前の患者は，その治療や検査を行うことができる状態か？
　　☑行うことができる　□行うことができない
　3-1-C. 患者はこれまでにどのような医療行為を受けているか？　腎盂腎炎に対する抗菌薬治療
3-2) 周囲を取り巻く環境はどのようなものか？
　3-2-A. その治療や検査を行うために必要となるコストはどのくらいか？
　　①治療や検査そのものにかかる費用はどのくらいか？　ロゼレム®は1錠84.9円
　　②悪い転帰をたどった場合に追加でかかる費用はどのくらいか？　特に費用はかからない．
　3-2-B. 患者の置かれた環境でその治療や検査を行うことができるか？　☑できる　□できない

4. 患者の好みと行動はどのようなものか？
4-1) エビデンスが扱っているアウトカムの中に，目の前の患者にとっての真のアウトカムは含まれているか？
　☑含まれている　□含まれていない
4-2) 患者の希望は？
　その治療，検査を　☑希望している　□希望していない　（本人は理解できていないが，家族は希望している）

12

図3　はじめてアプリシート 2.2

（次ページへつづく）

```
                              はじめてアプリシート2.2
5. 医療者の臨床経験はどのようなものか？
   その治療，検査を行って  ☑良かったという実感がある  □良かったという実感がない  □良くなかったという実感がある
                          □自分では見たり受けたりした経験がないので分からない
6. 目の前の患者に対してどうするか？（臨床判断）
   EBM実践の4要素を考えて，目の前の患者に対してどうするかを判断する
   その治療，検査を ☑行う □行わない
                                      13
```

図3　はじめてアプリシート2.2（つづき）

もされています．

先のUpToDate®の記載で低用量メラトニン服用についても他の論文でせん妄の発生率が有意に低かったことをふまえてもやはりメラトニン，ラメルテオンにはせん妄予防効果があるのだろうと考えられます．しかも有害事象がほとんどないことも示されています．1錠は84.9円で，1カ月に換算すると84.9×30日＝2,547円となりますが，入院中のせん妄予防目的で短期使用にとどまるのであれば安価であると考えます．私はすでに3Dチームでラメルテオンを使用していますが，せん妄予防効果が高いと実感しています．

✓ Step5：振り返り

Step1〜4で本論文[3]を吟味しましたが，ラメルテオンは重症疾患をもつ高齢者に対して入院中のせん妄予防効果が期待できるという考えに至りました．比較的安価で有害事象もなくNNT≒4という治療効果の高さも備わっています．

せん妄を発症した症例は治療されないままにしておくと生命予後[10]や認知機能予後[11]に悪化をきたすことが報告されていますのでNNT≒4の予防薬があるとすれば大変すばらしいことになります．せん妄の予防策として標準化されるためには，今後同じようなPICOでサンプルサイズを大きくしたRCTが積み重ねられることが必要だと考えます．

指導医ノグチの頭のなか

1）治療・効果の強さとNNT

この研究はせん妄に対するラメルテオンの予防効果を評価しているが，NNT≒4という結果はすばらしい数字である．

NNTとは，治療を行った集団のうち1人に効果が現れるまでに何人を治療する必要があるのかを表す指標であり，値が小さいほど治療効果が強いことを意味する．

NNTが100以上とは，100人以上を治療してそのなかの1人に効果が出ることになる．この値では臨床医個人が，治療する，しないの効果の差を感じることは難しく研究のデータをみないとわからない程度の効果である．逆に，NNTが10以下であれば自分の経験のなかでも実感できる強い治療効果といえる．さまざまな治療のうちNNTが二桁以下であるものは結構強い治療だといわれている．

2）研究結果と実臨床での印象のずれの原因は？

NNT≒4の結果を最初に見たときに，ラメルテオンが本当にそんなに効くのか，臨床上の実感とずれているのではないか，という感覚を抱いたが，しかし，少し整理して考えてみると臨床的な状況の切り分けができておらず，自分のなかでPとOがごちゃごちゃになっているのに気づいた．

ラメルテオンを投与したいと思う状況の例は，
① せん妄を発症して不穏状態になっているので穏やかにさせたい
② 夜間に何となくごそごそしていて落ち着きがなくせん妄になりそうなので投与する
③ 長らく外来でベンゾジアゼピン系睡眠薬を使用していた患者が入院した．ベンゾジアゼピン系睡眠薬はせん妄発症のリスクであるので切り替えたい
④ 不眠を訴えるので睡眠薬として投与する

などである．

改めて今回批判的吟味をした論文[3]のPICOは以下である．

P（patient）	：重症疾患のため急性期病棟やICUに入院した高齢者
I（intervention）	：ラメルテオン内服
C（comparison）	：プラセボ内服
O（outcome）	：せん妄の発生

①のPはせん妄を発症している患者，Oは不穏の緩和である．

②は，一見せん妄の予防に見えるが，この状態の患者はすでにせん妄を発症していると考えられる．したがってPとOは①と同じである．当研究では，入院時にすでにせん妄を発症していた患者は除外されている．

③は，Pはハイリスク患者，Oはせん妄の予防である．当研究[3]ではせん妄発症のハイリスク患者であるが，ベンゾジアゼピン長期使用者に限定されてはいない（対象に含まれてはいるとは推測される）．

④のPは不眠を訴える患者，Oは入眠である．そもそも，せん妄とは関係なく純粋に眠剤としての目的である．

このように①～④の状況はすべて論文のPICOとは異なるが，①～④のすべてに対してを何となくラメルテオンの効果として捉えていると，実臨床において「ラメルテオンはそんなに効かない」という印象になるかもしれない．

Study or Subgroup	メラトニン Events	Total	コントロール Events	Total	Weight	リスク比 M-H, Random, 95%CI
Al-Aama 2011	2	56	10	52	31.6%	0.19 [0.04, 0.81]
de Jonghe 2014	55	186	49	192	43.7%	1.16 [0.83, 1.61]
Hatta 2014	1	23	5	20	24.7%	0.17 [0.02, 1.37]
Total (95%CI)		**265**		**264**	**100.0%**	**0.41 [0.09, 1.89]**
Total events	58		64			

Heterogeneity: Tau^2=1.37; Chi^2=8.97, df=2 (P=0.01); I^2=78%
Test for overall effect Z=1.15 (P=0.25)

図4　非ICU患者のせん妄発症予防に対するメラトニン，またはメラトニン作動薬の効果 (文献12より引用)

当研究[3]のように，「せん妄ハイリスク患者に対して，不眠の有無にかかわらずラメルテオンを予防投与する」という使用法に限定すれば強い効果がある可能性はある．これは，日常ルーチンに行っている診療ではないので，実感とずれがあるのだろう．

また，すでに発症したせん妄の改善をアウトカムにしていないので，コントロールにプラセボを置くのも妥当だろうと思われる．もし，すでに発症したせん妄の改善をアウトカムにするのであれば，向精神薬などをコントロールにしたいところである．

それでも気になるので，他に同じテーマの研究がないか調べてみたところCochrane Reviewに「Interventions for preventing delirium in hospitalized non-ICU patients」というシステマティックレビューがあり，そのなかに「Melatonin or melatonin agonists versus placebo」の解析があった[12]．ここで，メラトニン，またはメラトニン作動薬のせん妄予防効果で解析対象になったのは3つのRCTである．このなかには，今回批判的吟味したHattaの研究も含まれているが，ICU患者は解析から省かれている．したがって，Nはさらに小さくなり効果は有意でなくなっている（95％信頼区間がリスク比1を含んでいる）（図4）．3つの研究を統合しても効果は有意ではなかった．

以上からラメルテオンはせん妄の予防法として有望であるが，必ずしも今回批判的吟味をした研究で示されたほどの強い効果ではない（有効の傾向は示されているが，Nが小さく極端な結果になっている可能性がある）．どれくらいの効果の強さがあるのかは，今後の研究を待つ必要があるだろう．

しかし，有害事象はほとんどなさそうで，コストもそれほど高くない．他の非薬物的な予防法に加えてラメルテオンを試みてみるのは有望と考えられる．

文献

1) Tuma R & DeAngelis LM：Altered mental status in patients with cancer. Arch Neurol, 57：1727-1731, 2000
2) 「せん妄の臨床 リアルワールド・プラクティス」（和田 健／著），新興医学出版社，2012
3) Hatta K, et al：Preventive effects of ramelteon on delirium: a randomized placebo-controlled trial. JAMA Psychiatry, 71：397-403, 2014
4) Al-Aama T, et al：Melatonin decreases delirium in elderly patients: a randomized, placebo-controlled trial. Int J Geriatr Psychiatry, 26：687-694, 2011

5) Sultan SS : Assessment of role of perioperative melatonin in prevention and treatment of postoperative delirium after hip arthroplasty under spinal anesthesia in the elderly. Saudi J Anaesth, 4 : 169-173, 2010
6) Al-Aama T, et al : Melatonin decreases delirium in elderly patients : a randomized, placebo-controlled trial. Int J Geriatr Psychiatry, 26 : 687-694, 2011
7) はじめてトライアルシート6.2 : http://spell.umin.jp/BTS_CT6.2_CAT.doc
8) Fick DM, et al : Delirium superimposed on dementia: a systematic review. J Am Geriatr Soc, 50 : 1723-1732, 2002
9) はじめてアプリシート2.2 : http://spell.umin.jp/BTS_AP2.2_CAT.docx
10) Pendlebury ST, et al : Observational, longitudinal study of delirium in consecutive unselected acute medical admissions: age-specific rates and associated factors, mortality and re-admission. BMJ Open, 5 : e007808, 2015
11) Davis DH, et al : Delirium is a strong risk factor for dementia in the oldest-old: a population-based cohort study. Brain, 135 : 2809-2816, 2012
12) Siddiqi N, et al : Interventions for preventing delirium in hospitalised non-ICU patients. Cochrane Database Syst Rev, 3 : CD005563, 2016

Profile

宮川　慶（Kei Miyagawa）
名古屋第二赤十字病院 総合内科
当院の3Dチーム（認知症・せん妄・うつ）は立ち上げから4年になります．年間約500件の症例で培った経験から医療安全に配慮した薬物療法やケアの提案をしています．【誰でもできるせん妄対策】を心掛けています．

野口善令（Yoshinori Noguchi）
名古屋第二赤十字病院 総合内科

「伝える力」で変化を起こす！
ヘルスコミュニケーション
医師×医療ジャーナリストが考える臨床でのコツ

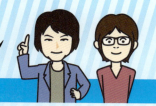

この連載では
臨床の現場でぶつかるさまざまな壁．「患者さんに説明したはずなのに覚えてくれていない…」「『わかりました』と言ってくれたのに協力してもらえない」などの医師-患者関係にかかわるものから，地域住民向けの健康講演会まで．実はこうした日々の問題は，「伝え方」にほんのちょっと気をつけるだけで解決する場合があるのです．臨床現場で日々課題に向き合う医師と，コミュニケーションの最前線で働くジャーナリストが，現場で役立つ「ヘルスコミュニケーション」について考えます．

第6回
医療のリスクや"悪い知らせ"をどう伝えるか？

市川　衛，柴田綾子

【ある土曜日の昼・・・】

（柴田）はあー，無力感．どうすればよいんだろう…．

（市川）どうしました？　なんだかお疲れの様子ですね．

今日，地域のお母さん向けの，ワクチンに関する講演を依頼されて行ってきたんですが…．副反応や副作用の質問がすごく多くて…．せっかくいろいろデータを準備して，メリットの方が大きいことを説明したはずだったのに．

なるほど…．それは無力感を覚えますよね．ワクチンについては，副反応が過剰に問題視されたり，感情的に話題にされたりすることが多い気がしますよね．
ただ実は，行動経済学の視点から考えると，通常の医療行為と予防接種に対する心理的な反応が違うのはしごく「**自然**」なことだとも考えられるんです．

えー，そうなんですか？

なぜ「自然」といえるのか，それを考えるのによい質問がありますので，ちょっと答えてもらえませんでしょうか？
まず1つめの質問です．次の2つの選択肢があるとしたら，どちらを選びますか？
　A：何もしなくても100万円が手に入る．
　B：コインを投げて，表が出たら200万円が手に入るが，裏が出たら何も手に入らない．

そりゃ，Aでしょ．確実に100万円手に入る方がよいに決まっています．

そうですよね．では続いての質問です．次のどちらを選びますか？
　A：何もしなくても100万円を支払わなければならない．
　B：コインを投げて，表が出たら200万円払うが，裏が出たら1円も払わなくてよい．

うーん，微妙…．でも確実に100万円払うなんて絶対嫌だし…．2分の1の確率でゼロにしてもらえるのなら，Bに賭けてみます！

そう考えるのが自然ですよね．実際，アンケート調査を行うと，第1問はA，第2問はBに多く回答があることがわかっています[1]．
でも「利益」と「損失」が入れ替わっただけなのに，なんで最初はリスクを嫌うAで，次はリスクをとるBになるんでしょうね？

確かに！ なんでだろう？

実はこの質問が表しているのは，プロスペクト理論で「損失回避」と呼ばれている，**人間の考え方の「クセ」**のようなものです．

ちょっと深掘り！ ミニ知識

1 プロスペクト理論をヘルスケア分野に活かす

プロスペクト理論は行動経済学の理論の1つで，2002年のノーベル経済学賞を得た，認知心理学者のダニエル・カーネマン氏らにより提唱されました．不確実性下における意思決定モデルの1つとして知られています．その中心となる概念に，後述する「損失回避」があります．
ヘルスケア分野においても，患者・医療従事者はともに不確実性があるなかで決断を下さなければなりません．そこで，プロスペクト理論を参考にすることで，臨床現場において患者・医療従事者がどのように意思決定を行っているかを分析し，よりよい意思決定を支援するうえで参考になると注目されています[2]．

2 損失回避とは

人には，同じ価値をもつものであっても，利得を得る喜びより，損失を被る悲しみの方を大きく受け止める傾向があります．「100万円もらった喜びよりも，100万円なくした悲しみの方が大きく感じる」という心の動きを「損失回避」と呼びます[1]．
そのため，利得を得られる場面では「確実に得たい（もらえるはずの利得を失いたくない）」と考えやすくなり，逆に損失が想定される場面では「リスクを負ってでも回避したい（被る損失をなんとか減らしたい）」と考えやすくなります．

ワクチンの場合，通常，受ける人は健康な状態です．ワクチンを受けることで，今より健康状態が改善するわけではない一方，確率は低いものの，副反応が起きれば健康状態が損なわれます．短期的に見れば「損失リスク」があるので，それをなんとか回避しようとする心理が生まれてしまってもおかしくありません．

うーん…．そう言われても，ワクチンには社会全体としての予防効果はもちろん，お子さん個人にとってもメリットが上回るというデータがきちんとあるからこそ推奨されているわけで…．どうすればよいのでしょう？

まず大事なのは，「**損失を回避したい**」という**気持ち自体は，人間にとって自然なものである**と理解することかもしれません．一部の健康な人にとっては「ワクチンを受ける・家族に受けさせる」という意思決定を行うのは簡単なことではない，ということをコミュニケーションの前提にするのが大切ではないでしょうか．

確かに「そもそも人間って，そう考えがちなものなんだ」と思っておくと，「なんでわかってもらえないんだ」と考えてイライラすることは減るかもしれませんね．

そうですね．さらに，患者と医療従事者の間には情報の非対称性があります．患者側はワクチンのメリットとデメリットに関する情報が少なく，また小児へのワクチン接種のケースでは，意思決定をする保護者にとって「子どもの健康」は非常に大きな関心事であるため，合理的な価値判断がしにくくなります．リスクを過大視し，自分のいる状況を「損失状況」と捉えてしまってもしかたないかもしれません．

なるほど．そうすると，「いま自分は損失状況にいる」と考える人に対して，現在の状況を冷静に理解できるよう，情報の提供のしかたを工夫することってできないのでしょうか？

はい，そのために「フレーミング効果」が役立つかもしれません．

ちょっと深掘り！ミニ知識

1 フレーミング効果とは

　フレーミング効果とは，同じ現象のよい側面（ポジティブフレーム）と悪い側面（ネガティブフレーム）のどちらに注目するかで，感じ方や意思決定のあり方が変化する現象です[3,4]．
　例えば，くじを販売するときに，「当たりくじが100本中になんと30本も！」と表現するのがポジティブフレームで，「くじを買っても100本中70本は外れます」がネガティブフレームです．

2 フレーミング効果で「参照点」を動かす

　心理的な感じ方，すなわち何を「利得」と考えて何を「損失」と考えるかについて，その価値判断の基準になる点のことを参照点（reference point）といいます．
　例え話ですが，夏の日に，冷房をキンキンに効かせた部屋から屋外に出ると，そうでない場合に比べ，より暑く感じます．気温そのものは変わらないのに，その人がいる状況によって「感じ方」は変わるわけです．それと同じように，「参照点」は，その人の過去の経験や状況に応じて変化します．例えば過去にワクチンの副反応についての報道を多く見ていれば，参照点はより「損失」側に動きやすくなっているかもしれません．
　フレーミング効果は，この参照点を移動させる際に役に立つという考え方があります[5]．受け手側が「損失（ネガティブフレーム）」の参照点にいるときには，「利得（ポジティブフレーム）」を意識した説明を粘り強くすることで，参照点を設定し直せるように支援することができるかもしれません．
　表1にポジティブフレームなどを意識した，「ワクチン接種をためらう親」に対する会話例を示しますので参考にしてみてください．

表1　ワクチン接種をためらう親との会話例

医療従事者	おはようございます，ウィルキンソンさん．今日はロビーくんのはじめての予防接種の日でしたね．
母親	はい，そうです．
医療従事者	予防接種に関するリーフレットは読んできてくださいましたか？　何か質問はありますか？（ラポートを形成し，質問や気にかかっていることを探る）
母親	はい，ちょっと不安です．この子はこんなに小さいんですもの．
医療従事者	迷っていらっしゃるようですね（共感的反応）．では，そのことについてお話ししましょう．何が気にかかっているのか，教えていただけませんか？（さらなるラポートの形成，懸念を引き出す）
母親	ママ友仲間の一人から「このワクチンは5つも成分が入っていて，子どもの免疫システムには負担が大きすぎる」と言われたんです．いろいろな種類の予防接種をいっぺんにするのは，この子にとって早すぎる気がします．病気になってしまうのではないでしょうか？
医療従事者	なるほど，それについてお話ししましょう（話の方向性を決める）．その前に，他に気にかかっていることはありますか？（さらなる懸念を引き出す）
母親	はい．接種の後に足に痛みが出ると聞いていて，それも心配です．
医療従事者	（さらに質問がある場合に発言できるよう，また，母親の反応を見るため少し間をとる）なるほど，では5つの成分が入っていることと，足が痛む場合があることについてお話ししましょう（これから何について話すかを伝える）．お話の通り，注射には5つの成分が含まれています．これらは，ロビーくんをジフテリア，破傷風，百日咳，ポリオ，およびインフルエンザB型菌感染症といわれる病気から守ってくれます．ずいぶんたくさんですね（共感的反応）．ただ子どもは，新生児であっても，毎日たくさんの細菌やその他の外部の刺激にさらされていて，免疫システムはフル稼働して体を守っています．赤ちゃんの免疫システムは予防接種に十分耐えられますし，最近のワクチンは洗練されているので，一度に接種しても大丈夫なんです（さらに質問がある場合に発言できるよう，また，母親の反応を見るために，少し間をとりながら十分な情報を伝える）．
母親	なるほど．足は痛くなりますか？
医療従事者	ほとんどの子どもには何も起きません．たまに泣き出す子はいますが，お母さんが優しい声をかけて抱きしめてあげればすぐに治まります（力づける）．少ない人数，だいたい10人に1人だけが，注射したところが赤くなったり痛みが出たりします（懸念の承認）．でもこうした反応のほとんどは通常，赤ちゃんにとって苦痛になりませんし，数日でよくなります．なので，お母さんにお願いしたいのは，気をつけてお子さんを見てあげて，何か気になることがあったらまたクリニックに連れてきていただくことです．そうすれば適切な対応をとることができます．どうでしょう？（過度に説得的になることを避け，リスクをポジティブフレームで伝える）
母親	どんなことに気をつけておくべきですか？
医療従事者	ロビーくんは，今日明日くらいは少し落ち着かないかもしれませんが，それで病気になることはないでしょう．このリーフレットには，どんなことに気をつけるべきか，何か気になったらどうすべきかが書いてありますので参考にしてください．
母親	わかりました．まだちょっと不安だけど，これは済ませておかなければならないと思います．

（文献6より引用，下線のみ筆者追加）

この考え方って，ワクチンだけではなく，例えば体重管理や食生活の指導の際などにも利用できそうですね！

そうですね，ある医療行為や指導を受けることを迷っている人に対し，受けることの利得（メリット）と損失（デメリット）を一緒に書き出して，確認するのもよいかもしれません．何が心配なのか，どんなことを考えるべきなのかの全体像が把握できることによって，より冷静に

表2　予防接種に不安を抱える人にとって助けになる態度と，そうでない態度

助けにならない態度 命令型「これがすべきことです」	助けになる態度 案内型「何かできることはありますか？」
「正しくしよう反射」　情報や説得で相手を変えようとする	身振り手振りを用いて思いやる
（相手から）つけ入るすきを与えない	（相手が）感じている懸念を引き出す
専門用語を使う	議論をしていいか許可をとる
（相手の）情報源を否定する	承認する／傾聴する／共感する
ワクチンの安全性を過度に強調する	何かが起きた際にどんな対処をするか決定する
対決する	利益とリスクを伝える
	適切な情報源を与えるか，どこで得られるかを伝える

（文献7より引用）

意思決定ができるようになります[3,4]．

最後に，予防接種に不安を抱える人にとって助けになる態度と，そうでない態度をまとめたもの（表2）を付記しましたので参考にしてみてください．

――― 明日から使えるヘルスコミュニケーション ―――

1. 「ワクチン接種が不安」という気持ちそのものは，「自然」な感情だと理解する
2. 価値判断のうえでの参照点を移動させるには「フレーミング効果」を上手く使う
3. 冷静な意思決定を助けるために，対決・説得ではなく，共感的な態度をとる

次回予告　▶▶▶　非言語コミュニケーションを現場に活かす！

文献

1) Kahneman D & Tversky A：Prospect theory：an analysis of decision under risk. Econometrica, 47：263-292, 1979
2) Verma AA, et al：Understanding choice：why physicians should learn prospect theory. JAMA, 311：571-572, 2014
3) 平井 啓：行動経済学×医療［第2回］損失回避 治療をやめる意思決定は難しい．週刊医学界新聞，第3241号 2017年9月25日
4) 平井 啓：行動経済学×医療［第3回］参照点 がん放置理論がなぜ受け入れられるのか？ 週刊医学界新聞，第3245号 2017年10月23日
5) 竹村和久：フレーミング効果の理論的説明―リスク下での意思決定の状況依存的焦点モデル．心理学評論．37：270-291，1994
6) Leask J, et al：Communicating with parents about vaccination: a framework for health professionals. BMC Pediatr, 12：154, 2012
7) Rollnick S, et al：Motivational interviewing. BMJ, 340：c1900, 2010

市川 衛（Mamoru Ichikawa）

NHK制作局チーフ・ディレクター（科学・環境番組部）
東京大学医学部健康科学・看護学科卒業．NHKスペシャルなどの制作のほか，医療ジャーナリストとしてYahoo!ニュース個人など執筆を行う．東京大学・京都大学などでヘルスコミュニケーションについて講義活動を行っている．
「伝える」力は，薬や手術と同じように，ものごとを「変える」力をもっているかもしれません．非専門家の立場から，コミュニケーションの重要さやメディアならではのノウハウをお伝えできればと思います．

柴田綾子（Ayako Shibata）

淀川キリスト教病院 産婦人科
共著「女性の救急外来 ただいま診断中！」（中外医学社，2017）
個人的に予防接種はヘルスコミュニケーションの最難関の1つだと感じています．予防接種に関しては，科学的・医学的な知識を伝えるだけでは十分ではなく，相手の気持ちを知り，どのような言葉を使いどのように伝えるかを私たちは学ぶ必要があります．インフルエンザ，麻疹，風疹，HPV（ヒトパピローマウイルスワクチン）など，ワクチンに関する情報をどのように伝えていくか，今日から考えてみませんか？

第21回 尿道カテーテル管理
①導入期（カテーテル留置開始期）

影山慎二

はじめに

　何らかの理由で，排尿が自力でできなくなったときや，正確に尿量を測定するために，尿道カテーテルは使用されます．留置をするかどうかは，個々の患者さんの状況で微妙に変わってきます．留置が必要な患者さんにとっては，感染を誘発するかもしれないので，その管理は大切なケアです．また，カテーテルを挿入する方法は，患者さんの苦痛をできるだけ少なくすることが大事ですし，留置後のトラブルついて，予防できることは可能な限りしておきたいものです．そこで，2回にわたってカテーテル管理についてまとめてみたいと思います．今回は導入期についてとりあげます．

★ カテーテルの留置の決定は慎重に

　まずカテーテルの留置が本当に必要なのか，もう一度検討します．絶対適応は次の通りです．

> 絶対適応：手術後，全身状態不良，尿量の測定が必須なケース
> 　　　　　膀胱容量が50 mL以下ときわめて縮小した萎縮膀胱などのケース

　上記以外は，留置期間はできるだけ短期間とします．留置前にいつまで留置するかの目標を決めます．カテーテルの留置により，尿路感染は必発であることを念頭におくことが肝要です．
　トイレに行くまでに時間がかかるために漏らす，夜間に尿意が頻回となり，介護者の不在や手薄でその都度トイレへの誘導が困難などのさまざまな理由で生じる機能性尿失禁の対策でカテーテル留置を選択することがあります．その場合も，留置期間が長くなると尿意がしだいに薄れて抜去できなくなるケースがあること，カテーテル留置に伴って身体の自由が損なわれ移動が大変になり，さらにADLが低下する場合もあることを念頭におき，カテーテル留置には慎重に対応します．場合によっては，おむつが選択されるケースも少なくありません．

★ 尿道カテーテル挿入は無菌的に

◆ 挿入前の準備のポイント

カテーテルサイズは16 Frまでの太さにします．尿道は18 Fr以上の太さだと，尿道粘膜の損傷をきたしやすいからです．

バルーンを膨らませる水は滅菌蒸留水を使用します．生理食塩水は，カテーテルのバルーン・ルーメンの閉塞の原因となりやすいです．ルーメンに塩類が析出して内腔が狭くなって詰まると，バルーンが抜去できなくなります．

カテーテルと尿バックが一体となった閉鎖式カテーテルキットを使用する場合は，消毒剤や手袋などがキット内にすべて入っているので，これらの準備は不要です．

◆ 尿道口の消毒

カテーテル挿入により，尿道内および尿道周囲に存在する菌を膀胱内に押し込む可能性があるため，挿入は可能な限り無菌的に行う必要があります．特に，尿道周囲の消毒は重要です．消毒には10％ポビドンヨードまたは0.025％塩化ベンザルコニウム液を使用します．

尿道口およびその周囲を，石ケンで洗って見た目はきれいにしただけでカテーテル挿入するのに比べて，上記の消毒剤を使用した場合の感染発生率には有意な差がある[1]ので，十分な消毒を行う必要があります．

◆ 挿入のコツ

男性の場合，尿道の弯曲を防ぐため，陰茎をしっかり引っ張り上げることがとても重要です．陰茎を強くつかむと球海綿体反射で，引っ張り上げた直後は括約筋の緊張が高まり，カテーテル挿入が大変になります．陰茎を把持した後，患者さんには余計な力が入らないように深呼吸をしてもらい，少し緊張が緩まるのを待つ余裕も必要です．患者さんが息を吐いたとき（筋肉が緩んだ瞬間）に合わせて，カテーテルをゆっくり進め，十分な長さを挿入するのがコツです（図1）．

高齢者や極度の肥満の患者さんで陰茎が埋没するようになっている場合は，陰茎をもち上げることが難しい場合があります．こうした場合には，尿道をまっすぐにすることが重要なので，陰嚢を左右から挟むようにして尿道を指で圧排し，尿道口から挿入したカテーテルが陰嚢の下の尿道で左右にそれないよう，まっすぐに誘導することで，挿入が容易となります（図2）．

膀胱に到達したかどうかの確認は大変重要です．以下のいずれかで，確認をします．

> ① 尿の流出があるかどうかを確かめる
> ② 生理食塩水などを使用して洗浄し，きちんと洗浄できるか確かめる
>   （尿道内だと，注入はできても，吸引はできないことがある）
> ③ エコーなどで，膀胱内にカテーテルが入っているかどうか確認する

上記のいずれかの方法で確認後，滅菌蒸留水でバルーンを膨らませて固定します．上記を怠ると，尿道の途中でバルーンを膨らませて，尿道外傷をきたすことがあります．日本医療評価機構の調べでは，2011〜2013年に膀胱留置カテーテルによる尿道損傷は14件報告※されてお

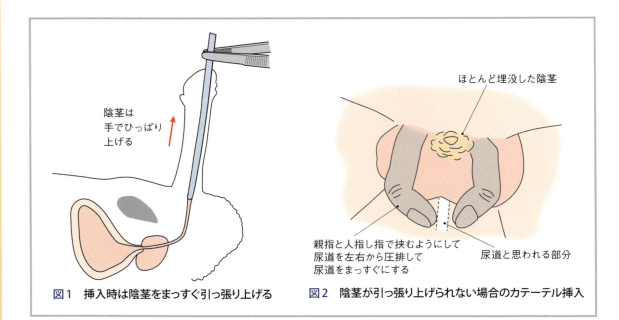

図1 挿入時は陰茎をまっすぐ引っ張り上げる

図2 陰茎が引っ張り上げられない場合のカテーテル挿入

り，決して珍しいことではないので，上記の手順をもう一度確認することが重要です（※医療事故調査委員会に報告のあった紛争ケースの実数：紛争にならないケースは，もっと多いと考えられる）．

★ 挿入時のトラブル対策を万全に

◆ 入りにくい場合の対処

挿入時に痛みがある場合は，無理せずいったん抜きます．

● 男性：挿入困難時の再挿入法

尿道に10 mL程度のキシロカイン®ゼリー（リドカイン）を注入してから，再挿入を試みます．先端に角度がついたチーマン型となったカテーテルを，先端がねじれないように図1のような方向で尿道を進めます．

または，血管造影用ガイドワイヤーであるラジフォーカス®ガイドワイヤーを入れて，エコーで膀胱内にガイドワイヤーの先端があることが確認できれば，先穴の腎盂バルーンカテーテルをガイドワイヤーにかぶせるようにして，膀胱に進めることも可能です．スタイレットを使用して尿道バルーンを挿入することは，熟練した専門医でなければなかなか難しいので，それは最後の手段と考えます．

● 女性：外尿道口がわからない

尿道口やその周囲に加え，あらかじめ，膣内も十分に消毒します．膣口から3〜4 cmまで指を入れて膣の前壁に当て，指に沿わせるようにカテーテルを進めます（図3）．

交換する際は，抜去するカテーテルの上を這わせるようにして，抜去と同時に挿入します（図4）．

また，外尿道口が狭くてカテーテルのサイズが合わない場合は外尿道口をブジーで広げて挿入しやすくします．

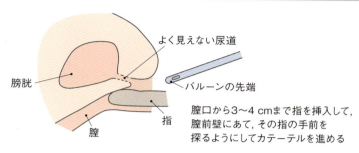

図3　外尿道口がわからない場合の挿入方法

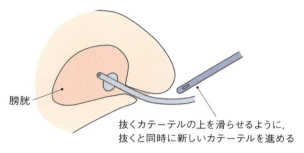

図4　カテーテル挿入部がよく見えない際の尿道カテーテル交換のコツ

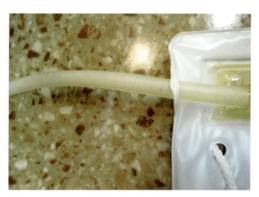

図5　混濁した尿

◆痛みがある場合の対処法

　カテーテルがねじれている，カテーテルが浮遊物や凝血塊で詰まっている，尿の流れがあっても褐色尿や血尿が続いている場合は，膀胱内に凝血塊が残存しており，尿の流出が不定期に不調になり，痛みを生じているケースがあります．膀胱洗浄を行うなどして，膀胱内の状況の改善に努めます．尿バックや連結部分の管の汚れが強い場合（図5）は，早めのカテーテル交換を考慮します．

⭐ カテーテル脇からの尿漏れへの対処法

　詰まりかけの場合に挿入部分から漏れるケースがあるので，その場合は前項「痛みがある場合の対処法」に準じて処置します．

　カテーテルの異物感により，膀胱の易刺激性が高まり，膀胱の不随の収縮を惹起しているケースもあります．この場合はいったん抜去を試みます．抜去した後，全く排尿できないケース（通常は，6時間たっても排尿がない場合は，自力の排尿が難しいと考える：下記コラム参照）は，再留置して，抗コリン剤の併用などを視野に入れます．

　膀胱の過伸展などが理由で尿意がなくなっており，カテーテルを留置したケースでは，時間経過とともに尿意が回復してきて，カテーテルの痛みや強い尿意・尿道脇からの漏れを経験するケースがあります．こうした場合も，抜去を試みます．

> **【コラム】カテーテル抜去後のアセスメントと再留置**
>
> 　残尿測定器やエコーで膀胱内の溜まった尿量が計測可能なら，おおむね300 mLを超えても尿意がなければ，カテーテル再留置を考えます．6時間たっていても，容量が300 mL程度以下であれば，尿意がなくても経過観察して，排尿を待つこともあります．6時間の根拠は，1日に1,500 mL程度の尿量があると考えると，1日は24時間×60分で1,440分なので，おおよそ1 mL/分で尿はつくられ6時間で360 mL程度となるという計算によるものです．300 mLを超えていても尿意がないのは，膀胱の知覚がマヒしていると考え，これ以上の尿貯留は膀胱の過伸展を助長させ，膀胱排尿筋のダメージをさらに強くすると判断して介入を試みます．もちろん6時間はあくまでも目安です．

⭐ 抗菌薬の投与の必要性について

　尿路感染の治療目的で，カテーテル留置がドレナージを兼ねる場合は，抗菌薬の投与が望ましいです．短期間の留置であれば，感染予防の抗菌薬投与は不要です．ただし抜去時には洗浄を行うなど，感染予防対策を適宜行います．

　なお尿路感染については，尿中における細菌の有無だけで判断するのではなく，症状の有無と尿中細菌数の両方を加味して判断することが重要です．米国CDCの尿路感染の診断基準に沿った[2]，症候性尿路感染治療の指針は表の通りであり，この条件に合う場合には，抗菌薬投与が必要です．それ以外は原則不要と考えられます．漫然とした抗菌薬投与が耐性菌などをつくる一因となりますので，厳に慎むべきです．

◆ 治療薬（抗菌薬の選択）

　培養を行っていれば，感受性の高い薬剤を使用します．していない場合は，耐性菌をつくりにくいセフェムを選択する（第三世代より，第二，第一世代を選択する）ことが一般的です．

表　症候性尿路感染治療の指針[2]

1. 発熱（>38℃），尿意切迫，頻尿，排尿障害，恥骨上部痛などの症状が1つ以上あり，尿培養で2種類以下の細菌が 10^5 cfu/mL 以上ある
2. 発熱（>38℃），尿意切迫，頻尿，排尿障害，恥骨上部痛などの症状が2つ以上あり，以下の所見が1つ以上あるとき
   ① 尿中白血球エラスターゼもしくは亜硝酸塩の検出
   ② 膿尿（尿沈渣でWBC 10以上 /HPF）
   ③ 尿沈渣のグラム染色で微生物の確認　など

★ 飲水量の目標

カテーテルの詰まりを予防するためにも，尿量の確保は重要です．1日あたり体重の3％程度の尿量を確保できるように，飲水を勧めます．1日2回交換する尿バックに溜まった尿量が，夜間・昼間の合計で500 mL以下であればいつもより余分に飲水するよう指導すべきです．

★ おわりに

カテーテル挿入は看護師さんが行うことも多く，医師が依頼される際には，うまく入らなかったり，患者さんが痛がったりして，「ドクターお願いします」というケースが少なからずあると思います．こうした場合，どういう理由でカテーテルがうまく入らないのかを，冷静に分析する必要があります．入らなかった場合の手順を顧みて，冷静に対処することが大切です．「今度は先生がやってくれる…」と，再チャレンジで登場した医師の顔を見て，ホッとして尿道括約筋の緊張がゆるんで，すんなりカテーテルが挿入できた…なんてことは決して珍しくありません．

Dr. 影山からの一言

カテーテルの挿入困難なケースでは，まず患者さんを安心させてから．無理をせず，ゆっくりカテーテルを進めて挿入するように心がけましょう．

文献
1) 「新版 消毒と滅菌のガイドライン」（小林寛伊/編），へるす出版，2011
2) CDC：Guideline for prevention of catheter-associated urinary tract infection. 1981
   http://www.cdc.gov/ncidod/dhqp/gl catheter assci.html

Profile

影山慎二（Shinji Kageyama）
医療法人灯弘会 かげやま医院 院長
1987年新潟大学医学部卒業．卒業後は浜松医科大学泌尿器科で排尿障害の研究・治療に従事．2003年大学を退職して，静岡市に活動の中心を移し，他職種との連携で包括的な排尿障害治療を実践している．

優れた臨床研究は，あなたの診療現場から生まれる
総合診療医のための臨床研究実践講座

監修 福原俊一　企画 片岡裕貴・青木拓也

臨床の現場で「臨床研究」をどう実践するか，実例をもとに解説するシリーズ．研究をやりたいけれど「何から始めればよいかわからない」「上手くいかない」など，不安や悩みをもつ方へ！

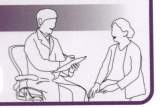

第8回 サーベイ研究の解説
～測定を科学する

青木拓也

● はじめに

　サーベイ研究は，集団が質問群に回答することで得られたデータを用いる研究を指し，古くから実施されています．サーベイは「アンケート調査」等と呼ばれることも多いため，簡単に実施できる研究というイメージをもたれやすいと思います．しかし，厳密に研究を遂行するためには，測定のデザイン，調査の実施，分析等に際し，数多くのハードルをクリアしなくてはならず，実はとてもチャレンジングな研究です．本稿では，特に総合診療を含めたプライマリ・ケア領域の研究を念頭に，サーベイ研究について概説します．

1 サーベイ研究の特徴

1）サーベイ研究の強み

　サーベイ研究は，効率的に多くの種類のデータを収集できる研究の1つであり，限られた研究資金でも実施することが可能な比較的経済的な方法です．また，一度に幅広い属性の対象者に対して調査を実施することが可能なため，全国調査としてもよく用いられています．サーベイ研究は，対象者本人を情報源とするため，**経験，価値観，意向，態度，知識など，本人しか知り得ない主観的な概念のデータ収集において，特に威力を発揮する**方法です．プライマリ・ケアや総合診療は，その特性の中核として患者中心性（Patient-centeredness）を重視しているため，こういった対象者本人が報告するデータの臨床的・学術的意義は大きいといえます．ほかにも，選択回答式と自由回答式の質問を一度に行うことができるため，量的研究と質的研究を組合わせた**混合研究法に親和性が高い**という強みもあります．

2）サーベイ研究の限界

　一方，対象者本人への質問のほかに，客観的な測定方法が存在する場合には，サーベイは適さない場合があります．例えば，疾患のコントロールの状態に関しては，本人が質問に回答するよりも，臨床検査データ（HbA1c等）を用いた方が正確なデータを収集することができます．また調査の実施自体は，比較的短期間かつ低コストで行うことが可能ですが，準備段階における**質問票の構造化・標準化には，専門知識と相当な労力を要する**ことが少なくありません（後述）．

表1 測定の信頼性と妥当性

信頼性（reliability）	妥当性（validity）
■ 測定誤差の程度	■ 測定したい概念をどのくらい測定し得ているか
■ 測定の精度	■ 測定の確実性
■ 信頼性の評価法 　・再テスト法 　・折半法 　・内的整合性：Cronbach α係数等	■ 妥当性の種類 　・内容的妥当性 　・基準関連妥当性 　・構成概念妥当性 　　収束的妥当性 　　弁別的妥当性

表2 尺度を作成する際の原則

- 専門用語や曖昧な言葉は用いない．
- 対象集団に対して，適切な言葉を用いる．
- 二連質問（1つの項目の中に複数の質問が含まれている）は避ける．
- 二重否定の質問は避ける．
- 価値判断を含む質問は避ける．
- 過去のことについて質問する場合は，時間枠を明示する（例：過去4週間の間に）．
- 必要に応じ，質問の意味や回答の仕方について丁寧な説明を質問に添える．
- 適切な回答形式を選択する．
- 回答選択肢は網羅的でなければならない．

（文献1, 2を参考に筆者作成）

2 サーベイ研究を実施するうえでの留意点

1) 質問票の作成

　一般的にデータ収集には質問票が用いられますが，**サーベイ研究で使用する質問票は，高度に構造化・標準化された科学的な測定手段**です．質問票は，当然ながら測定したい概念を厳密に測定できるものでなくてはならず，そうでなくては得られた知見が根底から崩れてしまいます．前述の通り，主観的概念の測定が可能であることはサーベイ研究の強みといえますが，特にこうした概念を測定する際には，**信頼性**と**妥当性**が高い**尺度**（対象に対して測定値を対応づける基準）を選択する必要があります（表1）．なお尺度のなかでも，主観的概念の測定の科学性を高めるために複数の質問項目で構成され，尺度得点が算出可能な尺度を**標準化尺度**と呼びます．プライマリ・ケアを含め，臨床研究に有用な標準化尺度は数多く開発されており，PubMedやCiNiiなどの文献データベースを用いて検索することができます．

　もし自身が測定したい概念に対応する既存の尺度が存在しない場合には，新しい尺度を作成する必要がありますが，その際には留意すべき原則があります（表2）．特に標準化尺度の開発には相当な時間的・経済的コストを要することが多く，詳しくは成書を参考にしてください．

2）サンプリング

　サーベイ研究のサンプリング法は，まず**確率的サンプリング**と**非確率的サンプリング**に大別されます．前者はさらに，単純無作為抽出法，系統的抽出法，多段階抽出法，層化抽出法，クラスター抽出法等に，後者は連続抽出法や便宜的抽出法等に分類されます．各抽出法の詳細は成書を参考にしてください．集団の代表性を担保するために，可能な限り確率的サンプリングを用いるべきですが，研究の実施可能性の観点から，非確率的サンプリングが選択されることが多いのも事実です．特に日本はフリーアクセス制を採用しているため，おのおのの医療機関を主治医として利用している患者集団のパネルが明確に定義されていないことが多く，プライマリ・ケア・セッティングでの確率的サンプリングが困難という理由も背景に存在します．

　サーベイ研究に限らず，プライマリ・ケア・セッティングでの臨床研究全般に共通した課題として，規模の小さな医療機関が多いため，単独施設で必要なサンプル数を確保することがしばしば困難な点があげられます．そのため，多施設共同研究の一形態である**Practice-Based Research Network（PBRN）**[3]は，プライマリ・ケア研究のサンプリングに有用な手段といえます．PBRNは，コミュニティにおいて切実な健康問題に関するリサーチ・クエスチョンを取り扱い，研究によって得られた知見をプライマリ・ケアの診療に還元することを目的としたネットワークです．PBRNは，単にサンプリング上の利点を有するだけでなく，医療の質改善やエビデンスの実装にも関与する役割も担います．

3）調査の実施

　サーベイ研究に用いられる一般的な調査方法には，以下のような種類があり，それぞれに利点と欠点があります．これらのなかから，研究目的や実施可能性に応じて，最適な方法を選択する必要があります．

① 集合調査法

　特定の場所に集合する対象者に質問票を配布し，回答後に調査員や回収箱等で回収を行う方法です．医療者が外来患者や入院患者を対象にサーベイを行う際には，本法が最もよく用いられます．郵送法やweb調査と比較して高い回収率が見込め，非常に効率的な方法ですが，医療機関で実施する場合，質問票の項目によっては医療者に遠慮して回答にバイアスが生じやすくなることがあります．そのため，説明文書や回答方法（無記名にする等），回収方法（密封し対象者本人が回収箱に投函する等）に工夫が必要です．

② 郵送調査法

　質問票の送付と回収を郵送で行う方法です．最大の利点はコストの安さですが，回収率が低くなりがちなので，それを避けるためにリマインダをくり返す等の工夫が必要です．面接者がいないので，面接者に関連するバイアスが回答に生じにくいという利点もあります．全国調査等，対象者が多数かつ地理的に散らばっている場合に適した方法といえます．

③ web調査法

　インターネットの発達によって，近年増加しつつある方法です．GoogleフォームやSurveyMonkey等，手軽に質問票を作成・送付できるオンラインツールを利用することもできます．郵送法と同様の利点をもちますが，加えて回答ミスや欠損値発生の防止，回収までの期間の短縮，

データ入力作業の省略といったweb調査ならではの利点も存在します．欠点としては，郵送法以上に回収率が低い傾向があること，回収率の算出が困難なこと等があげられます．

④ **面接調査法**

面接者が直接対象者と対面し，調査を実施します．他の方法と比較しコストはかかりますが，回答ミスや欠損値を最小限に抑えられる，リテラシーが低い対象者の調査に適している，自由回答式の質問もしやすい（混合研究法に適している）等の利点があります．一方で，多人数を対象にすることが困難であり，面接者の属性が回答に影響を及ぼす可能性がある点に注意が必要です．

⑤ **電話調査法**

面接法と同様の利点に加え，地理的に対象者が散らばっている場合にも実施可能性が高い，面接法よりコストが安くすむといった利点があります．一方，電話調査法の特徴として，対象者の手元に質問票がないため，長文や選択回答式の質問をするのが難しいという欠点があります．そのため事前に質問票を対象者に送付したうえで，電話調査に臨む場合もあります．

4）解析

サーベイ研究の解析において，しばしば課題になるのが欠損値の対処です．無論，質問票の作成や調査実施に際して，欠損値の発生を最小限に抑える努力をすべきですが，現実的には欠損値を0にすることは困難です．サーベイ研究では，交絡因子の調整や要因探索を目的とした多変量解析が用いられることも多いですが，通常は解析に用いる項目（変数）のうち，1つでも欠損がある対象者は，解析から除外されてしまいます（リストワイズ法）．対象者の除外が5％未満であれば，大きな問題にはなることは少ないですが[4]，それ以上であった場合にはサンプル不足を引き起こすだけでなく，解析結果にバイアスが生じ得ることが知られています．なお欠損値を単一の数値（平均値等）で補完する方法も同様の問題が生じるため，推奨されません．そこで近年では，欠損値以外の情報をすべて解析に活かし，かつ欠測に対してバイアスの小さい結果を得るため，多重補完法や完全情報最尤法といった統計手法がスタンダードになりつつあります．例えば多重補完法は，欠損値を欠損値以外の複数の変数を用いて推定する方法です．サーベイ研究では，対象者の属性を含め，多くの情報を一度に収集しやすいため，欠損値の推定に用いる変数が比較的多数確保でき，このような統計手法と相性がよいといえます．

3 サーベイ研究の実例

ここでは筆者がこれまで実施したサーベイ研究を実例として紹介します．各研究の詳細は，引用文献を参照してください．

1）PRimary care OrGanizations Reciprocal Evaluation Survey Study（PROGRESS）

PROGRESSは，筆者が主催し，全国約30施設が参加するPBRN研究で，数年ごとにプライマリ・ケアの質評価・改善を目的とした多施設サーベイを実施しています．基本的な研究デザインは横断研究ですが，一部に縦断研究や質的研究を組合わせて実施されます．本研究では，

プライマリ・ケアの外来患者を対象に，患者属性に加え，患者中心性の質指標や，予防医療に関する質指標，診断エラー，患者の受療行動，意思決定における患者の意向などのデータを収集し，サーベイの強みを活かしたデータベースを構築しています．本研究で収集した質指標の分析結果は，他施設との比較も含めて各参加施設にフィードバックされ，質評価・改善活動に活用されています．また本データベースを用いてプライマリ・ケアの質に関する切実な研究課題に取り組んでおり，複数の論文がプライマリ・ケア領域の主要国際学術誌に掲載されるなど，国際的な評価も受けています．

PROGRESS発の研究のうち，一例として，Patient Experience（PX）と患者行動との関連を検証した前向きコホート研究[5]を紹介します．本研究では，われわれが開発した標準化尺度である **Japanese version of Primary Care Assessment Tool（JPCAT）**[6]を用い，患者中心性の質指標であるPX（患者がケアプロセスのなかで経験する事象）を測定しました．そして，**プライマリ・ケアにおいて良質なPXは，ケアのバイパス（プライマリ・ケアを介さずに直接高次医療機関を受診する行動）に抑制的影響を及ぼす**ことを示しました．この結果より，わが国のように緩やかなゲートキーピング・システムを採用する場合，プライマリ・ケアにおけるPXの向上が，医療資源の適正利用を促す可能性があることが示唆されました．

2）日本における Multimorbidity のパターンに関する全国調査[7]

本研究は，日本ではじめて，一般成人の代表サンプルにおける **Multimorbidity（多疾患併存状態）**の有病割合やパターンを調査したものです．結果として，Multimorbidityの有病割合は成人で29.9％，高齢者では62.8％でした．Multimorbidityのパターンを解析した結果，① 心血管/腎/代謝疾患，② 精神/神経疾患，③ 骨/関節/消化器疾患，④ 呼吸器/皮膚疾患，⑤ 悪性/消化器/泌尿器疾患の5パターンが特定されました．さらに，それぞれのパターンと疾病負担（ポリファーマシー，服薬回数）との関連の強さには濃淡があり，疾病負担と最も関連が強いのは⑤の悪性疾患サバイバーのパターンであることもわかりました．

● まとめ

サーベイは，プライマリ・ケア領域の研究に大変有用な方法です．ただし，研究として科学性が担保されたサーベイを実施するためには，相応の基礎知識や入念な準備が必要なことを最後に強調しておきたいと思います．

文献

1) 「医学的測定尺度の理論と応用—妥当性，信頼性からG理論，項目反応理論まで—」（Streiner DL, 他／著, 木原雅子, 他／訳），メディカル・サイエンス・インターナショナル，2016
2) 「現代の医学的研究方法—質的・量的方法，ミクストメソッド，EBP—」（Liamputtong RP／編, 木原雅子, 木原正博／訳），メディカル・サイエンス・インターナショナル，2012
3) Agency for Healthcare Research and Quality：Primary Care Practice-based Research Networks. 2001 http://www.ahrq.gov/sites/default/files/publications/files/pbrn.pdf （2018年7月閲覧）
4) Schafer JL：Multiple imputation: a primer. Stat Methods Med Res, 8：3-15, 1999
5) Aoki T, et al：Effect of Patient Experience on Bypassing a Primary Care Gatekeeper: a Multicenter Prospective Cohort Study in Japan. J Gen Intern Med, 33：722-728, 2018
6) Aoki T, et al：Development and validation of the Japanese version of Primary Care Assessment Tool. Fam Pract, 33：112-117, 2016
7) Aoki T, et al：Multimorbidity patterns in relation to polypharmacy and dosage frequency：a nationwide, cross-sectional study in a Japanese population. Sci Rep, 8：3806, 2018

企画
青木拓也（Takuya Aoki）

京都大学大学院医学研究科 社会健康医学系専攻 医療疫学分野
医療政策学修士（MMA）
日本プライマリ・ケア連合学会認定 家庭医療専門医・指導医
臨床疫学認定専門家
日本のプライマリ・ケアの質向上と学術的発展を自身のライフワークと考えています．主な研究テーマは「プライマリ・ケアの質」「Patient Experience（PX）」「マルチモビディティ」．
研究活動 http://researchmap.jp/takuya-aoki/

 企画
片岡裕貴（Yuki Kataoka）

兵庫県立尼崎総合医療センター 呼吸器内科・臨床研究推進ユニット
MPH，日本内科学会総合内科専門医，米国内科学会（ACP）会員，日本呼吸器学会専門医
「誰でもできる臨床研究」を合い言葉に市中病院で働く医療従事者が臨床研究を実践できるようになるための各種ワークショップを開催中．
https://www.facebook.com/SRworkshop

 監修
福原俊一（Shunichi Fukuhara）

京都大学 教授，福島県立医科大学 副学長
米国内科学会（ACP）専門医，ACP最高会員（MACP），ACP日本支部 Vice Governor
日本臨床疫学会 代表理事，日本プライマリケア連合学会 理事
自らが主宰する京大の講座や「研究デザイン塾」から教授8名を輩出．英文原著論文400編以上．
著書「臨床研究の道標 − 7つのステップで学ぶ研究デザイン 第2版 上・下巻」はベストセラー・ロングセラーとなっている．
福原俊一オフィシャルサイト https://www.shunichi.fukuhara.pro/

■連載バックナンバーと掲載予定

第1回	臨床研究者になるための6つの要件	（2017年6月号掲載）
第2回	リサーチ・クエスチョンを思いつかない	（2017年8月号掲載）
第3回	系統的知識がない	（2017年10月号掲載）
第4回	時間がない	（2017年12月号掲載）
第5回	仲間がいない	（2018年2月号掲載）
第6回	メンターがいない	（2018年4月号掲載）
第7回	サーベイ研究の具体例	（2018年6月号掲載）
第8回	サーベイ研究の解説	（2018年8月号掲載）
第9回	系統的レビューの具体例	（以下，順次掲載）
第10回	系統的レビューの解説	
第11回	診断法の評価研究の具体例	
第12回	診断法の評価研究の解説	

連載予定であり，変更の可能性があります

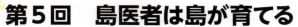

みんなでシェア！総合診療Tips

監修 ● 鋪野紀好（千葉大学医学部附属病院 総合診療科）

第5回 島医者は島が育てる
~離島診療所で学ぶ家庭医療

平良 亘，本村和久〔沖縄県立中部病院総合診療プログラム（島医者養成プログラム）〕

沖縄県立中部病院の研修プログラムの特徴は，医師が1人しか配置されない離島診療所での研修があることです．外来診療を中心に，救急・時間外診療も行い，在宅医療の提供や自治体と連携した健康増進や予防医学活動，さらに学校医の役割も担います．

これらの業務を，限られた医療資源を利用し1人で行うことで，その島の医療を担う「島医者」になります．

沖縄の離島診療所を経験した医師の間では「島医者は島が育てる」という言葉がよく使われます．今回は，実際に島医者である私が島民や島の環境から学んだことについて皆さんにシェアします．離島診療に興味をもっていただければと思います．

Tips 1：島医者は島が育てる

離島では「1人での診療」を「限られた医療資源」の環境下で行う必要があり，その環境をふまえ，離島診療で必要な5つのコンピテンシー[1]は図1となっています．この環境下では，コンピテンシーの「1. 全科にわたる知識と技術」が必須となり，また「2. 離島の特性（交通手段や家族背景）を考慮したトリアージ能力」が必要とされ，日々の診療のなかで養成されていきます．この2つの能力は特に緊急搬送時において重要となります．

また，診療所に通院する患者さんと同じ「島民」として生活するため，「3. 島の資源を把握し活用する能力」が自然と養成されます．島の数ほど文化があるといわれており，赴任した島ではその島独自の地域行事に参加し，同じ生活圏に住むことで診療所の外で患者さんである島民と触れ合います．そのなかで，島の文化によってどのようにして島民の人格や考え方が形成されていくかを肌で感じることができます．離島という狭いコミュニティーのため，介護施設や学校，役場などの方々とすぐに顔見知りの関係となり，卒後4～5年の医師ではありますが，周囲と協力しながらリーダーシップを発揮し，お看取りや高齢者の介護問題，不登校児童への介入など，幅広く経験していきます．

Tips 2：自分の医療レベルがその島の医療レベル

日々の離島診療を行い，困難な事例を周囲の人々と協力して解決し，島民とその島の文化に接していくことで島民との信頼関係が形成されます．島民からの信頼を感じ自らの仕事に達成感を得るのと同時に，島唯一の医師として責任感と緊張感を強く持つようになります．離島赴

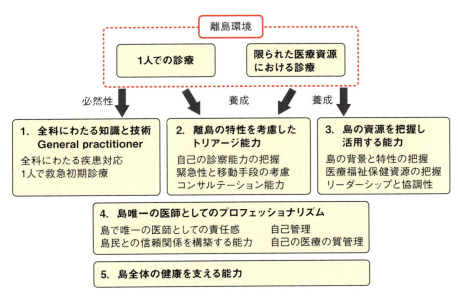

図1 離島の1人診療所で必要なコンピテンシー
(文献1より引用，赤線・点線の囲み線のみ筆者追加)

任を終えた先輩からは「**自分の医療レベルがその島の医療レベル**」との格言が語り継がれています．気管挿管，胸腔ドレーン挿入など救急対応においてバックアップはなく，自分がやらなければ目の前の島民を救うことができません．慢性疾患であっても自分に見落としがあれば，悪化して自ら診療することになり，何より島民へ負担をかけてしまいます．島の医療レベルを維持・改善するためには，自らの健康を管理し自己の医療の質を管理することが必要であり，そのため「**4．島唯一の医師としてのプロフェッショナリズム**」が養成されます．離島に1人という環境下で医療の質を保つために自己研鑽を行うともに，電話やメール，SNSを利用して基幹施設にいる指導医・専門医に相談し，Web会議システムを利用して同期，指導医との振り返り・ポートフォリオ勉強会・臨床研究勉強会を行っています．医師は一人ではありますが，サポート体制は充実しており不安を感じることはありません．

また，「**5．島全体の健康を支える**」**存在**として予防接種（小児，高齢者）や学校医を行うだけではなく，住民への医療講話を行っています．離島においては住民の人数の変動が少なく，地域に1つの医療機関であるため，データ収集がしやすくポピュレーションアプローチが可能となります．

以上のように離島では周囲の支えのもと，急性期対応，慢性期疾患管理，予防医療などを幅広く行う環境があるため責任を強く感じます．しかし，自分の医療レベルの向上がその島の医療レベルを向上させることにつながることがモチベーションとなり，日々の診療に励んでいます．

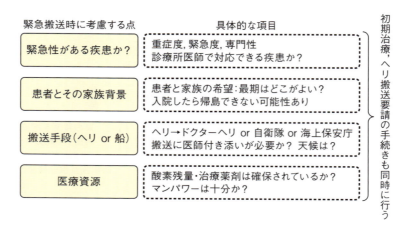

図2　離島からの緊急搬送時に考慮する点
（文献3を参考に作成）

Tips 3：離島からの緊急搬送ではいつも迷う

　離島診療所は島唯一の医療機関であるため，時間外の急患診療にも対応しています．
　通常の外来診療と並行して急患に対応しなければならない場面もあります．そのため，離島において**通常の家庭医療の現場と最も異なるのが緊急疾患対応の力であり，緊急疾患への対応ができなければ離島勤務は困難**[2]　となります．図2に緊急搬送時に考慮すべきことを示します．搬送手段としては，ヘリ搬送と船搬送に分けられます．船搬送は天候にも左右され，また搬送中は医師の付き添いがない（船搬送に付き添うとその間，長期に渡り，島に医師が不在となる）ため，医師付き添いが必要な緊急患者はヘリ搬送となります．
　搬送時に一番迷うのは，急性腹痛などの診断はつかないが重篤化が予想される場合です．重症感があり現在のバイタルサインは保たれているが，原因がわからないといった場合は，診療所での経過観察中に重症化しないかどうかを予測し搬送を判断しています．しかし，特に夜間であれば，搬送が必要と判断してもすぐ緊急に搬送するべきかどうか，または診療所で経過観察を行い翌朝に搬送するべきか悩むことが多くあります．その際には医療資源の問題も考える必要があり，医師と看護師の2人しかいない状況で入院に準じた治療を行えるかどうか，酸素残量は観察中もつかどうかを考えています．また，特に高齢者の搬送時には患者さんとその家族背景を考えて搬送を行うかを迷うことがあります．高齢者の急変時であれば，自分の生まれ育った島ではなく，搬送先の病院で亡くなってしまう可能性もあります．そのため，本人が最期をどう過ごしたいと言っていたかを考え（日頃の診療から意識して聴取し），また搬送せず離島で亡くなった際に家族は納得するかなど患者さん本人とその家族の希望を考慮する必要があります．これらの事項を初期対応（時には挿管を医師一人で行い）やヘリ搬送の手続きと同時進行で考慮しなければならないため，離島医師にとってヘリ搬送時には精神的負担が大きくなります．そのため重症化を防ぎ，ヘリ搬送を減らすためにも日頃の診察，予防医療の活動がより重要となります．

Tips 4：Go to the people/人々のなかへ[4]

　離島に赴任すると医師も患者さんと同じ島に住んでいる島民となります．患者さんと生活環境を共有しつながりをもち島民のなかに入っていくことで，島民のなかでの役割がたまたま「医師」であるだけであり，他の人と同じように自分の役割を全うすることが，同じ島に住む人のためになることを実感できます．私も離島に赴任してから，子どもの成長をともに見守り，人生の最期をともに過ごし，残された家族や友人とその後もともに過ごすことで，島の命の循環を感じ「ゆりかごから墓場まで」の家庭医療の醍醐味を感じています．

文献

1) 柴田綾子，他：離島の1人診療所で必要なコンピテンシーに関する質的研究〜若手医師が直面した課題から〜．へき地・離島救急医療学会誌，15：16-22, 2017
2) へき地・離島医療における家庭医の役割．「新・総合診療医学 家庭医療学編 第2版」（藤沼康樹／編），pp145-151, カイ書林，2015
3) 與那覇忠博：離島診療所からの救急搬送．月刊地域医学，31：605-609, 2017
4) 石川信克：「Go to the People」の源流を訪ねて．国際保健医療，27：111-117, 2012

平良　亘（Wataru Taira）

沖縄県立中部病院総合診療プログラム（島医者養成プログラム）所属
沖縄県立八重山病院附属波照間診療所
離島診療を語るにはまだまだ未熟ではありますが，その魅力が皆さんに少しでも伝わればよいなと思います．私自身，コンピテンシーのすべてを完璧にできているわけではなく，日々島で過ごすことで教えてもらい，助けてもらっています．今回の掲載を通して離島診療は1人では成り立たないことを改めて実感しました．

本村和久（Kazuhisa Motomura）

沖縄県立中部病院 総合診療科
島医者養成プログラムの責任者の仕事を基幹病院で行っていますが，本当は離島診療所で仕事がしたいとずっと思っています．しかし，平良先生のような素晴らしい医師が離島診療所でひとり頑張っているのを知ると私の出番はないとも思います．

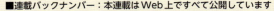

次回，第6回はWeb上のみでの公開です（9月上旬公開予定）．お楽しみに！
www.yodosha.co.jp/gnote/gtips/index.html

■連載バックナンバー：本連載はWeb上ですべて公開しています
第1回　自己主導型学習を支える仕組み ─ SEA ─（2018年4月号掲載）
第2回　効果的な教育を実践する秘訣（Web上のみで公開）
第3回　本当は怖い咽頭痛（2018年6月号掲載）
第4回　患者の理解をぐっと深めるコツとヘルスリテラシー（Web上のみで公開）
第5回　島医者は島が育てる（8月上旬Web公開予定）★本稿

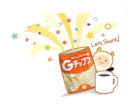

思い出のポートフォリオを紹介します

第25回 リハビリテー
~家庭医としてのリハビリテー

北海道勤医協・総合診療・家庭医療・医学教育センター（GPMEC）
家庭医・総合医　後期研修プログラム

ポートフォリオ詳細事例報告書（専門医認定審査用）

氏　　名	佐川　拓	会員番号	■■■■■
事例発生時期	20XX年 7月 XX日	終了時期	20XX＋1年 3月
領　　域	リハビリテーション		
表　　題	家庭医としてのリハビリテーションへの関わり方を学んだ事例		

記載上の注意：10.5ptの文字を用いて記載すること。このページを含めて2枚に収めること。

1. なぜこの事例をこの領域において報告しようと考えたか

　これまで私は機能障害のリハビリテーション（以下リハビリ）に関して何もすることができないと感じていた。しかし、国際生活機能分類[1]（International Classification of Functioning, Disability and Health；以下ICF）の枠組みをもとに、患者中心の医療の技術を用いて介入を行うことで家庭医ならではの専門性を活かして患者のリハビリに関わることができると学んだので報告したい。

2. 事例の記述と考察　（実践した具体的内容（経過や問題の分析から解決に至るプロセス）および今後の学習課題の設定を中心とした省察とその根拠）

【症例】30歳代前半男性。整林業に従事。妻と二人暮らし。20XX年5月にヘルペス脳炎の診断で前医に入院し、同年7月に当院の回復期リハビリ病棟に転院となった。転院時の機能的自立度評価表（Functional Impairment Measure；以下FIM）は24点（運動項目13点、認知項目11点）であった。同年12月に回復期リハビリ病棟の入院期限超過となったが、リハビリ継続により機能改善が見込まれるとの判断で、当院の一般病棟へ転科となり担当することとなった。

【転科時現症】身長：159.2 cm、体重：50.8 kg、BMI：20 kg/m^2、血圧122/76 mmHg、脈拍76回/分、胸部聴診・腹部所見異常なし。握力：右9 kg、左2 kg。大腿四頭筋張力：右13.6 kgf、左15.2 kgf。Brunnstrom stageは右上肢Ⅲ、右手指Ⅴ、左上肢Ⅱ、左手指Ⅲ、両下肢Ⅴ。両上下肢軽度感覚鈍麻。高次脳機能障害あり。MMSE：22/30点（見当識と言語・遂行・構成で減点）。ADL：全介助。改訂版水飲みテスト5点。FIM：54点（運動項目21点；セルフケア・移乗・移動は全て1点、認知項目33点；内服管理は介助が必要）

【転科時検査所見】血液検査ではHb：15.6 g/dl、Alb：4.3 g/dl、K：3.6 mEq/lで特記すべき所見なし。頭部単純CTでは両側頭葉に極軽度の萎縮を認めるほか特記すべき所見なし。

【転科後経過】患者は重度四肢麻痺、高次脳機能障害を認めていた。患者・妻と自宅退院を目標とする事を確認し、スタッフ内でリハビリの目標設定を行った。ICFにおける心身機能・構造と活動の回復に焦点をあて、ADL向上と主介護者（妻）の負担軽減を目標としてリハビリを継続した。しかし更衣・清拭に介助を要する状況に患者は苛立ち、自身のできない部分に固執しているようであった。また「起きていても何もすることがない」とリハビリ以外の時間はほとんど寝て過ごしていた。ICFにおける活動・参加や退院後の生活を意識した目標を、患者と一緒に設定する事が困難であった。

目標設定に困難を感じた私は、まず患者を理解することを目指した。患者との会話の中で、『脳炎後遺症による四肢麻痺・高次脳機能障害』という問題の認識は一致していたが、『リハビリによる身体機能回復』という目標の程度において、医療者と患者の間で不一致があるように感じた。患者の考えや背景を意識して、「どのような程度までの機能の回復を期待しているのか」「それは何故か」を

※　本誌への掲載にあたり、記載を一部変更してあります

専攻医❶ ポートフォリオを最初に記載したときは書いていなかった部分です。身体所見、画像所見、FIMの評価を記載することで事例の抱える問題や解決すべき課題が明瞭になるとの指導を受けて、最小限に必要事項のみまとめました。記載することで患者像がイメージしやすくなったのではないかと思います。

指導医❶ 内科認定医レポートで診断根拠となる身体所見・検査所見を記載するように、リハビリのポートフォリオでは現状の障害を評価するための神経・筋診察所見、高次脳機能評価、ADL（Barthel indexやFIM）や、リハビリに影響する貧血・Alb・K値、障害の推定に必要な頭部・脊髄などの画像検査を簡潔に記載する必要があります。

専攻医❷ 経過の部分に、自身の感情や成長の記述もごちゃ混ぜにして記載していましたが、指導を受け、事例の事実のみを時系列的に整理して記載するよう心がけました。

指導医❷ 内科認定医レポートの入院後経過で、病状評価と治療目標、具体的な治療方法を記載するのと同じで、リハビリでも最初に障害の種類と重症度、ゴール設定、具体的なリハプランを簡潔にまとめます。

指導医❸ 共通の理解基盤に立てないときに、目標や現状認識を一致させ、お互いの役割を明確にする患者中心の医療や、慢性疾患・生活習慣病での生活改善に必要な動機づけを行うことは、リハビリの場面でも重要です。

専攻医❸ この部分がうまく言語化できず、当初は「当てずっぽうでいろいろ介入してみたらなんとなく患者の背景がつかめて共通の目標に進めるようになった」というニュアンスの記載になっていました。技法に則ったこと、配慮したことをしっかり記載することが重要かと思います。

ション
~ションへの関わり方~

佐川 拓, 佐藤健太

思い出のポートフォリオを紹介します

複雑な問題にアプローチしながら学びを深めていくために，ポートフォリオは最適な手段と言われています．本連載では，家庭医療後期研修プログラムで作成された実物とともに，難しかった点や工夫した点にフォーカスして専攻医・指導医の両方の視点から紹介します．ポートフォリオ作成・指導のヒントに！

探り続けたところ，「知人が同疾患に罹患したが，現在は車の運転をするくらいまで回復している」「そのため自身も同様に劇的な回復を期待している」と考えていることがわかった．こちらの見解を伝える前に，患者の話をさらに理解することに努めて対話を続けた．自らの想いを語る中で，「知人も発症後数ヶ月の期間でなく，数年かけて徐々に回復した」と患者自身が気付き，患者の中で退院時に想定される身体機能のイメージが徐々につき，医療者と患者の間での目標に関するギャップが少しずつ埋まっていったようであった．現在の身体機能を踏まえて，やりたいことや頑張りたいことがあるかを患者に尋ねると，「妻の介護負担を少しでも減らしたい」「スマホを操作して友人と連絡をとりたい」「パソコンを操作して映画を見たい」という活動・参加レベルでの希望が少しずつ自発的に出てくるようになり，リハビリの目標を患者と一緒に設定することができるようになっていった．目標の一致により『リハビリメニューの作成や実施』という医療者の役割と『入院生活全体を通してリハビリに取り組む』という患者の役割が明確になり，患者はこれまでよりも積極的にリハビリに取り組むようになった．入院生活でもスマホで妻と連絡をとり，映画を見ていきいきと過ごしていた．「家でもリハビリを続けたい」という希望も出たため，退院後も実施可能なメニューを作成した．患者は入院翌年の3月に自宅退院となった．退院時FIMは66点（運動項目37点；移乗・移動が向上，認知項目29点）であった．

【考察】 リハビリを行う上での具体的かつ自発的な目標を患者と一緒に設定していくことに苦慮した症例であった．ICFにおいて，健康な生活機能とは身体機能に加え活動・社会参加で成り立つ[1]とされ，本症例では患者中心の医療の技術を用いることで，患者活動・社会参加に関する目標を患者と共有することができたように感じる．病い体験や周囲の状況を含めて患者を理解しようと努め，患者中心の医療のコンポーネントの一つである共通の理解基盤[2]の構築を目指す中で，患者と医療者の間での『目標』の不一致を認識するに至った．さらに，患者の背景を探ることを意識した問いかけを続けることで，患者が病気に関する認識を見直す過程を支援することができた．

本症例を通して私自身の心情にも変化が起きた．担当した当初は，家庭医がリハビリに関して介入できる事は少なく，将来性ある若者のリハビリを自分が担当することに戸惑いがあった．しかしICFの枠組みを基に，家庭医療の技術を用いて患者と共通の理解基盤の形成を目指すことで，家庭医ならではの専門性を活かして患者のリハビリに関わることができるということを学んだ．

また，当初は劇的な回復を期待する患者を『障害受容できない患者』と否定的に捉え，理想像ばかりに目を向けて現実を直視できていないように感じた．しかし事例を通して，理想像を抱くこと自体が悪いのではなく，患者一人では難しい『辛い現実』を共に見つめ直し，共に受け入れ，その上で理想と現実とのギャップの埋め方まで，患者の理想や生き方を踏まえながら共に考えていく姿勢が重要であり，その過程には家庭医としての強みが生かせると感じた．今後も家庭医療の技術を用いて，患者の価値観や背景を尊重しながら一緒に問題に向き合い，専門性を活かしてリハビリに関わっていきたい．

【参考文献】
1) 世界保健機関（WHO）．国際生活機能分類－国際障害分類改訂版－．東京．中央法規；2002．
2) モイラ・スチュワート著．患者中心の医療．第1版．山本和利，監訳．東京．診断と治療社；2002．60-69．

※FIFE：「患者中心の医療」における「病いの意味」を明らかにするうえでアプローチの対象となる「feelings（感情）」，「ideas（概念）」，「functions（生活機能）」，「expectations（医療への期待）」のそれぞれの頭文字をとったもの．

▶**指導医 ❹** 共通の理解基盤形成がうまくいかないときに，患者のナラティブやコンテクストを丁寧に聞き出していくことは，リハビリにおいても非常に有用であり，家庭医が行うリハビリの強みでもあります．

▶**指導医 ❺** 家庭医療の「生物心理社会モデル」において，生物医学的視点でうまくいかないとき，ズームアウトして心理社会的視点で全体をみると問題解決の糸口が見えるように，リハビリの「ICFモデル」でも，心身機能回復の話題でうまくいかないときは，活動（日常生活）や参加（役割や社会参加）のレベルで患者のFIFE（※注釈頁下）を聞きとることで視界がひらけることは多いです．

▶**指導医 ❻** リハビリの成果をFIMなどの客観的な指標で示すことも重要です．

▶**専攻医 ❹** 考察の一般的な流れ〔症例の特徴（診断学的困難さや治療・関係づくりの難しさ）を1文で説明，次にその状態を文献的・教科書的な用語や概念にあてはめ，最後にどの視点で考察したかを記載〕について指導を受け，追加した記述です．

▶**専攻医 ❺** 考察を「患者中心の医療」に絞りました．書きはじめたときには，「動機づけ面接法」，「医療面接におけるコミュニケーション形式」，「リハビリのコンコーダンス」などさまざまな方向から記載し，かえってわかりづらくなっていた部分です．

▶**指導医 ❼** 他の専門領域の患者に対してでも，家庭医の専門性を発揮すればできることがあるという感覚や，他科の診療に家庭医療を付加することで患者にメリットがあるという感覚は，今後家庭医療専門医として多彩な領域にかかわっていくなかでとても大切なことだと思います．リハビリ症例の経験と振り返りは，こういった成長を促すうえでとても有用と感じています．

▶**専攻医 ❻** 本事例を経験して一番の成長部分かと思っています．自身の患者の捉え方が変遷するとともに，家庭医としてのリハビリへのかかわり方を考える機会となりました．

● なぜこの症例を選んだのか 〈専攻医〉

　「家庭医としてどのようにリハビリにかかわるのがよいのか？」リハビリのポートフォリオを書くうえで，この点に難しさを感じている専攻医も多いのではないでしょうか．私自身も本事例を担当する前には，リハビリに関する知識の重要性はなんとなく認識していたものの，リハビリ専門職がいるなかで自分が主体的にかかわれることは少ないのではないかと考えていました．

　ポートフォリオの他の領域では，経験した事例のなかから事後的に各エントリー領域にあてはまるものを検討することが多かったのですが，これまでリハビリに深くかかわる事例を経験していなかったこともあり，本事例では患者さんを担当した当初からポートフォリオも意識してかかわりはじめました．

　いろいろと悩みながらも，FIMやICFといったリハビリの知識を学びながら，家庭医療の技術をさまざまに工夫して使い分け，多様な角度からアプローチを試みました．迷ったり立ち止まったりもありましたが，そのなかで「家庭医療の技術を駆使することで家庭医として積極的に患者さんのリハビリにかかわれる」ということを学び，またそこには「病気と病いをともに見つめ，個人から家族や地域へとズームアウトして物事を考えることのできる家庭医ならではの視点が存在するのだ」という気づきを得ました．知識面や技術面での学びはもちろんですが，自分自身の心情的な変化を経験して，家庭医としてリハビリを行う患者さんとの向き合い方や在り方について考える機会となったため，最終的にこの事例をポートフォリオとして提出することに決めました．

● 症例を通しての自身の変化と工夫した点 〈専攻医〉〈指導医〉

● 症例を担当する前の心情 〈専攻医〉

　リハビリ全般に関する知識不足による漠然とした不安，そして未来ある若者のリハビリに自分自身がかかわってよいのだろうかという迷いが大きかったように思います．一方で，「事例をポートフォリオにする」という意識が事前にあったため，リハビリに関して学習を深め，学んだことをどんどん実践につなげていこうという意欲をもってかかわることができたように思います．

● 実際に担当するなかで 〈専攻医〉

　担当中も，リハビリや地域資源に関する知識不足により，患者さんの今後の見通しがもてずに困難を感じていました．病院内のリハビリ専門職やソーシャルワーカーと密にコミュニケーションをとるよう心がけ，リハビリテーション科の指導医と何度も相談するなかで少しずつ知識が補填され，ICFにおける患者さんの活動や参加に関するイメージをもてるようになってきたのだと思います．また，家庭医療専攻医としてそれまで頑張ってきた経験のなかから，「共通の理解基盤を見出す」という点は自分のなかに少し染みついていたこともあり，患者さんの価値観を理解しようという意識は強くもっていたように思います．そうしたなかで徐々に自分の果たす役割が見えてきました．

▶▶ 指導医 より

「家庭医の専門性を示す事例」としてポートフォリオにする意識をもつことで，経験も自信もない領域でも「自分の家庭医としての経験や知識をうまく使えないか？」という意識が芽生え，実際にも普段どおりに家庭医療を実践することでうまくいき，気がつくとリハビリ（など他領域の診療）がうまくできていたという経験をさせられます．

循環器疾患を担当するときに，心臓カテーテル検査や弁膜症手術といった特殊・高度な手技から勉強し始めるのでなく，合併症のない慢性心不全急性増悪や非弁膜症性心房細動の薬物療法と生活指導から慣らしていくように，リハビリ事例でも特殊なことは置いておいて，普段どおりの家庭医療＋多職種（特にリハビリ専門職）との連携から入ってみるのはよいことだと思います．

● ポートフォリオを記載するにあたって 専攻医

ポートフォリオを書くにあたり，① 約4カ月という長い経過をいかに筋道立てて書くか，② リハビリ症例の記述の方法，③ ポートフォリオの考察の切り口の選択の3点が特に難しかったのですが，いずれも指導医とのメールでのやりとりなかで整理されていきました．

① 経過の記載に関しては，初期評価や退院前後の状態を詳しく記載する（p814▶専攻医 ❶）ことで，その他の部分が簡潔な記載になっても全体像が理解しやすくなるよう心がけました．また，介入した事柄とその成果に関する記述も論理の飛躍がないよう（p814▶専攻医 ❷，❸）に気をつけました．

② リハビリ症例の記述に関しても，実際に患者さんを診たことのない人が自分のポートフォリオを読んで客観的に患者さん像をイメージできるよう診察所見・画像所見・FIMの評価を整理して記載しました（p814▶専攻医 ❶）．

③ 考察の切り口に関しては，頑張ったことや用いた理論をすべて盛り込みたいという思いを当初は抱いており，かえって考察全体の流れがわかりづらくなっていましたが，主軸をどこに置くか（本症例では患者中心の医療）が明確になったことで必要な情報のみ簡潔に記載することができました（p815▶専攻医 ❺）．

▶▶ 指導医 より

「リハビリのレポート」と思って意気込むと，どのように書いていいかわからず，他領域で発揮できていた本来のレポート作成能力を発揮しきれずに読みにくいものになりやすいと感じます．内科認定医レポートと同じように，診断根拠となる所見や，障害の診断根拠，個々の障害に対する治療計画を明確に書くことを指導すると，わかりやすい記述に直せることが多いようです．また，他の領域と同じように，ナラティブやコンテキストを簡潔に挿入したり，患者さん自身の事実経過と自分自身が抱いた感情・感想を明確に分けて記載させることも，複雑で文脈に富んだ事例を明確に描写するうえでとても重要だと思います．多くの専攻医は，苦手意識のせいでリハビリの領域を最後に回しがちですが，そのおかげで他領域を書き終えていることも多いため「この前完成させたあの領域の書き方を真似してみようか」という指導をしやすいことも多いです．

まとめ

専攻医からのコメント

当初は『専門医試験のためのポートフォリオ』という認識でとり組みはじめましたが，書いていくなかで症例を通じた自身の成長が整理され，今では事例を事後的に振り返るよい機会になったと思っています．事例を担当し終えたときにはリハビリへのかかわり方にまだ自信をもてずにいましたが，行ったアプローチを言語化・客観視していくなかでリハチームにおける家庭医の役割が理解でき，次の実践に活きる学びにつながりました．試験が近づいて記載に追われている時期は大変ですが，『専門医試験のためのポートフォリオ』だけで終わらせずに，深く振り返るよい機会にしてほしいと思います．

指導医からのコメント

毎年3〜5名の専攻医のポートフォリオ作成を指導していますが，ほとんどの専攻医にとってリハビリの領域は苦労するようです．リハビリに適した症例を経験していない，リハビリ症例の医学的情報（神経・筋診察所見や画像検査所見など）の記載方法がわからない，リハビリ特有の評価方法を知らない（ICFでの総合評価と，活動・参加の扱いなど）という経験や知識に基づく部分については，機会を設けてレクチャーしたり，参考図書を渡したりで対応しています．他には，「家庭療専門医の行うリハビリ」がきちんとできたことをどう示したらよいかわからないという悩みが多いです．リハビリテーション専門医と同じことはできないし必要ないですので，「何らかの心身機能障害をもったことで生活や人生に苦悩を抱えた事例に対して，リハビリ専門職と協同しながら家庭医療の基本ツールで介入し参加やQOLを高めた」ことを示せればよいと教えるようにしています．本ポートフォリオは，家庭医療の視点で障害者にかかわり，その経過を通して多くの気づき・成長を得て家庭医療専攻医として一回り成長しており，とてもよい事例だと思います．リハビリテーション専門医が周りにいなくても，リハビリの基本的な学習と家庭医療の専門医による指導を組合わせて取り組んでみましょう．

Profile

佐川　拓（Taku Sagawa）
北海道勤医協・総合診療・家庭医療・医学教育センター（GPMEC）
勤医協月寒ファミリークリニック　副院長　家庭医療専門医
当プログラムではとても丁寧な指導を受けることができ，昨年無事に家庭医療専門医試験に合格しました．元々は発展途上国の医療に興味があり，専門医の資格をとった今，次のステップを模索しているところです．

佐藤健太（Kenta Sato）
北海道勤医協・総合診療・家庭医療・医学教育センター（GPMEC）
勤医協札幌病院　副院長　家庭医療専門医
私自身も専攻医時代はリハビリの知識も経験もなく，ポートフォリオ作成で苦労をしました．その経験をバネにリハビリを学び，指導もできるようになりました．今は，総合診療医のためのリハビリ学習環境を作ることに関心があり，似た志の仲間と準備をしています．

東海家庭医療ネットワーク（TFMNet）
（東海地方：愛知県・岐阜県・三重県・静岡県）

広げよう, 学びの輪　勉強会へようこそ

東海家庭医療ネットワークとは

東海家庭医療ネットワーク（Tokai Family Medicine Network：TFMNet）は，家庭医療や地域医療を実践あるいは興味のある医師および学生，コメディカル達のために，メーリングリストでの情報交換と気軽に参加できるカンファレンス（勉強会）を開催しています．この分野の地域ネットワークの草分け的存在として2006年に活動を開始，ゆるやかに継続しております．同じ価値観をもつ，違う立場や視点の，比較的距離の近いメンバーとの交流と生涯学習の場の提供を目的としています．

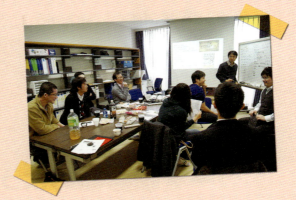

濃いカンファレンス開催中！

カンファレンスは2部構成で，学生・コメディカル向けの家庭医療の現場を知ってもらうレクチャーやワークショップと，実地医師向けの専門医からのレクチャーなどを行っています．「明日からも家庭医療の実践，勉強をがんばるぞ！」という気持ちになるカンファレンス開催を心がけています．会の規模は小さいのですが，そのぶん密度が濃く，質問がしやすいのも特徴です．会場は東海地方の各県の診療所で行うことが多く，他の施設を見る機会にもなっておりソロプラクティスの人もグループプラクティスの人も刺激になっているようです．カンファレンス後の懇親会もいつも大変盛り上がっています．

新規入会会員募集中

TFMNetは学校や職場とは違う「ゆるやかなつながり」を大事にしつつ，さらなる継続と進化・深化のため新しい風をいつでも歓迎しております．家庭医療に興味のある，東海地方に少しでもゆかりのある医療者，医療系学生ならどなたでも歓迎です！現在他県で活動中でも参加可能です．ぜひ私たちと一緒に，楽しみながら東海地方の家庭医療を盛り上げていきましょう！

北山　周, 田中久也

> 北山　周：北山医院副院長，藤田保健衛生大学 総合診療・家庭医療プログラム指導医
> 日本プライマリ・ケア連合学会認定 家庭医療専門医・指導医
> 田中久也：田中医院院長，東海家庭医療ネットワーク代表

Information

東海家庭医療ネットワーク（TFMNet）
- 参加者数，メンバー数：ネットワーク会員44名（2018年5月現在）
- 活動日・頻度：年2～3回程度カンファレンスを開催，今年度は2018年9月9日（日）静岡県浜松市，2019年2月愛知県開催予定
- 代表者：田中久也
- 問い合わせ先：kitayama.iin.shu@gmail.com　（広報担当：北山）
- HPアドレス：入会希望者は https://goo.gl/forms/f7z339hdkubPodDY2 まで

本コーナーに掲載ご希望の方はGノートホームページの応募条件をご参照のうえ，ホームページの応募フォームよりご応募ください！

レジデントノートのご案内

プライマリケアと救急を中心とした総合誌

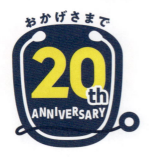

レジデントノートは2018年度で
『創刊20年目』となりました．
これからも読者の皆さまに寄りそい，
「読んでてよかった！」と思っていただける内容を
お届けできるよう努めてまいります．
どうぞご期待ください！

最新号

2018年 8月号 Vol.20 No.7

特集

エコーを聴診器のように使おう！
POCUS

ここまでできれば大丈夫! ベッドサイドのエコー検査

編集／山田　徹, 髙橋宏瑞, 南　太郎

担当医がベッドサイドで行うエコー：POCUSの概要とポイントを解説．心臓や腹部はもちろん，関節やDVT検索など，臨床で役立つ評価法を豊富な画像と動画で教えます！

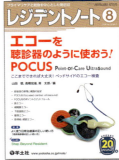

■ISBN978-4-7581-1611-4
■定価（本体2,000円＋税）

大好評！

2018年 7月号 Vol.20 No.6

特集

血液ガスを
各科でフレンドリーに使いこなす！

得られた値をどう読むか？
病態を掴みとるためのコツをベストティーチャーが教えます！

編集／古川力丸, 丹正勝久

苦手意識にサヨウナラ！ 総合診療, 腎臓, 呼吸器, 循環器, 救急…よく出合う症例から, 難しい計算式を最小限にした血液ガスの簡単な読み方と現場で使える力が身につく！

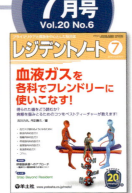

■ISBN978-4-7581-1610-7
■定価（本体2,000円＋税）

増刊 レジデントノート

1つのテーマをより広くより深く
■ 年6冊発行　■ B5判

Vol.20 No.8　増刊（2018年8月発行）

COMMON DISEASEを制する！
「ちゃんと診る」ためのアプローチ

編集／上田剛士

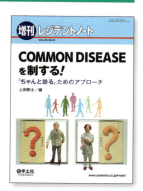

研修医が苦手意識を持ちがちなCOMMON DISEASE，本書では研修医がよく出合う疑問や迷いについてエビデンスとともに解説，読めば確実に診るスキルが身につく！

■ ISBN978-4-7581-1612-1
■ 定価（本体4,700円＋税）

続刊　Vol.20 No.11　増刊（2018年10月発行予定）

救急・ICUの頻用薬の使い方
薬の実践的な選び方や調整・投与方法がわかり，現場で迷わず使いこなせる！（仮題）

編集／志馬伸朗

年間定期購読は選べる4プラン！

通常号（月刊）がブラウザからいつでも読める，**レジデントノート WEB版**をぜひご利用ください！

送料※1サービス

冊子のみ
- 通常号（月刊12冊）　本体 24,000円＋税
- 通常号＋増刊（月刊12冊＋増刊6冊）　本体 52,200円＋税

冊子＋WEB版※2,3（通常号のみ）
- 通常号　本体 27,600円＋税
- 通常号＋増刊　本体 55,800円＋税

※1 海外からのご購読は送料実費となります
※2 WEB版の閲覧期間は，冊子発行から2年間となります
※3「レジデントノート 定期購読WEB版」は，原則としてご契約いただいた羊土社会員の個人の方のみご利用いただけます

詳細はレジデントノートHPへ！

（雑誌価格は改定される場合があります）

レジデントノート 電子版 ～バックナンバー～

★現在市販されていない号を含む，レジデントノート月刊既刊誌の創刊号～2014年度発行号までを，電子版（PDF）にて取り揃えております．
- 購入後すぐに閲覧可能
- Windows/Macintosh/iOS/Android対応

詳細はレジデントノートHPにてご覧ください▶ www.yodosha.co.jp/rnote/

SNSもやってます！　 Facebook ▶ www.facebook.com/residentnote　 Twitter ▶ twitter.com/yodosha_RN

メディカルサイエンスの最新情報と医療応用のいまがわかる

実験医学

年間購読は随時受付！　※送料サービス（海外からのご購読は送料実費となります）

- 通常号（月刊）　　　　　　　　　　：定価（本体24,000円＋税）
- 通常号（月刊）＋WEB版（月刊）　　：定価（本体28,800円＋税）
- 通常号（月刊）＋増刊　　　　　　　：定価（本体67,200円＋税）
- 通常号（月刊）＋増刊＋WEB版（月刊）：定価（本体72,000円＋税）

1. 医学分野の主要テーマをより早く，より深くお届けします！
2. 基礎と臨床の繋がりを意識した誌面作り
3. 誌面とウェブから，さらに充実のコンテンツを発信

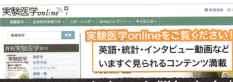

実験医学onlineをご覧ください！
英語・統計・インタビュー動画など
いますぐ見られるコンテンツ満載

www.yodosha.co.jp/jikkenigaku/

月刊　生命科学と医学の最先端総合誌

月刊　毎月1日発行　B5判　定価（本体2,000円＋税）

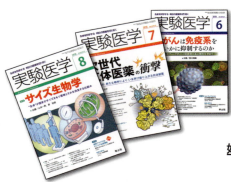

特集テーマ

2018年
- 3月号　再発見！MYCの多機能性
- 4月号　一次繊毛の世界
- 5月号　クライオ電子顕微鏡で見えた生命のかたちとしくみ
- 6月号　がんは免疫系をいかに抑制するのか
- 7月号　次世代抗体医薬の衝撃
- 8月号　サイズ生物学

好評連載

■ 創薬に懸ける　■ Update Review　■ 挑戦する人
■ カレントトピックス　■ ラボレポート ……ほか，充実の連載多数！

増刊　各研究分野を完全網羅した最新レビュー集！

増刊　年8冊発行　B5判　定価（本体5,400円＋税）

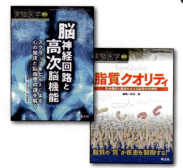

注目の最新刊！　Vol.36 No.12（2018年8月発行）

脳神経回路と高次脳機能
スクラップ＆ビルドによる
心の発達と脳疾患の謎を解く　　編集／榎本和生，岡部繁男

好評既刊　Vol.36 No.10（2018年6月発行）

脂質クオリティ
生命機能と健康を支える脂質の多様性　　編集／有田　誠

発行　羊土社　YODOSHA
〒101-0052　東京都千代田区神田小川町2-5-1　TEL 03(5282)1211　FAX 03(5282)1212
E-mail：eigyo@yodosha.co.jp
URL：www.yodosha.co.jp

ご注文は最寄りの書店，または小社営業部まで

制度変更で新しくなった申請書の書き方を丁寧に解説！

科研費 獲得の方法とコツ
改訂第6版
実例とポイントでわかる申請書の書き方と応募戦略

著／児島将康

◆定価（本体3,800円＋税）　◆2色刷り　B5判　278頁
◆ISBN978-4-7581-2088-3

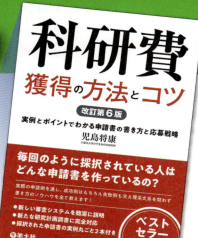

目次概略
- 第1章　科研費の概略
- 第2章　科研費応募の戦略
- 第3章　申請書の書き方
- 第4章　申請書の仕上げと電子申請
- 第5章　採択と不採択
- 付録　実際に採択された申請書の例　他

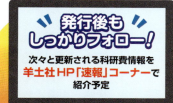

発行後もしっかりフォロー！
次々と更新される科研費情報を羊土社HP「速報」コーナーで紹介予定

《紙面見本》

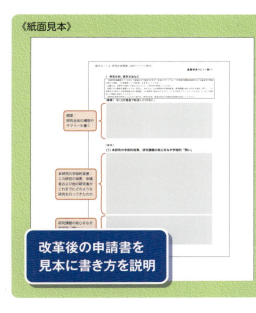

改革後の申請書を見本に書き方を説明

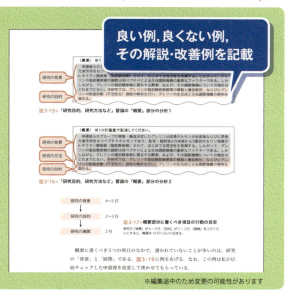

良い例，良くない例，その解説・改善例を記載

※編集途中のため変更の可能性があります

発行　羊土社 YODOSHA　〒101-0052　東京都千代田区神田小川町2-5-1　TEL 03(5282)1211　FAX 03(5282)1212
E-mail：eigyo@yodosha.co.jp
URL：www.yodosha.co.jp

ご注文は最寄りの書店，または小社営業部まで

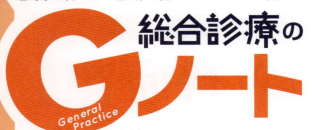

患者を診る 地域を診る まるごと診る
総合診療の
Gノート
General Practice
Back Number

毎号,総合診療で必要なあらゆるテーマをとりあげています！

好評発売中

■ 隔月刊（偶数月1日発行）
■ B5判　■ 定価（本体2,500円＋税）

2018年6月号 (Vol.5 No.4)

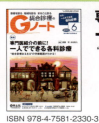

**専門医紹介の前に！
一人でできる各科診療**
"総合診療あるある"の守備範囲がわかる！

齋藤　学，本村和久／編

ISBN 978-4-7581-2330-3

耳が痛い，目にゴミが入った，顔を怪我した，膝が痛い…あなたは一人でどこまで診られますか？各科紹介前にやっておきたい診断，対応のコツを解説．紹介後のフォローまで現場目線でわかります．守備範囲を広げよう！

2018年4月号 (Vol.5 No.3)

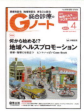

**何から始める！？
地域ヘルスプロモーション**
研修・指導にも役立つ
ヒントいっぱいCase Book

井階友貴／編

新連載：赤ふん坊やの「拝啓　首長さんに会ってきました☆」
みんなでシェア！総合診療Tips

ISBN 978-4-7581-2329-7

「地域ヘルスプロモーションって実際何をどうすればいいの？」そんなお悩みをおもちの方必見！本特集では具体的なCaseから，実践の工夫やヒントが理論と共に学べます．研修や指導，ポートフォリオ作成にも最適！

2018年2月号 (Vol.5 No.1)

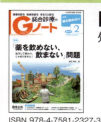

「薬を飲めない、飲まない」問題
処方して終わり、じゃありません！

矢吹　拓／編

ISBN 978-4-7581-2327-3

処方薬を飲んでいない患者さんは意外と多い！「種類が多く複雑」「抗がん剤の副作用で他の薬が飲めない」「剤形・味が苦手」「処方の目的を理解できていない」等，飲まない理由の考え方と対応のコツを具体的に解説！

2017年12月号 (Vol.4 No.8)

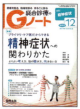

**プライマリ・ケア医だからできる
精神症状への関わりかた**
よりよい考え方、話の聴き方、向き合い方

増田　史，高尾　碧，豊田喜弘，森川　暢／編

特別掲載：家庭医療×診断推論で挑む！プライマリ・ケアで出会う
困難事例　by 千葉大総診カンファレンス

ISBN 978-4-7581-2326-6

せん妄，不眠，ストレスやアルコールの問題，希死念慮…プライマリ・ケアで非専門医が困る精神症状への対応を，精神科医と総合診療医のコラボで教えます．エビデンスと経験に基づいた現場目線の解説で実践的！

Back Number

2017年10月号 (Vol.4 No.7)

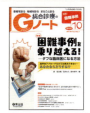

困難事例を乗り越える！
—タフな臨床医になる方法

医学的アプローチだけでは解決できない…
あなたならどうする!?

長 哲太郎，石井大介，鈴木昇平／編

新連載：「伝える力」で変化を起こす！ヘルス
コミュニケーション

ISBN 978-4-7581-2325-9

2017年8月号 (Vol.4 No.5)

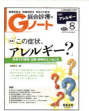

「この症状、アレルギー？」
外来での検査・治療・説明の
エッセンス

田原正夫／編

ISBN 978-4-7581-2323-5

2017年6月号 (Vol.4 No.4)

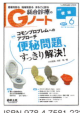

**コモンプロブレムへの
アプローチ
便秘問題、すっきり解決！**

新連載：優れた臨床研究は，あなたの診療
現場から生まれる

木村琢磨，阿部 剛／編

ISBN 978-4-7581-2322-8

2017年4月号 (Vol.4 No.3)

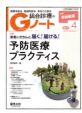

**患者にきちんと
届く！届ける！
予防医療プラクティス**

岡田唯男／編

ISBN 978-4-7581-2321-1

2017年2月号 (Vol.4 No.1)

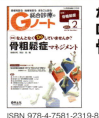

**なんとなく
Doしていませんか？
骨粗鬆症マネジメント**

南郷栄秀，岡田 悟／編

ISBN 978-4-7581-2319-8

2016年12月号 (Vol.3 No.8)

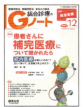

**患者さんに
補完医療について
聞かれたら**

統合医療は怪しいのか!?
正しく知って，主治医力を上げよう！

織田 聡／編

ISBN 978-4-7581-2318-1

2016年10月号 (Vol.3 No.7)

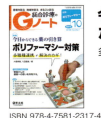

**今日からできる薬の引き算
ポリファーマシー対策**

多職種連携が解決のカギ！

大橋博樹，八田重雄／編

ISBN 978-4-7581-2317-4

2016年8月号 (Vol.3 No.5)

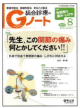

**「先生、この関節の痛み
何とかしてください!!」**

外来で出会う骨関節の痛み・しびれに
対応せよ

桜井 隆／編

ISBN 978-4-7581-2315-0

バックナンバーは下記でご購入いただけます

- お近くの書店で　羊土社書籍取扱書店（小社ホームページをご覧ください）
- 小社へ直接お申し込み（ホームページ，電話，FAX）
  www.yodosha.co.jp/
  電話 03-5282-1211（営業）　FAX 03-5282-1212

定期購読・WEB版の詳細は巻末の申し込み用紙をご覧ください

● 各号の詳細や最新情報はGノートホームページでご覧いただけます

www.yodosha.co.jp/gnote/　　Gノート　羊土社　で検索

増刊 レジデントノート

1つのテーマをより広くより深く

□ 年6冊発行　□ B5判

レジデントノート Vol.20 No.8 増刊（2018年8月発行）

COMMON DISEASE を制する！
「ちゃんと診る」ためのアプローチ

新刊

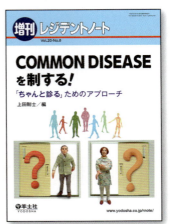

編集／上田剛士

□ 定価（本体4,700円＋税）　□ 253頁　□ ISBN978-4-7581-1612-1

- COMMON DISEASEを診たときよく抱く疑問や生じる迷いをスッキリ解消！
- アプローチやフォローにバリエーションが出がちな部分もクリアカットにわかる！
- 研修医から一歩スキルアップするために必読の1冊！

本書の内容

第1章　感染症
　　　　発熱／肺炎／尿路感染（腎盂腎炎）／ショック

第2章　循環器
　　　　心不全／上室性頻拍／深部静脈血栓症

第3章　呼吸器
　　　　喘息発作・COPD 急性増悪／胸水

第4章　内分泌・代謝
　　　　脱水・高ナトリウム血症／低ナトリウム血症／
　　　　低カリウム血症／高カルシウム血症／血糖コントロール

第5章　腎臓・泌尿器：尿管結石／尿閉

第6章　消化器：胃腸炎／吐血／下血／腸閉塞

第7章　その他
　　　　貧血／偽痛風／せん妄／不定愁訴の診かた／高齢者食思不振

「その尿路感染（腎盂腎炎）の診断は本当に正しいですか？」

「脱水・高ナトリウム血症にはどうアプローチする？」

「下血にはどうやってアプローチする？」

「その偽痛風は本当に偽痛風か？」

など，よくある疑問を"ちゃんと"解決！

COMMONだからこそ自信と根拠をもって診たい！

発行　羊土社 YODOSHA
〒101-0052　東京都千代田区神田小川町2-5-1　TEL 03(5282)1211　FAX 03(5282)1212
E-mail：eigyo@yodosha.co.jp
URL：www.yodosha.co.jp/

ご注文は最寄りの書店，または小社営業部まで

患者を診る 地域を診る まるごと診る

総合診療のGノート

次号予告

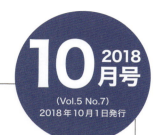

2018年10月号
(Vol.5 No.7)
2018年10月1日発行

特集
外来からはじめる 女性診療（仮題）
～いつもの診療にひと工夫！でできる女性ケア～

編集／柴田綾子（淀川キリスト教病院 産婦人科）
　　　城向　賢（浜松医科大学 産婦人科家庭医療学講座）
　　　井上真智子（浜松医科大学 地域家庭医療学講座）

「何かおかしいな？」と思っていても，内診が恥ずかしくて産婦人科の受診をためらう人はたくさんいます．本特集では，私たちのなかに潜んでいる「女性診療 ＝ 産婦人科」という思い込みを壊し，女性診療において総合診療医や内科医・産婦人科医・産業医が上手く連携することを目標にしました．日常診療において，問診や情報提供を中心に「少しの工夫」を加えることでできる女性診療を濃縮してお伝えします．

1) 総論：風邪からはじめる 女性診療 …………………… 丸山陽介，柴田綾子
2) 学校生活からはじめる 女性支援 ………………………………………… 中山明子
3) 更年期症状からはじめる 女性支援 ……………………………………… 城向　賢
4) 内診なしでできる！ 妊婦さん・褥婦さんケア ………………………… 髙多佑佳
5) 問診でできる！ プライマリ・ケア現場での妊活支援 …… 岡﨑有香，金子佳代子
6) 職場からはじめる 働く女性支援 ～妊娠出産編～ ……………………… 川島恵美
7) 職場からはじめる 働く女性支援 ～両立支援編～ ……………………… 古屋佑子
8) 一歩進んだ女性のメンタルヘルスケア ………………………………… 小野陽子
9) 内科からはじめる 女性の健康増進 ……………………………………… 山下洋充
10) 在宅診療でできる！ 女性ケア …………………………………………… 加藤一朗

連載

◆ 誌上EBM抄読会　診療に活かせる論文の読み方が身につきます！
　第25回「喘息患者における造影剤の有害事象」……………… 坂上達也，南郷栄秀

◆ 「伝える力」で変化を起こす ヘルスコミュニケーション
　第7回「非言語コミュニケーションを現場に活かす！」…… 柴田綾子，市川　衛

◆ なるほど！使える！ 在宅医療のお役立ちワザ
　第22回「尿道カテーテルの管理②　慢性期」………………………………… 影山慎二

◆ 優れた臨床研究は，あなたの診療現場から生まれる
　第9回「系統的レビューの具体例」…………………………… 中田理佐，辻本　啓

◆ 思い出のポートフォリオを紹介します ……………………… 小林真一，福原　明

◆ 赤ふん坊やの「拝啓　首長さんに会ってきました☆」…………………… 井階友貴

◆ みんなでシェア！ 総合診療 Tips　〈本連載はWeb上でも公開します〉

ほか

※ タイトルはすべて仮題です．内容，執筆者は変更になることがございます

"患者を診る 地域を診る まるごと診る"ための『Gノート』は定期購読がオススメです！

- ●通常号（隔月刊6冊）
  定価（本体15,000円＋税）
- ●通常号＋増刊（隔月刊6冊＋増刊2冊）
  定価（本体24,600円＋税）
- ●通常号＋ WEB版 ※1
  定価（本体18,000円＋税）
- ●通常号＋ WEB版 ※1 ＋増刊
  定価（本体27,600円＋税）

便利でお得な年間定期購読をぜひご利用ください！
- 送料無料 ※2
- 最新号がすぐ届く！
- お好きな号からはじめられる！
- WEB版でより手軽に！

※1 WEB版は通常号のみのサービスとなります
※2 海外からのご購読は送料実費となります

下記でご購入いただけます
- ●お近くの書店で：羊土社書籍取扱書店（小社ホームページをご覧ください）
- ●ホームページから または 小社へ直接お申し込み：www.yodosha.co.jp/
  ：TEL 03-5282-1211（営業）　FAX 03-5282-1212

▶編集ボード
- 前野哲博　（筑波大学附属病院 総合診療科）
- 南郷栄秀　（東京北医療センター 総合診療科）
- 大橋博樹　（多摩ファミリークリニック）

▶編集アドバイザー（50音順）
井階友貴／太田　浩／木村琢磨／草場鉄周／
千葉　大／中山明子／濱口杉大／林　寛之／
茂木恒俊／森　敬良／横林賢一／吉本　尚

◆訂正◆
下記の通り，訂正箇所がございました．訂正し，お詫び申し上げます．
該当号：Gノート2018年6月号（Vol.5 No.4）
●特集「専門医紹介の前に！一人でできる各科診療」
505頁　下から8行目
誤）眼脂が多く，進行が速い
正）眼脂が少なく，進行が速い

◆編集部より◆
本年2月号よりスタートした表紙の連作，いかがでしょうか？1年を通して，ある町（架空）の日常風景を描いていきます．よく見ると，誌名や社名（羊土社）を連想するものも紛れています．ぜひ順に並べて探してみてください！

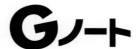

Vol. 5 No. 5　2018〔通巻32号〕［隔月刊］
2018年8月1日発行　第5巻　第5号
ISBN978-4-7581-2331-0
定価　本体2,500円＋税（送料実費別途）
年間購読料
　15,000円＋税（通常号6冊，送料弊社負担）
　24,600円＋税（通常号6冊，増刊2冊，送料弊社負担）
郵便振替　00130-3-38674

© YODOSHA CO., LTD. 2018
Printed in Japan

発行人	一戸裕子
編集人	久本容子
編集スタッフ	松島夏苗，野々村万有，田中桃子
制作スタッフ	岸　友美，鳥山拓朗，足達　智
広告営業・販売	永山雄大，松本崇敬
発行所	株式会社　羊　土　社 〒101-0052　東京都千代田区神田小川町2-5-1 TEL　03（5282）1211　／　FAX　03（5282）1212 E-mail　eigyo@yodosha.co.jp URL　www.yodosha.co.jp/
印刷所	株式会社　平河工業社
広告申込	羊土社営業部までお問い合わせ下さい．

本誌に掲載する著作物の複製権・上映権・譲渡権・公衆送信権（送信可能化権を含む）は（株）羊土社が保有します．
本誌を無断で複製する行為（コピー，スキャン，デジタルデータ化など）は，著作権法上での限られた例外（「私的使用のための複製」など）を除き禁じられています．研究活動，診療を含み業務上使用する目的で上記の行為を行うことは大学，病院，企業などにおける内部的な利用であっても，私的使用には該当せず，違法です．また私的使用のためであっても，代行業者等の第三者に依頼して上記の行為を行うことは違法となります．

JCOPY ＜（社）出版者著作権管理機構 委託出版物＞本誌の無断複写は著作権法上での例外を除き禁じられています．複写される場合は，そのつど事前に，（社）出版者著作権管理機構（TEL 03-3513-6969，FAX 03-3513-6979，e-mail：info@jcopy.or.jp）の許諾を得てください．

Book Information

咳の診かた、止めかた
ガイドラインだけではわからない日常診療の疑問に答えます！

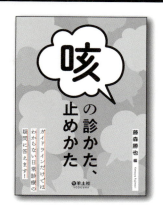

編集／藤森勝也
- □ 定価（本体 4,200円＋税）　□ B5判　□ 247頁　□ ISBN978-4-7581-1795-1

- ● 総合診療，プライマリ・ケアの現場でよく出会う「咳」をまるごと解説！
- ● 臨床像・疫学などの基礎知識や，問診すべき事柄・初期治療のコツなど，多彩な原因疾患を見極めて，確実に咳を止めるためのポイントが満載．

「なんとなく咳をみる」からの脱却に必要な情報がこの1冊に！

肺炎診療
―どう見極め、まず何をすべきか

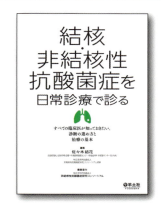

編集／青島正大
- □ 定価（本体 3,800円＋税）　□ B5判　□ 159頁　□ ISBN978-4-7581-1811-8

- ● どのような検査を行うか？抗菌薬の選択は？…など，非呼吸器内科医が肺炎を診る際のポイントを専門医がやさしく解説！
- ● 一般内科医，総合診療医など，日常診療で肺炎を診る医師の必携書！

これだけは知っておきたい，診療のエッセンスを凝縮！

結核・非結核性抗酸菌症を日常診療で診る
すべての臨床医が知っておきたい、診断の進め方と治療の基本

編集／佐々木結花
- □ 定価（本体 4,500円＋税）　□ B5判　□ 207頁　□ ISBN978-4-7581-1802-6

- ● 地域包括ケア，病診連携の推進に伴い，プライマリ・ケアで診療する機会が増えている結核・NTM症の基礎知識と診断・治療の進め方を解説
- ● ありそうでなかった，実践的でわかりやすい入門書！

すべての医師に役立つ，結核・NTM症の入門書！

発行　羊土社
〒101-0052　東京都千代田区神田小川町2-5-1　TEL 03(5282)1211　FAX 03(5282)1212
E-mail：eigyo@yodosha.co.jp
URL：www.yodosha.co.jp/

ご注文は最寄りの書店，または小社営業部まで

外来診療で行うべきプライマリケアがすぐわかる

外来医マニュアル

第4版

●編集代表 加藤なつ江

増補 全面改訂

- 症候編54項目と充実し，"鑑別診断マニュアル"としても有用
- 検査・健診異常の患者対応が一目でわかる！
- 専門医へのコンサルトのタイミング，フォローアップ外来がよくわかる

プライマリケアのための定評ある実践書
- 症候編54項目ほか増補全面改訂版
- "鑑別診断マニュアル"としても有用
- 最新ガイドライン・EBMを重視の改訂
- 臨床医・薬剤師によるダブルチェック

医歯薬出版株式会社

目次・サンプル頁がご覧になれます

■A6判変／984頁
■定価（本体5,600円＋税）
ISBN 978-4-263-73184-0

医歯薬出版株式会社
〒113-8612 東京都文京区本駒込1-7-10
TEL.03-5395-7610 FAX.03-5395-7611
https://www.ishiyaku.co.jp/

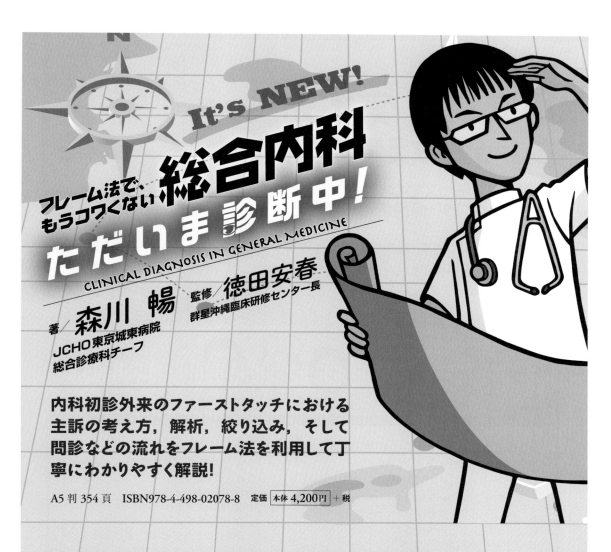
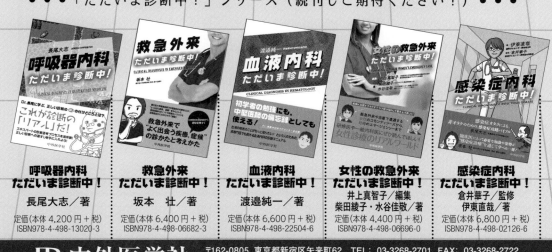

Book Information

Gノート別冊
小児科医 宮本先生、ちょっと教えてください！

教科書には載っていない、小児外来のコツ・保護者への伝え方

編著／宮本雄策　企画・編集協力／大橋博樹

- □ 定価（本体 3,600円＋税）　□ A5判　□ 199頁　□ ISBN 978-4-7581-1831-6

Gノートのあの人気連載が単行本になりました！

小児外来に自信がつく！保護者からの信頼度もアップ！

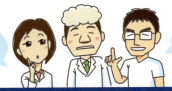

よくある疾患, よくある相談. だけどきちんと対応するって, 意外と難しい…

もう少し間合いの取り方が上手くなると, もっともっとよい外来診療になるはずだ！

目次

第1章　外来でよく出会う疾患・症状に強くなろう！

1. 熱性けいれんにジアゼパム坐薬, どうすべき？
2. こどものてんかん 〜基本を学べば怖くない〜
3. 「食物アレルギーが心配です…」どう対応する？
4. これって, アトピー性皮膚炎？
   〜湿疹をくり返す. 適切な対応は？〜
★ 5. 「この子は, 喘息ですか？」
   〜どう答える？ どう診ていく？〜
★ 6. 急性胃腸炎, 保護者への指導はどうする？
   〜水分摂取のタイミングは？
   食事再開はいつから・何を？〜
★ 7. 持続する発熱 〜検査する？ どう説明する？〜
8. 「風邪薬を飲んでくれません…」
   〜内服の工夫は？ そもそも対症療法は必要？〜
★ 9. 便秘の外来フォロー
   〜浣腸しても治らない!? 浣腸を嫌がる!?
   そんなときは…〜
★ 10. 夜尿症, 治療はどうすべき？
   〜大人になれば治る？〜

★：単行本のみの新規項目

第2章　こどものさまざまな問題に応えよう！

1. 乳幼児の発達の遅れ
   〜紹介する？ 様子見る？〜
2. 体重が増えにくい
   〜ミルクを足すべき？ 母乳育児を希望していたら？〜
3. 発達障害を疑うこどもに, どう対応する？
★ 4. 予防接種を拒否する保護者. どう説明する？
5. 園医・校医を頼まれたら
6. 不登校の子を診るのは苦手です….
   対応のコツは？
★ 7. 育児相談にのろう！

★ 特別編："家庭医が小児を診る"ということ
   〜小児科医が診ることとの違い〜

★ Column
- エビデンスの先にあるもの
- こどもの症候性てんかん
- 「こどもを叱ってはいけない」は正しい？
- 「もしかして虐待かも」と思ったら
- 小児科医と良好な関係を保つコツ

発行　羊土社 YODOSHA
〒101-0052　東京都千代田区神田小川町2-5-1　TEL 03(5282)1211　FAX 03(5282)1212
E-mail：eigyo@yodosha.co.jp
URL：www.yodosha.co.jp/

ご注文は最寄りの書店, または小社営業部まで